MUSÉUM

D'ANATOMIE PATHOLOGIQUE

DE LA

FACULTÉ DE MÉDECINE DE PARIS,

OU

MUSÉE DUPUYTREN.

Paris. — Imprimerie et Fonderie de Renoux, rue des Francs-Bourgeois-Saint-Michel, 8.

MUSÉUM

D'ANATOMIE PATHOLOGIQUE

DE LA

FACULTÉ DE MÉDECINE DE PARIS,

OU

MUSÉE DUPUYTREN,

Publié au nom de la Faculté.

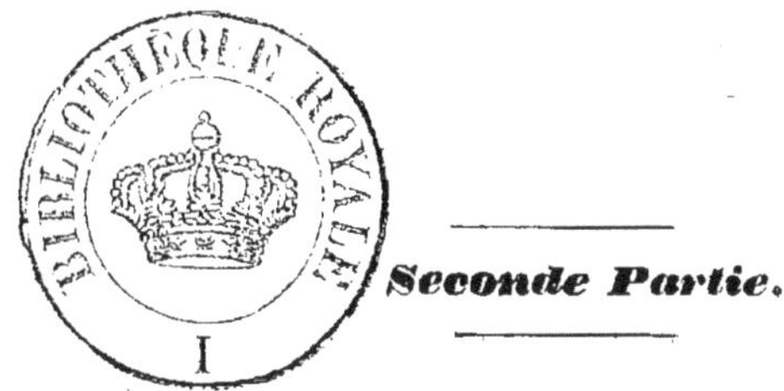

Seconde Partie.

PARIS.

BÉCHET Jne ET LABÉ,

LIBRAIRES DE LA FACULTÉ DE MÉDECINE,
Place de l'École-de-Médecine, 4.

1842

CHAPITRE V.

NÉCROSES.

Nous divisons en deux sections les pièces assez nombreuses décrites dans ce chapitre. La première section comprend les nécroses des os de la tête; la seconde, celles des os des membres.

SECTION I.

NÉCROSES DES OS DE LA TÊTE.

Douze pièces figurent dans cette section. Les sept premières, décrites du n° 333 au n° 339, ont rapport à des nécroses du crâne; sur la huitième (n° 340), la maladie occupe à la fois les os du crâne et ceux de la face. Sur ces huit pièces, les portions d'os nécrosées sont cernées par un sillon éliminatoire plus ou moins prononcé, mais le travail d'expulsion n'a pas encore eu lieu. Les quatre pièces suivantes (du n° 341 au n° 344) offrent des exemples de portions nécrosées entièrement séparées et d'un travail de guérison plus ou moins parfait.

N° 333. — Portion de la tête comprenant la moitié du frontal et du sphénoïde, l'orbite, et la mâchoire supérieure, du côté gauche.

Sur le frontal, trois centimètres au-dessus du trou sus-orbitaire, on aperçoit une nécrose peu étendue. La pièce nécrosée est arrondie, et n'a pas plus d'un centimètre de diamètre; elle est très-exactement circonscrite, en haut, par une fente qui s'étend jusque dans la cavité crânienne, en bas, par une gouttière profonde. Son épaisseur est moindre que celle du reste de l'os : c'est la table interne qui semble avoir été détruite; l'externe, bien reconnaissable, présente seulement quelques ouvertures irrégulières, qui la font paraître érodée. Le cercle osseux qui environne la portion morte présente des stries et des pertuis vasculaires excessivement déliés; il offre un plan incliné vers le centre de l'ouverture. A l'intérieur du crâne, la table interne est percée d'une ouverture irrégulière, dont les bords, blancs, compactes, lisses et émoussés, semblent attester un commencement de cicatrisation. Les sillons vasculaires imprimés sur le frontal sont multipliés et apparents.

Sur la même pièce, on remarque, à la jonction de l'os de la pommette et de l'os maxillaire supérieur, une excavation arrondie, d'environ un centimètre de diamètre, qui débouche dans la fosse zygomatique par une large ouverture, se fait jour en avant par un trou fort petit, situé sur le même plan que le trou sous-orbitaire, seulement un peu plus en dehors, et communique aussi avec le sinus maxillaire. Cette excavation a-t-elle servi à loger un séquestre qui se serait séparé plus tard? n'est-ce pas le foyer d'un dépôt de matière tuberculeuse qui a été évacué?

N° 334. — Segment de la voûte du crâne, qui comprend une partie du frontal et du pariétal gauches.

Sur le milieu du pariétal, on aperçoit une plaque triangulaire, dont les côtés ont quatre centimètres d'étendue, et qui est cernée par une rainure étroite et superficielle. Cette plaque est lisse, blanche, compacte, privée de trous vasculaires, tandis que les parties environnantes et le frontal lui-même offrent une coloration un peu plus foncée et des orifices vasculaires multipliés. La table interne présente son aspect ordinaire et ne paraît aucunement modifiée dans sa manière d'être : peut-être cela tient-il à ce que la nécrose est très-superficielle, ou bien à ce que le travail d'élimination n'est pas encore commencé.

La suture fronto-pariétale persiste. L'épaisseur et la densité des os paraissent normales.

Nº 335. — Voûte du crâne observée par Desault.

Le tiers antérieur du pariétal droit et une petite portion du frontal du même côté sont frappés de nécrose. Cette nécrose, du diamètre de dix centimètres en tous sens, à peu près quadrilatérale, est très-nettement et très-irrégulièrement circonscrite, et ressemble assez bien à une région tracée sur une carte géographique. La rainure qui sépare la pièce nécrosée du reste de l'os est si bien tranchée qu'elle semble avoir été pratiquée avec un burin; elle est surtout profonde à la partie supérieure : une petite portion de la suture sagittale et de la suture fronto-pariétale droite entre dans la composition de cette rainure, et, les dentelures, tant celles qui appartiennent à l'os malade que celles de l'os sain, ayant été détruites, la suture est déhiscente; on observe, au contraire, que les dentelures ont été conservées et que les os sont restés exactement joints, dans une portion de la suture fronto-pariétale qui est comprise dans la nécrose. La surface de la pièce nécrosée est lisse, compacte, différente des os voisins seulement par quelques érosions, de telle sorte que, sans la rainure qui la cerne, on la croirait à peine atteinte d'une légère altération.

La maladie est cependant étendue à toute la profondeur des os; car, si on examine la face interne du crâne, on y trouve également un sillon profond qui circonscrit deux pièces nécrosées, l'une très-petite, l'autre plus grande, quoique encore inférieure en étendue à la nécrose externe : ce sillon ne correspond point à celui qu'on rencontre à l'extérieur. Vers la suture fronto-pariétale, existe une dépression qui paraît due à une perte de substance qu'a subie le pariétal; car, dans le point correspondant, l'os est aminci et translucide.

Le frontal et le pariétal sont parcourus à l'intérieur par une multitude de petits sillons tortueux, ramifiés, qui donnaient sans aucun doute passage à des vaisseaux, et qui semblent imprimés dans une matière osseuse de nouvelle formation ou du moins dans la lame interne soulevée et moins compacte. A l'exception des altérations mentionnées plus haut, les sutures ne présentent rien d'anormal. Les os de cette voûte du crâne ne paraissent pas épaissis, mais ils sont très-denses; le poids total de la pièce est de trois cent soixante grammes.

Nº 336. — Voûte du crâne, d'origine inconnue.

Sur la partie moyenne et postérieure du pariétal gauche, on remarque une petite plaque osseuse de trois centimètres de longueur sur un de largeur, lisse, blanche, compacte, et qui nous paraît être une portion d'os nécrosée. Cette pièce osseuse n'est pas circonscrite par une gouttière nette et bien marquée; mais, autour d'elle, l'os est inégal, creusé de petites excavations, et comme érodé. Cette altération s'étend assez loin sur la surface externe du pariétal; dans quelques points, elle intéresse toute l'épaisseur de l'os, qui se trouve perforé. Des ouvertures précédées de sillons vasculaires existent en assez grand nombre sur les deux pariétaux.

La table interne du pariétal gauche est altérée dans une étendue beaucoup plus considérable que l'externe; elle semble minée par la destruction ou la raréfaction du diploé, et des trous irréguliers, dont elle est percée de distance en distance, lui donnent un aspect vermoulu; les sillons vasculaires ne sont ni plus nombreux ni plus prononcés qu'à l'ordinaire; les sutures persistent; les os n'offrent rien d'anormal dans leur épaisseur; leur densité paraît un peu accrue. La pièce pèse trois cents grammes.

N° 337. — Voûte du crâne donnée par Desault, qui avait désigné cette pièce par le nom de nécrose vénérienne.

La maladie occupe la moitié droite du frontal, et présente les caractères suivants :

Si on examine l'extérieur du crâne, on voit que la table externe est convertie en une plaque nécrosée, dont la circonférence inégale est nettement séparée des portions de l'os qui avaient continué à jouir de la vie. Cette plaque présente huit centimètres de longueur sur quatre de largeur; elle est divisée en deux portions distinctes : l'une supérieure, l'autre inférieure. La première, plus petite, de la grandeur de l'ongle du pouce environ, d'une couleur terne et jaunâtre, est criblée de trous arrondis qui la percent perpendiculairement, et isolée du reste de l'os par une gouttière plus profonde en bas qu'en haut, où elle n'est pas encore complète. Cette petite pièce se trouve séparée de la seconde par une sorte de cloison transversale, dont la partie externe paraît avoir subi une exfoliation légère, tandis que la moitié interne s'est conservée intacte. Au-dessous de cette cloison est l'autre pièce, beaucoup plus grande, jaunâtre sur les bords, d'une couleur de bistre vers le centre : sa forme est assez exactement ovalaire; elle est cernée, en dedans, par une gouttière si profonde qu'on aperçoit au fond la lame interne percée d'un trou qui perfore l'os de part en part, et, en dehors, par une dépression moins marquée, quoique très-apparente. Toute la surface de la plaque nécrosée est inégale, et creusée de fossettes, qui succèdent probablement à la chute de lamelles osseuses entraînées par la suppuration. Autour d'elle, on remarque plusieurs excavations larges d'un ou deux centimètres, profondes de plusieurs millimètres, dont le fond est rugueux et criblé de trous, et que nous regardons comme ayant recelé des petites pièces osseuses qui ont été expulsées avant la pièce principale. Les portions nécrosées tranchent, par leur couleur foncée, sur les os environnants, qui sont d'un blanc laiteux. La surface du frontal et des pariétaux est criblée d'une infinité de petits trous vasculaires.

Examinée à l'intérieur, la calotte du crâne présente une innombrable quantité d'ouvertures arrondies; elles sont surtout multipliées vers la partie moyenne des pariétaux. Les sillons de l'artère méningée moyenne sont peu marqués. Sur le frontal, on remarque une foule de petits sillons, qui semblent creusés dans de la substance osseuse de nouvelle formation, et sont tellement accumulés qu'ils donnent à l'os un aspect chagriné. A droite, précisément au-dessous de la pièce nécrosée, les sillons sont plus profonds et séparés par des mamelons et des plaques de matière osseuse lisse et compacte. Au niveau de la fosse frontale, on remarque l'orifice interne du trou signalé précédemment : il n'a pas moins d'un centimètre de large ; ses bords sont lisses et arrondis, et l'on aperçoit la plus grande partie de son fond occupée par la pièce osseuse nécrosée. Près de ce trou principal, on en aperçoit un second, plus petit, qui offre les mêmes caractères, et un troisième, qui commence à se former par l'érosion de la table interne : celle-ci paraît déprimée vers l'intérieur du crâne.

Toutes les sutures sont conservées. Les os sont compactes, et contiennent peu de diploé. Leur épaisseur est un peu plus considérable qu'à l'ordinaire : nous mesurons treize millimètres au niveau de la partie nécrosée, et de sept à dix sur le côté opposé du frontal. Le poids de la pièce est aussi très-notable : il est de cinq cent quinze grammes.

N° 338. — Voûte du crâne donnée par Desault, et indiquée sous le titre de nécrose vérolique.

Cette pièce présente deux altérations qu'il convient d'étudier séparément : l'une siége sur le frontal, l'autre sur le pariétal droit.

La première altération consiste en une érosion large et inégale de presque toute la moitié droite du frontal. Plusieurs excavations, d'un à trois millimètres de profondeur, sont séparées les unes des autres par des ponts ou par des îlots de substance osseuse, qui elle-même ne paraît pas intacte, car sa surface est raboteuse et criblée de trous. Le pourtour de cette érosion est irrégulièrement découpé, et les portions osseuses qui la bordent s'élèvent légèrement au-dessus du niveau du reste de l'os, et présentent une foule de petites stries assez semblables à celles qu'on observe sur les bords des os de la tête d'un fœtus. Il est évident que le frontal a subi une perte de substance, mais que celle-ci, bornée dans quelques points à la superficie, ne s'est nulle part étendue au delà du diploé.

La seconde altération est à la fois plus étendue et plus profonde : elle comprend tout le pariétal droit, à l'exception de son angle antérieur, une partie du pariétal gauche, et l'angle supérieur de l'occipital. La pièce osseuse altérée n'a pas moins de douze à quinze centimètres dans tous les sens, et est séparée des parties saines par une gouttière ondulée, bien marquée dans tous les points de sa circonférence, fort large, profonde, mais ne s'étendant toutefois jusqu'à l'intérieur du crâne que dans un seul point. Les os du crâne, si on en excepte les portions qui confinent immédiatement à la gouttière de limitation, ne présentent à l'extérieur rien qui indique l'augmentation de vascularité, tandis que au contraire la surface de la pièce nécrosée, inégale et grisâtre, est percée d'un très-grand nombre de trous arrondis, et de quelques petites gouttières qui paraissent destinées à des vaisseaux.

Cette nécrose, si étendue à l'extérieur, n'occupe qu'une très-petite portion de la table interne : elle est bornée à la fosse pariétale droite, qui est creusée d'enfoncements profonds et juxtaposés, comparables à des alvéoles. Tout le reste de la voûte du crâne, du côté droit, et une grande partie du pariétal gauche, sont criblés à l'intérieur de sillons, de rigoles, de petits trous, qui annoncent une augmentation considérable dans le nombre des vaisseaux de l'os; et, chose singulière, les sillons osseux de l'artère méningée moyenne, ordinairement si apparents, même sur des os sains, sont presque effacés du côté gauche et ont entièrement disparu du côté malade.

Sur le sommet de la tête, vers le milieu de la suture sagittale, une couronne de trépan fut appliquée. Dans quelle intention Desault tint-il cette conduite? par quels symptômes fut-il conduit à cette opération? Voilà malheureusement ce que nous ignorons. Quoi qu'il en soit, cette couronne de trépan a attaqué le crâne dans un point où la maladie était bornée à la surface et où la table interne s'était conservée intacte. Dans l'épaisseur de la section, on voit très-bien la ligne de démarcation entre la portion saine et la partie malade. La table externe, autour de l'ouverture, dans l'étendue de quelques centimètres, présente une couleur noire foncée, comme si l'os avait été réduit en charbon. Peut-être cette coloration est-elle en rapport avec la présence d'une tumeur volumineuse, qui renfermait un liquide ichoreux et fétide, auquel Desault donna issue par une incision; peut-être aussi le cautère actuel a-t-il été appliqué sur les os malades.

La suture sagittale est entièrement ossifiée; les autres persistent. L'épaisseur des os paraît peu augmentée; ils sont éburnés. Quoique la voûte du crâne ait été coupée un peu haut, la pièce pèse quatre cent vingt grammes.

Nº 339. — Voûte du crâne donnée au musée par M. Lorey.

La moitié antérieure du pariétal gauche, l'angle antérieur et supérieur du pariétal droit, la presque totalité du frontal, ont été frappés d'une nécrose qui s'étend à toute l'épaisseur des os, partout, si ce n'est vers le pariétal droit, où la maladie n'affecte que la superficie. La voûte orbitaire, les apophyses orbitaires externes, le commencement de la ligne courbe temporale, sont les seules parties du frontal qui soient demeurées intactes. La vaste portion du crâne qui est nécrosée n'est pas cernée partout par un sillon isolateur régulier; mais les parties demeurées saines autour d'elle sont taillées en biseau, aux dépens de leur face externe : cette disposition s'observe surtout sur le frontal, de chaque côté.

La pièce nécrosée a subi des altérations remarquables : elle est percée de trous irréguliers, d'une forme allongée, d'une longueur variable entre un et plusieurs centimètres, qui résultent sans doute de la séparation de parcelles osseuses détachées par la suppuration. La plus étendue de ces perforations est placée au-dessus de l'arcade orbitaire gauche, qu'elle sépare entièrement des parties malades. Les plaques nécrosées qui restent dans l'intervalle des pertes de substance sont érodées, percées d'une infinité de petits trous, et parcourues par des sillons larges et irréguliers, semblables à ceux qui sont tracés dans le bois par certaines larves. De loin en loin, on remarque quelques plaques osseuses qui ont conservé leur aspect blanc et lisse, et sur lesquelles on reconnaît la table externe non altérée.

La face interne du crâne présente le même aspect rugueux et inégal; on y aperçoit également des érosions multipliées de la table interne. Les portions d'os qui environnent la maladie sont criblées de trous et de sillons vasculaires, mais cette disposition ne s'étend pas au delà de quelques centimètres. Sur la face interne du pariétal gauche, l'aspect de l'os semble indiquer qu'il y a eu sécrétion de matière osseuse nouvelle, ou turgescence de la table interne; les nervures de la feuille de figuier présentent une largeur et une profondeur considérables, et sont criblées de petites ouvertures vasculaires. Les sutures sont demeurées intactes, même au milieu de la nécrose. Les os sains ne présentent aucune augmentation d'épaisseur ou de densité. (Voyez pl. 13, fig. 3 et 4.)

Nº 340. — Tête donnée par M. Sommé, d'Anvers, en avril 1831. Cette pièce présente un exemple de nécrose étendue à la fois aux os du crâne et à ceux de la face.

Presque toute la portion verticale du frontal est nécrosée. En haut et à droite, le mal est limité par la suture fronto-pariétale; à gauche, il est séparé de la même suture par un intervalle d'environ trois centimètres; en bas, la maladie s'arrête à un centimètre au-dessus des arcades sus-orbitaires; à gauche, elle envahit l'apophyse orbitaire externe, et se continue sans interruption jusqu'à l'os malaire.

Toute la surface externe du frontal est brunâtre, inégale, rugueuse, mamelonnée; la substance osseuse, bien que percée d'une quantité assez notable de petits pertuis vasculaires, est compacte, et ne présente pas ce caractère de vermoulure que nous avons signalé dans quelques pièces du même genre. Près de la ligne médiane, du côté gauche, l'os a pris une couleur noire de bistre, qui indique que, pendant la vie, les parties molles qui recouvraient ce point étaient fistuleuses; dans le même lieu, se trouvent trois trous arrondis, à bords lisses et taillés à pic, qui pénètrent jusque dans la cavité du crâne. Immédiatement au-dessus de l'apophyse orbitaire interne gauche, on aperçoit une fente qui s'ouvre dans le sinus frontal. Les parties nécrosées sont séparées des parties saines par une rainure nette et profonde, qui ne s'étend à toute l'épaisseur de l'os que dans deux ou trois points très-circonscrits.

En examinant la face cérébrale du crâne, on voit que la maladie ne s'étend à la table interne que dans un espace très-restreint. Dans la plus grande partie de son étendue, la nécrose est demeurée bornée aux couches externes. La table interne conservée, mince, marquée de petits sillons, et percée d'ouvertures multipliées, ressemble à de la dentelle; elle est séparée par un intervalle de deux millimètres des pièces mortifiées. Les sillons qui renfermaient les branches de l'artère méningée moyenne sont nombreux et profonds.

A la face, les os nécrosés sont : les os propres du nez, les os malaires, les maxillaires supérieurs, et l'inférieur. Tous les autres os : vomer, cornets, unguis, ethmoïde, sont intacts. La maladie présentant quelques différences à droite et à gauche, nous allons la décrire successivement des deux côtés.

1° A droite, l'apophyse orbitaire externe présente quelques inégalités très-superficielles. Il en est de même de l'os de la pommette ; sa face interne est demeurée saine. Une portion assez considérable de l'os maxillaire supérieur est rugueuse, grisâtre, perforée d'une multitude de trous, et comme érodée ; cette portion nécrosée comprend la totalité de l'apophyse montante, l'épine nasale, toute la partie inférieure du pourtour de l'orifice antérieur des fosses nasales, et la paroi antérieure des alvéoles des quatre incisives supérieures, qui, privées de soutien, ont été expulsées. L'apophyse montante est séparée des parties saines par une fissure verticale qui laisse apercevoir le sinus maxillaire. La maladie s'est aussi étendue à l'apophyse palatine, qui est amincie et criblée de trous jusqu'à la suture transversale qui l'unit à l'os du palais, lequel est resté intact.

2° A gauche, l'apophyse orbitaire externe et l'os de la pommette tout entier offrent les mêmes caractères que le frontal ; ils sont frappés de mort, et isolés des parties vivantes par une rainure qui les circonscrit exactement, et qu'on aperçoit, en avant, dans la cavité orbitaire, et, en arrière, dans la fosse zygomato-temporale. L'apophyse zygomatique du temporal s'est détachée presque tout entière, et la portion qui persiste offre une surface inégale. Le pourtour de l'ouverture des fosses nasales, de ce côté, est épaissi, mousse, arrondi, comme si, la partie nécrosée s'étant détachée, une cicatrice osseuse s'était déjà formée. En dedans du trou sous-orbitaire, on remarque une ouverture qui pénètre dans le sinus maxillaire. Dans l'orbite, la lamelle qui concourt à fermer par en haut le canal sous-orbitaire est soulevée, amincie et percée de plusieurs trous assez larges. Il ne reste plus qu'un fragment de la partie supérieure des os du nez, dont la portion la plus considérable a sans doute été expulsée.

La base de la mâchoire inférieure a subi une perte de substance, par suite de la nécrose des lames superficielles de l'os. (Voyez pl. 13, fig. 1 et 2.)

N° 341. — Voûte du crâne donnée par M. Verguin.

L'angle supérieur du coronal et la portion des pariétaux qui avoisine la suture sagittale ont été complétement détruits par la nécrose ; la perte de substance subie par la voûte du crâne n'a pas moins de sept à huit centimètres de longueur sur cinq à six de largeur. Comme on a conservé une bandelette de peau de plusieurs centimètres de largeur, qui s'est séchée sur place et fait corps avec les os, il est impossible d'indiquer dans quel état se trouvent ceux-ci au pourtour de la perforation ; on peut constater seulement que, dans quelques points, ils sont taillés à pic, et, dans quelques autres, coupés obliquement en biseau aux dépens de leur face externe.

La dure-mère a été conservée, et, malgré son état de dessiccation, il est possible de juger qu'elle présente plus d'épaisseur que d'habitude : c'est elle qui obture la perforation. La faux du cerveau et le sinus longitudinal supérieur sont conservés. Les sillons de l'artère méningée moyenne sont nombreux et bien prononcés ; il est à regretter qu'une injection n'ait pas été poussée dans les artères. Dans l'épaisseur de la dure-mère se sont développés beaucoup de noyaux osseux, arrondis, assez réguliers, blancs et lisses, dont les uns sont isolés, et les autres agglomérés et réunis en plaques : ces concrétions osseuses sont sans doute le résultat d'un effort fait par la nature pour remplacer la perte de substance éprouvée par le crâne. Les ouvertures vasculaires des os ne paraissent pas augmentées. Les sutures persistent. Le poids et l'épaisseur des os semblent à l'état normal.

N° 342. — Voûte du crâne d'un sujet adulte, donnée par M. le professeur Breschet, en novembre 1836.

Le frontal et les pariétaux présentent les altérations suivantes : leur surface est irrégulière, parsemée d'enfoncements, qui sont criblés de trous, et entre lesquels s'élèvent des mamelons de substance blanche, lisse et compacte. De distance en distance, et notamment sur le trajet de la suture fronto-pariétale du côté gauche, on remarque quelques érosions peu étendues de la table externe. Le frontal est percé de part en part par des trous fort petits dans deux endroits. Le centre du pariétal droit est également le siége d'une perforation de quelques millimètres de largeur, dont les bords sont tranchants et le pourtour taillé en biseau aux dépens de la table externe. La lésion n'occupe qu'une petite étendue du pariétal droit.

A l'intérieur, on aperçoit les perforations dont nous venons de parler. La table interne paraît d'ailleurs avoir été respectée par la maladie ; mais elle est percée d'une multitude de trous arrondis et très-apparents, surtout sur le frontal et sur le pariétal gauche. Les sillons de l'artère méningée moyenne ont leur développement ordinaire ; les deux trous pariétaux sont très-grands. L'épaisseur et la densité des os paraissent normales. Toutes les sutures persistent.

Nous considérons cette pièce comme un exemple de nécrose étendue, mais superficielle, en voie de guérison.

N° 343. — Frontal de grande dimension, provenant de la collection de Desault.

Au-dessus de la bosse frontale droite existe une dépression de la largeur d'une pièce de cinq francs, de plus en plus profonde à mesure qu'on approche de sa partie centrale, laquelle est occupée par une ouverture de trois à quatre millimètres de diamètre. Les bords de cette ouverture sont arrondis, et épais d'environ deux millimètres ; la surface de la dépression qui l'environne est lisse et criblée de trous excessivement fins et très-rapprochés. Toute la table externe de l'os, à l'exception de la portion qui appartient à la fosse temporale, présente également des trous arrondis et multipliés, très-marqués, surtout vers les bosses sourcilières, l'apophyse et la ligne orbitaires externes.

Du côté interne, la perforation est environnée de petits trous vasculaires et de stries radiées qui se dirigent vers elle en convergeant, comme les plis d'une cicatrice cutanée. Près de la suture fronto-pariétale gauche, on remarque plusieurs dépressions de formes variées, les unes arrondies, les autres oblongues, carrées ou tout à fait irrégulières, assez petites et n'excédant jamais un centimètre de longueur sur quelques millimètres de largeur. Ces singulières dépressions paraissent résulter de la destruction partielle de la table interne du frontal, sont très-peu profondes, et présentent des bords découpés et taillés à pic comme ceux de certains ulcères cutanés.

L'épaisseur de l'os et ses formes lourdes et massives indiquent qu'il a été le siége d'un travail d'hypertrophie générale.

Les désordres que nous venons de décrire sont-ils les suites d'une nécrose? Comme nous sommes privés de tout renseignement antérieur, nous ne pouvons rien affirmer de positif à cet égard : si nous avons rangé ce cas parmi les nécroses, c'est qu'il nous a paru possible qu'il en fût ainsi, et que la pièce décrite sous le numéro précédent, qui est incontestablement une nécrose en voie de guérison, présente un trou semblable, dû, sans doute, à la chute des portions mortes.

N° 344. — Voûte du crâne donnée par M. Durand-Fardel.

Les os qui entrent dans la composition de cette voûte du crâne ont acquis une épaisseur considérable, mais sans altération notable de la configuration extérieure de cette cavité. Au niveau de la bosse frontale gauche, on voit une dépression large et profonde, dont les bords, coupés perpendiculairement, sont très-épais dans toute la partie supérieure ; inférieurement, la dépression est plus super

ficielle , et ses bords se confondent peu à peu avec la surface de l'os.

Dans sa partie centrale , cette espèce de fosse a dix-sept
millimètres de profondeur. Sa surface est inégale et formée par de la substance très-compacte. Au milieu, les
deux tables de l'os ont été percées, et il en est résulté une
petite ouverture arrondie, fermée par une production
membraneuse. Vers la partie inférieure , et près des
bosses nasale et sourcilière , on remarque deux trous :
l'un, plus considérable , ovalaire, dont le grand diamètre
est transversal , est situé en dehors, et communique librement avec le sinus frontal gauche ; sa demi-circonférence antérieure est mince et lisse. Le second , beaucoup
plus petit, situé sur la ligne médiane, et fermé par une
production membraneuse , communique avec le sinus
frontal droit, tout près de la cloison qui sépare celui-ci
du sinus gauche.

Toute la surface externe du frontal est remarquable par
sa densité : quelques trous seulement se remarquent sur
sa moitié droite, près de la suture fronto-pariétale. Le
pariétal gauche ne présente non plus que peu de trous ;
mais le droit en est criblé, surtout le long de la ligne
courbe temporale.

En examinant la surface interne de cette voûte du crâne,
on est d'abord frappé par l'augmentation d'épaisseur qu'on
peut constater dans chaque fosse coronale. Ces fosses, au
lieu d'être régulièrement concaves , sont au contraire assez
fortement redressées ; mais elles ne présentent l'apparence
d'aucun enfoncement correspondant à la dépression extérieure : loin de là, l'épaississement est plus considérable
encore dans la fosse cervicale gauche que dans la droite.
Dans le premier sens, on voit les sillons de l'artère mé-

ningée moyenne très-multipliés. Le pariétal droit et la moitié supérieure du coronal sont criblés de trous ; on en voit aussi un très-grand nombre du côté gauche.

Le long de la section qui a été opérée pour séparer la voûte de la base du crâne, on voit que les os sont beaucoup plus épais du côté gauche, c'est-à-dire du côté où existe la dépression dont il a été question. La substance des os est très-compacte : à l'intérieur, il ne reste plus trace des sutures ; elles sont encore très-visibles à l'extérieur. Le poids de cette voûte du crâne est de cinq cent quatre-vingt-sept grammes.

Quelle a pu être l'origine d'une semblable lésion? L'intégrité de la table interne éloigne toute idée de violence extérieure. Nous sommes assez portés à rapporter les altérations observées à une nécrose superficielle, guérie après l'élimination des fragments mortifiés.

SECTION II.

NÉCROSES DES MEMBRES.

Nous les divisons en deux ordres : 1° celles du membre supérieur ; 2° celles du membre inférieur.

ORDRE Ier. — *Nécroses du membre supérieur.*

Six pièces composent cet ordre : la première (n° 345) consiste en une nécrose de la clavicule ; les trois suivantes (n°s 346, 347, 348) sont des nécroses invaginées d'une portion plus ou moins considérable de la diaphyse de l'humérus. La cinquième (n° 349) est un radius, et la sixième (n° 350), un premier métacarpien, frappés aussi de nécrose.

N° 345. — Squelette des deux épaules, conservées en position, avec le sternum et une partie des ligaments ; pièce présentée à l'ancienne Académie de chirurgie par Cosme d'Angerville, et sur laquelle on voit une nécrose de la clavicule gauche.

L'observation se trouve dans les Mémoires de l'Académie de chirurgie (édition in-8°, tome v, page 243). « Un jeune homme, âgé de vingt-six ans, se présenta à l'Hôtel-Dieu de Paris, le 7 septembre 1765, pour s'y faire traiter d'un dépôt à la partie supérieure de la cuisse, et de deux ulcères fistuleux situés sur la clavicule gauche, l'un du côté de l'acromion, et l'autre vers le sternum. Moreau, qui examina cette clavicule avec M. d'Angerville, la trouva dénudée de son périoste et cariée à ses deux extrémités. L'os, isolé et vacillant, n'était contenu que par la peau ; aussi Moreau l'enleva-t-il avec beaucoup de facilité : il lui suffit de le pousser un peu du côté du sternum, et d'en faire passer l'extrémité à travers l'ulcère de la peau, pour le saisir et en faire l'extraction. M. d'Angerville ne soupçonnait pas tout le bien que la nature avait opéré en faveur du malade ; il ne s'en aperçut qu'en le voyant exécuter tous les mouvements dont le bras est capable, avec autant de facilité que du côté sain. A la place de la clavicule enlevée on sentait un corps dur et solide qui en remplissait toutes les fonctions.

« La mort du malade, arrivée peu de temps après par les suites fàcheuses de la tumeur de la cuisse, procura à

M. d'Angerville le moyen de voir et d'exposer aux yeux et au jugement de l'Académie cette clavicule secondaire ou régénérée, laquelle ne diffère de la première ni en longueur ni en solidité, mais seulement par la figure, étant plus aplatie et moins ronde dans son corps, ayant d'ailleurs, avec l'acromion et le sternum, les mêmes connexions que la clavicule primitive. »

En examinant la pièce que nous avons sous les yeux, nous pouvons en effet nous convaincre que la nécrose a porté sur la diaphyse tout entière, et n'a épargné absolument que les extrémités. La portion morte, très-blanche et très-lisse, a conservé sa forme et sa texture. Quant à l'os nouveau, il est couché au-dessous de l'ancien : c'est une lame osseuse, épaisse, forte, très-vasculaire, qui appuie sur la base de l'apophyse coracoïde, suit toutes les courbures de la clavicule, et se continue avec ses extrémités. Sur cette lame se voient deux trous ovalaires (cloaques de Weidmann) qui la percent de part en part, et sont placés, l'un dans le voisinage de l'articulation sterno-claviculaire, l'autre au niveau de l'apophyse coracoïde. Les articulations sterno et acromio-claviculaires ne paraissent pas altérées; cependant, on voit tout près d'elles deux ouvertures fistuleuses, placées sur chacune des extrémités conservées de la clavicule.

Le dessin de cette pièce existe dans le musée de la Faculté.

N° 346. — Humérus gauche, sur lequel on voit une nécrose de presque toute la diaphyse.

Cet os représente une vaste coque cylindroïde, qui commence à peu près au-dessous du col chirurgical de l'humérus, et se termine immédiatement au-dessus des tubérosités interne et externe. Cette coque osseuse est percée de plusieurs grandes ouvertures rondes, sur lesquelles nous reviendrons plus tard, et qui permettent d'apercevoir un cylindre osseux contenu dans la coque dont il s'agit : c'est la diaphyse de l'ancien os, séparée dans son entier, ou le séquestre. Nous avons donc à décrire isolément : 1° le séquestre, ou portion nécrosée; 2° la coque osseuse formée autour de ce séquestre, et par laquelle le nouvel os se trouve constitué.

Le séquestre a dix-neuf centimètres de longueur ; il est tellement libre dans sa cavité, qu'on peut, en agitant l'humérus, lui imprimer des mouvements en haut et en bas, et obtenir un bruit comparable à celui que produit un grelot. Son extrémité supérieure paraît, autant qu'on peut en juger sans avoir divisé l'os nouveau, inégale, dentelée, un peu amincie, et creusée, dans son centre, d'un trou qui est la coupe du canal médullaire. L'extrémité inférieure est terminée par deux lames osseuses, aplaties dans le sens antéro-postérieur, et séparées par deux échancrures latérales, profondes, de sorte qu'elles ressemblent aux deux mâchoires d'un gros poisson, qui seraient écartées l'une de l'autre. La lame postérieure s'engage, lorsque l'os est tenu verticalement, dans une ouverture située au-dessus de la cavité olécrânienne ; l'antérieure est retenue par une bride transversale qui sépare la fosse olécrânienne de l'ouverture dont je viens de parler, de sorte que le séquestre est à cheval sur cette bride transversale. Le corps de ce séquestre, arrondi, très-rugueux, a conservé la forme du corps de l'humérus. Dans les points qui correspondent aux grandes ouvertures de l'os nouveau, il est d'une couleur noirâtre. Au niveau de l'une de ces ouvertures, qui est placée en arrière, le séquestre porte une entaille qui paraît être le résultat de l'action d'un instrument tranchant, à en juger par la forme et la netteté de la coupure. Est-ce là une tentative de l'art ? C'est ce qu'il nous paraît impossible de déterminer.

Le nouvel os représente un véritable étui cylindroïde, qui va en augmentant de volume de sa partie supérieure à l'inférieure. Sa longueur, mesurée à l'extérieur, est de vingt-deux centimètres ; sa circonférence, de treize centimètres à la partie supérieure, de quinze à la partie moyenne, et inférieurement, au-dessus des tubérosités. On n'y reconnaît plus ni faces, ni bords, ni empreintes musculaires ; on retrouve seulement la gouttière du nerf radial, qui est très-marquée. La surface du nouvel os est inégale, hérissée de saillies et de mamelons, criblée d'une multitude de trous ronds, qui pénètrent perpendiculairement dans sa substance, puis s'inclinent en divers sens après avoir percé les lames les plus superficielles, et parcourent dans son épaisseur un trajet plus ou moins long et sinueux, avant de s'ouvrir dans sa cavité intérieure : les plus apparents ont depuis un jusqu'à trois ou quatre millimètres de diamètre. La substance qui constitue le nouvel os est jaunâtre, luisante, très-compacte, et présente beaucoup d'analogie avec certaines exostoses des os longs. Son épaisseur ne paraît pas aller au delà de trois à quatre millimètres.

Sur la face postérieure du nouvel os existent trois grandes ouvertures qui pénètrent jusqu'au séquestre. Il y en a une quatrième sur l'extrémité inférieure de l'os, immédiatement au-dessus de la cavité olécrânienne. Une cinquième se remarque sur le côté interne, cinq centimètres au-dessus de l'épitrochlée ; une sixième, vers le milieu de l'os, sur la limite des côtés antérieur et externe.

Enfin quatre autres, d'un diamètre moindre, sont rangées
en demi-cercle, et tout près les unes des autres, au niveau
de l'empreinte deltoïdienne. C'est donc en tout dix de ces
ouvertures fistuleuses que Troja appelait grands trous,
que Weidmann a proposé de nommer cloaques, c'est-à-
dire plus que n'en ont jamais rencontré, dans leurs re-
cherches multipliées, les deux auteurs précités ; car Weidmann ne parle que de cinq de ces cloaques pour un seul
os, et Troja n'en a jamais vu plus de huit.

Les quatre ouvertures situées vers l'empreinte deltoïdienne ont de deux à quatre millimètres seulement de
largeur ; et chacune forme une sorte de canal légèrement
évasé en dehors, et qui traverse perpendiculairement l'enveloppe osseuse de nouvelle formation. Celle qui est placée en dedans a la même disposition canaliculée et infundibuliforme, et un diamètre de six à sept millimètres. Les
quatre autres trous qu'on remarque sur l'os nouveau sont
rangés par paires au-dessus et au-dessous du sillon du
nerf radial, et disposés suivant le trajet d'une ligne oblique parallèle à ce sillon : leurs dimensions sont considérables, car ils ont un diamètre variable entre quinze et
vingt millimètres ; leur circonférence est arrondie, mousse,
très-lisse, peu épaisse dans une de ses moitiés, de sorte
qu'ils ne présentent que d'une manière incomplète la disposition en entonnoir, si ordinaire aux ouvertures de ce
genre. Un seul se rapproche du type normal, et se trouve
circonscrit par un rebord ou marge osseuse qui fait saillie
d'un centimètre environ au-dessus de la surface du nouvel os ; ce même trou est partagé en deux ouvertures secondaires par une languette osseuse, étroite, étendue
d'un bord à l'autre, verticalement et en manière de pont.
La dernière ouverture est placée à la partie inférieure de

l'os, au-dessus de la fosse olécrânienne, et tournée de telle façon que son plan est horizontal et perpendiculaire à l'axe du séquestre, dont elle reçoit dans son centre l'extrémité inférieure. Cette ouverture représente une sorte d'ovale, dont le grand diamètre transversal a dix-huit millimètres, tandis que le petit, dirigé d'arrière en avant, n'en a que onze.

Le dessin de cette pièce existe dans le musée de la Faculté.

N° 347. — Humérus droit, sur lequel existe une nécrose d'une partie de la diaphyse.

Cet os est remarquable par son poids considérable (trois cent trente-cinq grammes), et par l'augmentation de volume de sa partie inférieure. A ces caractères, on serait tenté d'abord de ranger cette pièce parmi les exostoses; mais la présence de plusieurs trous au fond desquels on aperçoit un fragment osseux, et le bruit de grelot qu'on détermine en secouant l'os, apprennent bientôt qu'il s'agit d'une nécrose invaginée, et que l'humérus contient dans son centre une portion de sa diaphyse morte et transformée en un séquestre mobile.

Le gonflement de l'os commence insensiblement vers l'union de son tiers supérieur avec ses deux tiers inférieurs, et ne cesse qu'à la distance de deux centimètres au-dessus de l'articulation huméro-cubitale. La portion renflée est arrondie en haut, et aplatie en bas, de manière à se rapprocher de la conformation normale de l'os : sa circonférence est de quatorze centimètres; sa surface est rugueuse, criblée de trous vasculaires, et parsemée de gouttières, dont la plus apparente est celle du nerf radial. Plusieurs ouvertures fistuleuses (cloaques de Weidmann) existent sur cet os : la plus élevée est située au côté interne, dix centimètres au-dessus de la tubérosité humérale : son diamètre est de sept millimètres ; sa profondeur de quatorze ; elle est arrondie, marche dans une direction horizontale vers le centre de l'os, et l'on aperçoit le séquestre dans son fond. Une autre ouverture, plus étroite que la précédente, placée au-dessous d'elle et un peu plus en arrière, est remarquable par sa direction oblique de haut en bas et du centre de l'os vers sa circonférence, et aussi parce qu'elle est en partie obstruée par une sorte de bouchon osseux, qui la remplit incomplétement et adhère par une partie de sa circonférence seulement, de sorte qu'entre lui et les parois fistuleuses reste une ouverture étroite en forme de croissant. Ce bouchon nous paraît être un fragment d'os privé de vie, qui plus tard sans doute se fût entièrement détaché et eût laissé l'ouverture fistuleuse tout à fait libre. Dans cette hypothèse, le mécanisme suivant lequel se forment les cloaques serait, dans certains cas au moins, différent de celui qui a été indiqué par les auteurs. Deux ouvertures se voient enfin à peu de distance de l'articulation du coude : l'une, sur le milieu de la face antérieure de l'humérus ; l'autre, un peu en arrière de son bord interne. Exactement arrondies, infundibuliformes, larges de près d'un centimètre, ces deux ouvertures communiquent au moyen d'un canal aussi large qu'elles-mêmes, long de trente-cinq millimètres, dirigé obliquement d'avant en arrière et de dehors en dedans, et coupant perpendiculairement le canal central, avec lequel il communique sans aucun doute, comme le prouve la présence, sur le milieu de son trajet, d'une pointe osseuse aiguë, qui n'est pas autre chose que l'extrémité inférieure du séquestre. Ce canal, qui perce l'os de part en part, l'a sans nul doute affaibli du côté interne, et le résultat de cet affaiblissement est la déviation des surfaces articulaires, qui, n'étant plus soutenues en dedans, sont remontées dans ce sens, de manière à former un plan fortement oblique de dedans en dehors et de haut en bas, c'est-à-dire en sens opposé de l'inclinaison naturelle.

Une coupe horizontale, pratiquée sur cet humérus, dix centimètres au-dessus de l'articulation du coude, sans intéresser le séquestre, permet de constater que : 1° la cavité de séquestration, à peu près exactement arrondie, et large de deux centimètres, paraît se confondre avec le canal médullaire, et sa surface intérieure est tapissée par du tissu celluleux très-régulier; 2° les parois osseuses qui limitent cette cavité, épaisses de dix à quinze millimètres, dures et compactes, semblent formées par l'humérus lui-même, qui aurait subi un travail d'hypertrophie ; 3° le séquestre, long de douze centimètres, complétement libre, ne présente un cylindre complet que vers son milieu, et dans une très-petite partie de son étendue, et se termine par deux extrémités très-aiguës, parce que, en haut comme en bas, il est coupé en sifflet, suivant une direction très-oblique de haut en bas et de dedans en dehors. Ses surfaces intérieure et extérieure sont extrêmement inégales et rugueuses; son épaisseur est peu considérable. Peut-être doit-on le considérer comme formé par les lames les plus internes de l'os, qui seules ont été frappées de nécrose.

N° 348. — Humérus droit, sur lequel existent des altérations remarquables, dues probablement à une nécrose de la partie moyenne de l'os.

La tête et le col chirurgical, d'une part, la partie inférieure dans l'étendue de treize centimètres, d'une autre part, sont intacts ; mais toute la partie intermédiaire à ces deux fractions de l'humérus est convertie en une sorte de gangue ou de pâte informe, au milieu de laquelle se trouvent enfermées plusieurs esquilles, provenant sans doute de l'os, qui peut-être s'est nécrosé à la suite d'une fracture comminutive : ce qui nous porte à assigner à la maladie cette origine, c'est que les extrémités des portions conservées de l'humérus se terminent d'une manière abrupte, et sont anguleuses et irrégulières, comme cela s'observe sur les os fracassés. Quoi qu'il en soit de cette supposition, toujours est-il que la matière de nouvelle formation dans laquelle se trouvent incrustées les esquilles se continue avec les fragments demeurés sains, et qu'elle représente un canal irrégulier, incurvé, incomplet dans tous ses points, si ce n'est vers la partie moyenne, largement ouvert en haut et en bas, points par lesquels le séquestre, à supposer qu'il y en ait eu un, a pu s'échapper facilement. Au moyen des productions osseuses qui viennent d'être décrites, la continuité est, à la vérité, rétablie entre les deux extrémités de l'humérus, mais il s'en faut de beaucoup que l'os ainsi constitué soit régulier et surtout solide, et il suffirait d'un faible effort pour briser les résultats de ce travail imparfait. Un fait assez curieux, c'est que la portion inférieure de l'humérus a exécuté un mouvement de rotation tel que la cavité olécrânienne regarde directement en dedans et la coronoïde en dehors, et que l'épitrochlée est dirigée en avant et l'épicondyle en arrière.

(Au moment où cette description est déjà imprimée, nous apprenons que les lésions observées sur cet os sont les suites d'un coup de feu, qui a nécessité l'amputation du bras dans l'article : ainsi se trouvent justifiées nos suppositions.)

N° 349. — Radius droit, sur lequel existent des altérations que nous croyons devoir rapporter à la nécrose.

Les deux cinquièmes supérieurs sont à l'état normal, mais les trois cinquièmes inférieurs présentent une tuméfaction considérable, qui commence d'une manière insensible en haut, et ne finit en bas qu'à une très-petite distance de l'articulation du poignet, demeurée saine. Telle est l'augmentation du volume de cet os, que sa circonférence, mesurée vers le milieu de la portion malade, atteint onze à douze centimètres. Sur la face antérieure se voit un trou arrondi, infundibuliforme, orifice d'un canal qui se dirige horizontalement en arrière, et aboutit, après un court trajet, à une fosse large et profonde, située le long de la face postérieure du radius. Longue de neuf centimètres, large et profonde de douze à quinze millimètres, partout ouverte, si ce n'est dans une très-petite partie de son étendue où l'on aperçoit une languette osseuse jetée en forme de pont d'un bord à l'autre, cette fosse, en forme de gouttière, représente bien le lit d'un séquestre qui s'est sans doute échappé avec facilité, puisqu'il n'était retenu que par une traverse osseuse étroite et placée vers l'une de ses extrémités. Un autre canal, beaucoup plus étroit que le précédent, s'ouvre également, d'un côté, à la face antérieure du radius, et, de l'autre, dans la gouttière abandonnée par le séquestre.

N° 350. — Squelette du pouce de la main gauche; pièce donnée par M. Mathias Beistegui, et sur laquelle on voit une nécrose du premier métacarpien.

Cette pièce provient d'un jeune homme de trente ans, qui portait depuis plusieurs mois deux fistules, par lesquelles un stylet fut introduit et fit sentir une altération des os. L'amputation ayant été faite dans l'articulation du trapèze avec le métacarpien, on put s'assurer que ce dernier os était seul malade. Sa diaphyse avait été frappée de nécrose, et ses deux extrémités étaient restées intactes et réunies entre elles par deux tiges osseuses : l'une, dorsale, qui a la longueur et la forme de la diaphyse normale, si ce n'est qu'elle est beaucoup plus plate ; l'autre, palmaire, très-mince, écartée de la précédente, et décrivant une courbe à convexité antérieure. C'est dans l'intervalle de ces deux lames que se trouvait la pièce d'os nécrosée. Les deux phalanges sont parfaitement saines, de sorte qu'on eût pu, avec quelque chance de succès, pratiquer sur ce sujet l'extirpation du premier métacarpien en conservant le pouce.

ORDRE IIe. — *Nécroses du membre inférieur.*

Dix-huit pièces appartiennent à cet ordre de lésions. Les six premières ont rapport à la nécrose du fémur, les douze autres, à celles du tibia. Il n'existe au musée aucun exemple de nécrose du péroné ou des os du pied.

N° 351. — Les deux tiers inférieurs du fémur droit d'un adulte ; pièce d'origine inconnue, sur laquelle on voit une nécrose profonde, mais peu étendue.

L'extrémité supérieure de ce fragment de fémur est coupée irrégulièrement, suivant une direction oblique de haut en bas et de dedans en dehors, comme s'il y avait eu une fracture dans ce point ; et l'on aperçoit au centre de la solution de continuité une partie de la diaphyse, nécrosée, blanche, compacte et rugueuse, paraissant se continuer encore en bas et en dedans avec le reste de l'os, mais entourée de tous côtés par un cercle de matière osseuse nouvelle, disposée en couche épaisse, surtout du côté externe ; de ce même côté, un sillon assez prononcé commence à s'établir entre la pièce d'os nécrosée et l'os nouveau qui tend à se former autour d'elle.

Si l'on examine le fémur, on voit que sa surface est recouverte d'une croute osseuse grisâtre, fort mince, qui commence cinq à six centimètres au-dessus de l'articulation du genou, et dont l'épaisseur augmente graduellement jusqu'à l'extrémité supérieure : là, cette croûte se renfle considérablement, surtout au côté externe, et son tissu raréfié ressemble à de l'éponge très-fine. C'est elle qui enveloppe et cerne le séquestre ; un trou large et arrondi, placé en dehors et dirigé horizontalement, la traverse complétement, et conduit jusque sur la portion mortifiée.

Il est probable que la nécrose observée sur cet os est consécutive à une fracture.

N° 352. — Fémur droit, sur lequel on voit une nécrose peu étendue.

Ce fémur appartient à un sujet adulte, d'une taille très-élevée, car il a quarante-neuf centimètres de longueur. La moitié inférieure est recouverte d'un dépôt de matière osseuse nouvelle, plus épais en avant et en dedans que dans les deux sens opposés : ce dépôt, dont la surface est couverte de petits mamelons, de sillons verticaux, et d'ouvertures vasculaires, présente en outre cinq à six trous arrondis ou ovalaires, à bords émoussés, qui ont toute l'apparence des cloaques, et qui conduisent dans des petites cavités. Au premier abord, on serait tenté de croire que ce fémur est simplement exostosé ; mais, la circonstance que nous venons de mentionner nous ayant fait soupçonner l'existence d'une nécrose, nous avons, pour éclaircir nos doutes, scié le fémur suivant sa longueur, et cassé, dans une certaine étendue, la croûte qui le recouvre. Il nous a été permis alors de constater que : 1° il existe entre cette croûte et l'os un intervalle de trois à quatre millimètres ; 2° cet intervalle est incomplétement rempli par du tissu celluleux, au milieu duquel rampent des canaux assez larges aboutissant aux cloaques ; 3° les couches les plus superficielles du fémur sont converties en lamelles noirâtres, mobiles et en partie détachées, et la couche la plus profonde est seule conservée. Cette altération existe seulement à la partie antérieure du fémur, et elle a environ dix centimètres d'étendue verticale sur deux ou trois de largeur ; au-dessus et au-dessous d'elle, la couche de nouvelle formation se confond insensiblement avec la substance même de l'os.

Vers l'union du quart supérieur avec les trois quarts inférieurs du fémur, et sur son côté externe, se voit un gonflement qui semble dû à une hypertrophie circonscrite du tissu osseux.

N° 353. — Fémur droit sur lequel on voit une nécrose invaginée.

Ce fémur provient d'un sujet peu avancé en âge, car les extrémités épiphysaires n'étaient point soudées, et même elles ont été perdues. Le tissu en est sans doute raréfié ; son poids n'est, en effet, que de cent quatre-vingt-cinq grammes, quoique ses deux tiers inférieurs aient éprouvé un gonflement considérable. Du côté interne se voient cinq larges trous ou cloaques, arrondis, infundibuliformes, qui sont placés les uns au-dessus des autres, suivant une ligne courbe à convexité antérieure, et dont le plus petit n'a pas moins d'un centimètre de diamètre, tandis que le plus grand a vingt-cinq millimètres d'étendue verticale. Du côté externe, on ne trouve qu'un seul trou arrondi, et large comme les autres, mais placé plus bas, vers l'union des trois quarts supérieurs avec le quart inférieur du fémur. Enfin, directement en arrière, existe un septième trou plus irrégulier que les précédents, allongé de haut en bas, et paraissant en partie comblé. Tous ces trous aboutissent dans une cavité commune, située au centre de l'os, et occupée par un séquestre mobile, blanc et lisse, formé par une partie seulement de l'épaisseur de la diaphyse, long de sept centimètres, et dirigé obliquement de haut en bas et de dedans en dehors, de manière à former avec l'axe du fémur un angle de trente à trente-cinq degrés.

N° 354. — Fémur gauche, sur lequel on voit une nécrose invaginée.

Cet os paraît avoir appartenu à un adulte. Dans son tiers supérieur, il ne présente rien d'anormal ; mais, à partir de ce point, il se renfle graduellement, de sorte que son volume est au moins doublé, et sa portion renflée est irrégulière, rugueuse, hérissée de petites saillies, parcourue par des gouttières vasculaires, et criblée d'ouvertures également vasculaires. Sur le côté externe, vers l'union des deux tiers supérieurs avec le tiers inférieur, existe une ouverture de cinq centimètres de longueur sur deux de largeur, dont la partie inférieure est la conséquence d'un travail pathologique, tandis que la partie supérieure est artificielle et résulte de l'application de trois couronnes de trépan. Du côté externe, se voient deux autres trous superposés : l'un, supérieur, arrondi et petit; l'autre, inférieur, plus grand et presque semi-lunaire. Une dernière perforation, arrondie, ayant à peine un centimètre de diamètre, est placée en arrière et en bas, précisément au-dessus de l'espace inter-condylien. Communiquait-elle avec l'articulation du genou? Le fait est possible; cependant l'articulation ne paraît pas altérée. Quoi qu'il en soit, tous ces trous s'ouvrent dans une vaste cavité intra-osseuse, qui renferme une portion morte séparée et entièrement libre.

Ce séquestre, qui appartient à la diaphyse, a seize centimètres de long. Son aspect est celui d'un os ordinaire, si ce n'est pourtant qu'il présente à sa partie antérieure des érosions assez profondes. Dans son milieu, c'est un cylindre complet; mais, en haut, il se termine par deux extrémités très-longues, anguleuses et pointues, placées l'une à côté de l'autre; et, en bas, il est également partagé en deux portions, dont l'une est en avant et l'autre en arrière : cette dernière correspond à l'un des trous mentionnés précédemment. Chacun des bouts de la cavité de séquestration est creusé d'un double enfoncement, qui correspond à l'extrémité bifurquée du séquestre, et ressemble, jusqu'à un certain point, aux alvéoles des dents bicuspidées. Un phénomène très-remarquable, c'est le déplacement éprouvé par le séquestre, qui est formé par le tiers moyen du fémur, et que nous trouvons descendu jusqu'au niveau de la partie supérieure des condyles. Ce phénomène est encore plus prononcé sur la pièce suivante. (Voyez pl. 14, fig. 1.)

N° 355. — Les deux tiers inférieurs d'un fémur, sur lequel existe une nécrose, avec déplacement et pénétration du séquestre dans l'articulation du genou.

Cette portion d'os, qui provient d'un sujet adulte et vigoureux, se renfle graduellement de haut en bas, et son volume est, comme dans le cas précédent, plus que doublé. Sa surface est sillonnée par de larges gouttières, qui paraissent résulter de la présence de vaisseaux volumineux ; elle est en outre couverte de trous vasculaires et de petites végétations osseuses. Sa densité est considérable : on s'en assure en pesant la pièce, dont le poids est de quatre cent quarante-cinq grammes. A la partie postérieure de ce fémur, et dans son tiers inférieur environ, existe une gouttière large de trois centimètres, qui s'ouvre par sa partie inférieure dans l'articulation du genou, et que remplit une pièce d'os nécrosée de douze centimètres de longueur.

Ce séquestre, qui offre la couleur blanche et l'aspect lisse propre à la diaphyse des os longs, est évidemment déplacé et situé beaucoup plus bas que le lieu qu'il occupait avant d'être mortifié, car il est couché au fond de la gouttière indiquée dans une direction oblique de haut en bas et de dedans en dehors, et son extrémité inférieure tranchante se prolonge entre les deux condyles et s'avance jusque dans la cavité de l'articulation. Celle-ci était sans doute enflammée : c'est ce qu'on peut conclure de l'état des surfaces condyliennes, qui sont aplaties, éburnées, et en partie privées de leur cartilage, tandis que la poulie rotulienne est convertie en une exubérance osseuse, que surmonte une sorte de relief ou de plate-forme inégale et très-irrégulière, disposition qui devait entraver les mouvements.

Nº 356. — Extrémité inférieure du fémur droit, sur laquelle on voit une nécrose invaginée, avec incurvation de l'os.

Ce fragment du fémur provient d'un jeune sujet, car les condyles ne sont point encore soudés avec le corps de l'os. Sa figure est très-remarquable : il paraît brisé à trois centimètres au-dessus de l'interligne épiphysaire ; et telle est l'inclinaison de l'extrémité tibiale sur la diaphyse que ces deux parties forment entre elles un angle d'environ cent vingt degrés saillant en avant, que les surfaces condyliennes sont tournées en arrière, et que celle qui est destinée à la rotule regarde directement en bas. Cette incurvation est la conséquence d'une nécrose de toute l'épaisseur de la diaphyse : la sécrétion de matière osseuse supplémentaire ne s'étant pas faite en arrière, l'os nouveau, borné à la partie antérieure, n'a pu résister à la traction exercée sur lui par les muscles à une époque où il n'avait encore qu'une faible consistance ; il a donc cédé, et a pris la forme que nous avons indiquée. L'inspection de la pièce ne saurait laisser de doute à cet égard : en arrière, existe une ouverture irrégulière de cinq centimètres de long sur trois de large ; on en voit sur les côtés deux autres plus petites, séparées l'une de l'autre et de la précédente par trois colonnes osseuses, deux latérales et une antérieure, qui établissent la continuité entre le nouvel os et l'extrémité saine de l'os ancien. Le séquestre, terminé en bas d'une manière fort irrégulière, est retenu par la jetée osseuse antérieure, et envoie à droite et à gauche deux prolongements aigus et minces qui font saillie à travers les ouvertures situées sur les côtés. Il eût été facile de le tirer au dehors, en détruisant ce pont osseux dont la direction est horizontale, et, par conséquent, perpendiculaire à la portion d'os nécrosée.

Celle-ci ne présente d'ailleurs rien de particulier : ce qu'on en aperçoit par l'ouverture postérieure est compacte, blanc, lisse, et poli comme la surface d'un os sain ; plus haut, elle est enfermée dans un cylindre osseux complet. Sa surface paraît très-rugueuse. Le trait de scie horizontal au moyen duquel on a séparé la pièce ayant porté sur le séquestre, on voit qu'il est mobile, et qu'il comprend toute la circonférence du fémur, à l'exception d'une petite partie de sa face antérieure : aussi le nouvel os est-il plus épais en avant, sens dans lequel il est formé à la fois par une portion de l'os ancien, et par la matière osseuse supplémentaire, tandis qu'en arrière il est réduit à cette dernière seule. (Voyez pl. 14, fig. 2.)

N° 357. — Tibia gauche d'un enfant, sur lequel on voit une nécrose récente.

La maladie occupe le tiers supérieur de l'os, et s'étend moins en avant qu'en arrière, de sorte que sa limite est indiquée par un ovale à grosse extrémité postérieure et inférieure, à petite extrémité prolongée en avant et en haut, figure qui reproduit exactement l'incision pratiquée dans les amputations par la méthode ovalaire. La portion nécrosée qui appartient au corps de l'os offre l'aspect naturel de la diaphyse, dans toute son étendue, si ce n'est en arrière, où l'on aperçoit une érosion longitudinale ; quant à la portion formée par l'extrémité fémorale de l'os, elle est érodée, et en partie détruite.

La séparation entre le mort et le vif n'est pas encore établie ; elle commence seulement à se faire, et la ligne de démarcation n'est indiquée que par un sillon incomplet et peu profond, creusé sur la pièce d'os nécrosée, ainsi que par le relief des portions saines du tibia : ce relief est dû à la déposition d'une couche de matière osseuse nouvelle, qui recouvre toute la surface du tibia, et dont l'épaisseur, qui n'est guère que de deux ou trois millimètres au niveau de la maladie, décroît insensiblement à mesure qu'on s'en éloigne.

La nécrose observée sur cette pièce nous paraît récente, puisque l'élimination commence seulement à se faire, et que la portion morte est encore continue aux portions vivantes ; puisque, d'une autre part, le travail de la régénération ne s'est encore annoncé que par la déposition d'une couche osseuse fort mince à la surface de la portion vivante du tibia, et qu'il n'existe aucune apparence d'un os nouveau destiné à remplacer la partie nécrosée.

N° 358. — Squelette de la jambe droite ; pièce d'origine inconnue, sur laquelle on voit une nécrose récente du tibia.

Cette jambe provient d'un sujet jeune et de grande taille, car le tibia n'a pas moins de trente-sept centimètres de longueur, et les extrémités épiphysaires des deux os ne sont pas encore soudées.

Les altérations offrent beaucoup de ressemblance avec celles qui ont été décrites sous le numéro précédent. La nécrose a frappé toute l'épaisseur de la diaphyse, et s'est étendue aux deux cinquièmes supérieurs de l'os : en haut, elle a pour limite l'interligne épiphysaire ; en bas, elle se termine d'une façon fort irrégulière par trois pointes aiguës, une antérieure et deux latérales, dans l'intervalle desquelles s'insinuent trois saillies, appartenant à la por-

tion du tibia demeurée saine, de telle sorte que les fragments mort et vivant s'engrènent l'un dans l'autre, comme
le feraient les doigts de deux mains entre-croisées. Le fragment nécrosé est beaucoup plus prolongé en avant qu'en
arrière; et, dans le premier sens, il offre l'aspect naturel de
la diaphyse, c'est-à-dire qu'il est blanc, lisse, compacte,
tandis que, dans le second, et surtout en se rapprochant
de l'extrémité supérieure de l'os, il est profondément
érodé, et criblé d'ouvertures profondes et arrondies, d'un
diamètre variable entre un centimètre et deux ou trois
millimètres.

La séparation entre le mort et le vif est très-avancée
en haut et complète en bas, et les parties ne se main-
tiennent en place que grâce à la disposition indiquée.
Quant à la régénération du fragment nécrosé, il ne semble
pas qu'elle ait encore commencé à s'accomplir, et le seul
travail réparateur dont on trouve les traces sur cette pièce
consiste dans la déposition, sur la partie vivante, d'une
couche de matière osseuse nouvelle, parsemée de sillons
verticaux et de trous vasculaires, et de plus en plus épaisse
à mesure qu'on se rapproche du sillon éliminatoire au
niveau duquel elle forme un relief assez marqué.

Quant au péroné, il est exempt de toute lésion.

Nº 359. — Squelette de la jambe droite, sur lequel on
voit une nécrose très-étendue du tibia.

Les extrémités épiphysaires des deux os ne sont pas non
plus soudées sur cette pièce, et le tibia seul est malade.

La nécrose s'étend aux trois quarts inférieurs de l'os,
et comprend toute l'épaisseur de la diaphyse, à l'exception
peut-être d'une partie de sa face interne. En bas, la maladie se propage jusque dans l'articulation tibio-tarsienne;

en haut, la portion morte se termine par une extrémité inégale, anguleuse, hérissée de pointes multipliées, aiguës et courtes, au moyen desquelles elle s'engrène exactement avec la portion vivante. Le séquestre offre, dans la plus grande partie de son étendue, une surface blanche et lisse, semblable à celle d'un os sain bien macéré; mais il est plusieurs points où l'on aperçoit des traces d'érosion profonde. De plus, l'extrémité inférieure de l'os est creusée d'une cavité centrale, à laquelle aboutissent, d'une part, deux trous qui percent l'os d'avant en arrière et de part en part au niveau de l'interligne épiphysaire; d'une autre part, une érosion large et profonde, qui occupe presque toute la surface articulaire tibio-tarsienne, et dont les bords sont déchiquetés et taillés à pic comme s'ils avaient été façonnés par un emporte-pièce.

La séparation entre le mort et le vif est accomplie, et le travail de régénération, qui n'est point encore complet, a du moins commencé à se faire : une vaste plaque osseuse de nouvelle formation, parsemée de petits mamelons, criblée de trous vasculaires, et parcourue par des sillons verticaux et parallèles, occupe la presque totalité de la face interne qui lui sert peut-être de base, s'étend un peu, en se recourbant, sur la face externe et sur la face postérieure, et tend ainsi à former autour de la portion inférieure du séquestre un cylindre entier. Sur la partie de ce cylindre qui répond à la face postérieure, se voient trois trous superposés, qui sont sans doute les premiers rudiments des cloaques de Weidmann, et au travers desquels on aperçoit le fragment mortifié. La portion de l'os restée saine est criblée de trous vasculaires, et contraste, par sa coloration rougeâtre, avec le blanc mat du séquestre; quelques noyaux de matière osseuse nouvelle ont été déposés dans l'épaisseur du périoste qui la recouvre en arrière, ainsi que dans une portion musculaire profonde qui a été conservée aussi à la face postérieure. (Voyez pl. 14, fig. 3.)

N° 360. — Les trois cinquièmes inférieurs du tibia droit d'un jeune sujet; pièce sur laquelle on voit une nécrose très-étendue de la diaphyse.

Il est à regretter que la partie supérieure de ce tibia ait été retranchée, car le trait de scie au moyen duquel on a fait subir à la pièce cette mutilation a porté sur le séquestre, et l'a divisé, de sorte qu'il est impossible de connaître son étendue et de savoir quelles étaient en haut les limites de la maladie. Quoi qu'il en soit, le fragment d'os nécrosé, tel que nous le possédons aujourd'hui, a encore dix-sept centimètres de longueur : il comprend toute l'épaisseur de la diaphyse, qui n'a changé ni de forme ni de texture, et qui en bas se partage en une sorte de fourche à deux branches, dans l'intervalle desquelles se trouve placé le tissu de l'extrémité inférieure de l'os. Ce séquestre n'est point enveloppé d'un cylindre osseux complet; sa partie inférieure seule est engagée dans un anneau de matière osseuse nouvelle, qui s'unit à l'extrémité du tibia par deux colonnes placées sur les côtés, et laisse en avant et en arrière des lacunes par où l'on aperçoit les bouts amincis, tranchants et dentelés du séquestre; une grande ouverture latérale, de forme ovale, de vingt-cinq millimètres de longueur sur quinze de largeur, se voit aussi au côté interne. L'anneau osseux dont il vient d'être question est très-irrégulier, et ne s'élève pas à plus de sept à huit centimètres au-dessus de l'articulation tibio-tarsienne; il est alors remplacé par une lame osseuse de sept à huit millimètres d'épaisseur, large d'abord de trois à quatre centimètres, diminuant à mesure qu'elle s'élève, et formant au séquestre une sorte d'attelle qui le laisse presque complétement libre, et qui est placée successivement en dedans, puis en arrière.

L'extrémité inférieure du tibia, qui se trouve reliée à l'os nouveau de la manière que nous avons fait connaître plus haut, est excavée, percée de plusieurs trous, et en partie détruite; on y reconnaît cependant la malléole interne et l'interligne épiphysaire, ce qui, joint au petit volume de la diaphyse nécrosée, indique que ce tibia appartient à un sujet peu avancé en âge.

N° 361. — Sous ce même numéro, nous avons rangé neuf pièces, qui se ressemblent toutes, et dont chacune consiste en un fragment plus ou moins grand de la diaphyse du tibia frappé de nécrose.

Ces séquestres, dont la longueur varie entre douze et vingt centimètres, sont tous, à l'exception d'un seul, formés par l'épaisseur entière de la diaphyse. Leurs extrémités sont irrégulières et dentelées; leur surface présente l'aspect ordinaire de l'os; mais la lame compacte est détruite par des érosions multipliées, plus ou moins étendues et profondes. Une de ces pièces offre à l'une de ses extrémités une coloration brune; deux autres sont colorées en vert.

N° 362. — Tibia droit affecté de nécrose.

La maladie est bornée à l'extrémité supérieure de l'os, laquelle est creusée d'une cavité centrale, ouverte à l'extérieur au moyen de plusieurs trous : l'un deux, qui a trente-cinq millimètres de longueur sur seize à dix-huit de largeur, est situé en dedans, trois centimètres au-dessous de l'interligne articulaire du genou; un autre, très-large aussi (vingt-cinq millimètres sur vingt), presque rond, se voit en avant et en haut, entre la tubérosité rotulienne et la surface articulaire condylienne externe sur laquelle il empiète; enfin, on en trouve sur la face postérieure trois, qui ont douze à quinze millimètres de diamètre vertical sur six ou huit de largeur et sont rangés sur une même ligne horizontale les uns à côté des autres. Tous ces trous ont des bords arrondis et lisses, et se rendent dans la cavité précédemment indiquée, qui paraît résulter de la mortification de tout le tissu celluleux. Les parois de cette cavité sont formées par une couche assez épaisse de tissu osseux, qui se distingue du reste par sa coloration blanche, par sa vascularité, et par le développement de stalactites très-marquées, surtout en arrière, où elles forment au muscle poplité une gaîne incomplète. Un fait très-remarquable, c'est l'intégrité des surfaces articulaires, qui n'ont subi aucune déformation, et sur lesquelles on aperçoit encore les cartilages intacts. Les trois quarts inférieurs de ces os sont aussi exempts d'altération.

Il nous paraît probable que la nécrose n'a été, dans le cas qui nous occupe, que la conséquence d'une infiltration tuberculeuse bornée au tissu celluleux de l'extrémité supérieure du tibia. (Voyez pl. 14, fig. 4.)

N° 363. — Tibia gauche nécrosé.

Ici l'affection paraît étendue à la totalité de l'os : à peine existe-t-il, vers sa partie moyenne, un point circonscrit où l'on peut reconnaître ses trois faces et sa crête; au-dessus et au-dessous, il est gonflé, arrondi, déformé; des trous et des sillons vasculaires multipliés et très-marqués couvrent toute sa surface, et il est remarquable en outre par le nombre de ses ouvertures fistuleuses ou cloaques. Dans sa partie inférieure, au-dessous du rétrécissement central, il n'y en a pas moins de six, et au-dessus, l'on en compte jusqu'à neuf; ce qui fait quinze en tout.

Les six cloaques de la partie inférieure, répandus sur un espace de treize centimètres qui est le siége d'un gonflement régulier, sont disposés d'une manière assez symétrique, trois en haut, et trois en bas, et se rendent tous dans une même cavité intérieure qui paraît vaste. Ils ont de cinq à dix millimètres de diamètre, et sont arrondis; leurs bords, au lieu d'être lisses, sont hérissés de petites papilles osseuses qui se dirigent toutes vers le centre, disposition qui est due au dépôt de matière osseuse nouvelle et qui indique la tendance des ouvertures à se rétrécir et à se fermer.

Les neuf cloaques de la partie supérieure sont en général étroits, et aboutissent à des cavités particulières si petites qu'ils semblent se terminer en cul-de-sac. On en remarque deux, qui diffèrent des autres par leur étendue et leur forme : ils ont plus de vingt millimètres dans un sens et douze à quinze dans l'autre, et leur forme est analogue à celle du rein. L'un de ces grands cloaques se voit en arrière, immédiatement au-dessous de la surface condylienne externe, et sa cavité est en partie remplie par un dépôt de matière osseuse nouvelle; l'autre, placé plus bas, en avant et en dedans, est l'orifice d'une large excavation, du fond de laquelle part un conduit fistuleux ouvert à la face postérieure du tibia, de sorte que l'os est traversé de part en part. Il y a tout lieu de croire que, à une époque plus rapprochée du début de la maladie, une ou plusieurs cavités du même genre existaient au côté interne, immédiatement au-dessous du condyle, mais qu'elles ont été comblées par suite de la rupture de leurs parois et de l'affaissement du condyle : en effet, on remarque, sur tout le côté interne et antérieur, une cicatrice osseuse horizontale assez profonde, et, d'un autre côté, le plan des surfaces articulaires présente une forte inclinaison de haut en bas et de dehors en dedans, à laquelle il serait difficile de trouver une origine autre que celle que nous venons de lui assigner.

Une section verticale pratiquée sur cet os montre que : 1° les parois du cylindre osseux sont partout épaissies par la déposition de matière osseuse nouvelle; 2° le tiers inférieur est occupé par une cavité irrégulière, tapissée d'un tissu compacte et granuleux, partout, si ce n'est dans sa partie inférieure qui se confond avec le tissu celluleux propre du tibia; 3° plusieurs petites cavités, revêtues d'un tissu de même nature, se voient dans l'épaisseur de l'extrémité supérieure; 4° quelques parcelles osseuses nécrosées se trouvent dans ces cavités, mais la grande excavation inférieure est tout à fait vide.

Nous ne sommes pas éloigné de rapporter cette variété de nécrose à l'affection tuberculeuse. (Voyez pl. 14, fig. 5.)

N° 364. — Tibia gauche nécrosé, qui provient d'un sujet peu avancé en âge, car les extrémités épiphysaires sont détachées et manquent.

Cette pièce a quelque analogie avec la précédente. Sa portion moyenne paraît également exempte d'altération dans un point fort circonscrit, au-dessus et au-dessous duquel l'os est malade, gonflé, et percé d'ouvertures fistuleuses ou cloaques.

Le renflement supérieur, moins considérable que l'inférieur, est allongé, fusiforme, et sa surface est couverte de sillons droits ou contournés et criblée d'ouvertures arrondies et vasculaires. Les cloaques qu'on y voit présentent de notables différences, relativement à leur forme et à leur aspect : 1° en avant, existe un trou arrondi de huit millimètres de diamètre, dont les bords sont épais et lisses, et au fond duquel on aperçoit une portion nécrosée; 2° en arrière, on trouve trois trous arrondis, mais plus petits, rapprochés les uns des autres, et par lesquels un stylet pénètre et s'enfonce profondément; 3° enfin, au côté externe, se rencontrent trois ouvertures allongées, irrégulières, à bords minces et frangés, qui semblent résulter de l'usure de la couche la plus extérieure de l'os, et par lesquelles se montre une petite pièce d'os mortifiée et mobile.

Une section verticale, pratiquée sur toute la longueur du tibia, permet de voir que ces divers trous aboutissent à des hauteurs inégales dans une cavité assez vaste, plus étendue dans le sens antéro-postérieur que transversalement, cavité qui occupe l'intérieur de l'os et communique largement avec le canal médullaire, dont on reconnaît la moitié interne encore intacte. Les séquestres aperçus à travers les ouvertures fistuleuses sont contenus dans la cavité dont il est ici question. Ils sont très-irréguliers, petits, et semblables à des esquilles : l'un, situé près du cloaque antérieur, a un peu plus de trois centimètres de longueur; l'autre, placé en arrière, est une mince lamelle qui ne paraît pas avoir plus de quinze à dix-huit millimètres de long sur quatre à cinq de large.

Le renflement inférieur, beaucoup plus volumineux que le précédent, est aussi moins régulier et plus bosselé. Sa circonférence varie entre quinze et dix-huit centimètres.

Sa surface semble boursouflée, et le tissu qui en forme la partie antérieure est composé d'aiguilles ou de lamelles osseuses extrêmement fines, placées de champ les unes à côté des autres, de manière à ressembler à certaines productions madréporiques. A la surface de ce renflement s'ouvrent huit cloaques arrondis, de grandeur et de longueur inégales, dont trois occupent le côté antérieur, un seul le côté externe, et cinq le côté interne.

La coupe verticale dont nous avons parlé plus haut démontre que : 1° les parois du tibia sont considérablement hypertrophiées, surtout à la partie antérieure et interne; 2° le canal médullaire n'est pas interrompu; 3° au devant et au dedans de lui, dans l'épaisseur même des parois osseuses hypertrophiées, se sont creusées deux cavités oblongues, superposées et séparées l'une de l'autre ainsi que du canal médullaire par des cloisons osseuses incomplètes, communiquant avec l'extérieur au moyen des trous fistuleux indiqués, si l'on en excepte toutefois l'externe, qui s'ouvre dans le canal médullaire lui-même; 4° de ces deux cavités, la plus inférieure renferme une esquille aplatie, longue de cinq centimètres; dans la supérieure se voit également une sorte d'esquille, grande comme l'ongle du petit doigt.

N° 365. — Les trois quarts inférieurs du tibia droit; pièce d'origine inconnue, et sur laquelle on voit une nécrose très-étendue.

Cette portion de tibia offre un aspect des plus irréguliers : 1° elle est fortement incurvée, de manière à présenter une convexité antérieure. 2° L'extrémité supérieure manque, et a sans doute été détachée par un travail éliminatoire, car le fragment que nous avons sous les yeux se termine par un bout pointu, dont la surface paraît profondément érodée, et qui est en outre percé de deux ouvertures fistuleuses ou cloaques. 3° Plus bas, et dans l'étendue de sept à huit centimètres, on retrouve la face interne de l'os peu altérée et reconnaissable, tandis que les faces externe et postérieure sont minées par une érosion continue avec celle que nous venons de mentionner et avec celle dont il nous reste à parler : un trou fistuleux, canaliculé, qui pénètre dans une vaste cavité intérieure, probablement le canal médullaire, se voit aussi à cette hauteur. 4° Les deux tiers inférieurs du tibia présentent une érosion générale, profonde de six à dix millimètres, si ce n'est en dedans, où l'on voit une crête saillante, longitudinale ; érosion qui s'étend en bas jusqu'au voisinage de l'articulation tibio-tarsienne, tandis qu'en haut elle finit d'une manière abrupte sur la face antérieure, et se continue insensiblement en arrière avec les altérations du même genre observées et décrites sur le tiers supérieur. 5° Enfin, cette partie du tibia est enveloppée par une gaîne osseuse de nouvelle formation, disposée en cylindre incomplet par suite de l'absence de matière osseuse à la partie interne dans presque toute l'étendue de la crête verticale indiquée plus haut. Cette gaîne osseuse est formée par une substance blanchâtre, dont la surface est hérissée de mamelons ou de lamelles et criblée de trous vasculaires. Son épaisseur est de six à huit millimètres, sa longueur de vingt-trois centimètres, sa circonférence de quinze ; elle représente dans sa totalité une sorte d'écorce beaucoup plus large que la partie qu'elle recouvre.

D'après cette description, on voit combien cette pièce est curieuse. La surface entière du tibia, sauf une portion très-limitée de la face interne, est profondément altérée, par suite sans doute de la nécrose et du détachement des couches superficielles, et la totalité de l'os est convertie en un séquestre, séparé déjà des portions saines à sa partie supérieure, encore continu avec elles en bas, et différent des séquestres ordinaires en ce qu'il est lui-même perforé de cloaques et n'a peut-être pas encore entièrement cessé de vivre : le travail de régénération, qui commence à s'accomplir à la partie inférieure, semble indiquer cependant que la mortification du tibia sera complète. (Voyez pl. 14, fig. 6.)

N° 366. — Portion inférieure du tibia gauche, sur laquelle on voit une cavité de séquestration.

Cet os provient d'un sujet peu avancé en âge, car l'épiphyse inférieure n'est pas encore soudée avec le corps de l'os. Sa partie supérieure n'offre point d'autre altération qu'une augmentation de vascularité ; mais son tiers inférieur environ est le siége d'un gonflement manifeste, encore augmenté par la déposition de matière osseuse nouvelle, grisâtre et spongieuse, qui commence insensiblement en haut par une couche étalée à la surface du tibia, et se termine de même en bas, immédiatement au-dessus de l'articulation. La surface de la partie malade est inégale, mamelonnée, sillonnée de gouttières, et creusée de trous vasculaires ; et l'on y voit en outre trois larges ouvertures fistuleuses, dont l'une, située en dedans, et oblongue, a plus de trois centimètres de longueur, tandis que les deux autres, arrondies et placées en arrière et en dehors, n'ont guère qu'un centimètre de diamètre. Ces cloaques aboutissent à une cavité de séquestration qui occupe le centre de l'os, se prolonge dans sa partie inférieure, et s'ouvre dans l'articulation tibio-tarsienne par une demi-douzaine de petits trous arrondis et réunis en groupe. Peut-être ces altérations sont-elles les suites d'une fracture compliquée?

N° 367. — Les deux tiers inférieurs du tibia, l'astragale, et le calcanéum, soudés ensemble; pièce d'origine inconnue, sur laquelle on voit une magnifique cavité de séquestration.

Le tibia peut se partager en deux portions à peu près égales, comprenant : l'une, son tiers moyen; l'autre, son tiers inférieur.

La première est saine et ne présente rien de particulier, si ce n'est que sa surface est parcourue par des sillons verticaux et recouverte d'une couche de matière osseuse nouvelle, très-mince, dont l'épaisseur augmente progressivement de haut en bas; elle se termine inférieurement par un plan oblique de haut en bas et d'arrière en avant, uni et lisse, comme si l'os avait été divisé à cette hauteur par un instrument tranchant.

La seconde portion représente un étui cylindroïde, beaucoup plus volumineux que ne l'est d'ordinaire l'extrémité inférieure du tibia, car sa circonférence est de treize centimètres en haut, et de quinze en bas, près de l'articulation du cou-de-pied. Cet étui, qui paraît constitué par de la matière osseuse nouvelle, a six à huit millimètres d'épaisseur en avant et quatre à six seulement en arrière. Sa cavité intérieure est tapissée par du tissu celluleux, et présente une surface unie. A l'extérieur, on trouve au contraire une surface inégale, résultant de la juxtaposition d'une foule de lames et de mamelons, entre lesquels se voient des gouttières et des sillons percés d'une quantité considérable de trous vasculaires. Le nombre des ouvertures fistuleuses par lesquelles la cavité centrale communique avec l'extérieur est extraordinaire : on en compte, en effet, trois à la partie antérieure ; et la partie postérieure en présente neuf, qui sont disposées régulièrement sur deux lignes dirigées obliquement de haut en bas et de dedans en dehors. Ces cloaques sont arrondis, à bords lisses, d'un diamètre variable depuis six millimètres jusqu'à un centimètre, et plus, et tous ont un trajet court et direct. Le plus inférieur s'ouvre sur la surface même de l'articulation tibio-péronière.

Les parois du cylindre osseux nouveau se confondent en bas d'une manière intime avec l'extrémité articulaire du tibia, laquelle est soudée avec l'astragale ; en haut, la continuité entre les portions saine et malade du tibia ne s'est établie qu'au moyen de deux languettes osseuses verticales, dont l'une, située en avant, est aplatie et large de plus d'un centimètre, tandis que l'autre, placée en arrière, n'a guère que quatre ou cinq millimètres d'épaisseur. De cette disposition résulte une double ouverture oblique et latérale, extrêmement large, qui pénètre aussi dans la cavité de séquestration ; ce qui porte à quatorze en tout le nombre des cloaques, nombre vraiment prodigieux pour une cavité qui n'a pas plus de dix centimètres de longueur. Aucun séquestre n'existe sur cette pièce, soit que les parties nécrosées aient trouvé pendant la vie une issue facile, soit qu'elles aient été extraites après la mort. (Voyez pl. 14, fig. 7.)

N° 368. — Tibia gauche, sur lequel on voit des altérations dues probablement à la nécrose.

Lé tiers supérieur est exempt d'altération, mais les

deux tiers inférieurs présentent une tuméfaction considérable, qui se confond insensiblement avec la portion saine en haut, et finit en bas dans le voisinage de l'articulation tarsienne, restée intacte. Le gonflement de cet os est tel que sa circonférence est de quinze à dix-sept centimètres, et son poids de quatre cent trente-six grammes. Sur la face interne se voit une fosse ou gouttière verticale, longue de huit centimètres, profonde et large de trois à quatre, se prolongeant en bas, dans l'épaisseur de l'os, sous forme de cul-de-sac, et servant sans doute de lit à un séquestre qui a dû se détacher avec facilité. Dans cette excavation, se rendent trois conduits fistuleux ou cloaques, disposés en triangles, et situés : l'un, en avant et en haut ; les deux autres, en dedans et en dehors, et plus bas que le premier. La portion renflée présente du reste les caractères qui appartiennent aux os hypertrophiés par formation de matière osseuse nouvelle, c'est-à-dire que sa surface est blanche et criblée de trous vasculaires de diverses dimensions.

CHAPITRE VI.

EXOSTOSES.

Nous avons vu, dans les chapitres précédents, que les fractures, les plaies des os, les caries, les nécroses, sont souvent accompagnées d'un développement de matière osseuse nouvelle; mais cette hypersécrétion est alors un phénomène secondaire et accidentel, qui peut manquer et manque en effet dans beaucoup de cas. Il n'en est pas de même des pièces que nous allons décrire sous le titre d'exostoses : ici, l'exubérance de la matière osseuse est le phénomène primitif, essentiel, et souvent unique. Il se présente sous des formes variées, qu'on peut ramener à deux types principaux : 1° Exubérance du tissu osseux sur un point très-circonscrit d'un ou de plusieurs os : exostose limitée; 2° exubérance du tissu osseux dans toute l'étendue d'un ou de plusieurs os, avec augmentation dans le volume ou le poids, ou à la fois dans le volume et le poids de ces os : exostose diffuse, hyperostose. Dans la première variété, la matière osseuse nouvelle est presque toujours déposée à la surface de l'os malade. Dans la seconde, elle est déposée dans les aréoles mêmes de cet os, et ne saurait être distinguée de la trame fondamentale ; l'exostose est en quelque sorte interstitielle. Certains sujets présentent une disposition générale de leur système osseux à l'hypertrophie, de telle sorte que, chez eux, on trouve à la fois sur plusieurs points du squelette des traces de la maladie qui nous occupe. Nous désignerons sous le nom d'exostoses générales les pièces relatives à cette espèce de diathèse.

Ce chapitre se partage en trois sections : 1° exostoses des os de la tête; 2° exostoses des os des membres; 3° exostoses générales.

SECTION PREMIÈRE.

EXOSTOSES DES OS DE LA TÊTE.

Seize pièces composent cette section : treize ont rapport aux os de la voûte du crâne; deux à ceux de la face; une à la fois à ceux du crâne et de la face. Parmi les treize pièces qui concernent les os du crâne seuls, la première (n° 369) est une exostose limitée et extérieure du frontal; les quatre suivantes (n°ˢ 370, 371, 372, 373) sont des exostoses limitées intérieures; la sixième (n° 374) est une double exostose limitée, faisant saillie à la fois à l'extérieur et à l'intérieur; les cinq qui viennent après (n°ˢ 375, 376, 377, 378, 379) sont des hyperostoses, avec augmentation de volume et de poids; la douzième (n° 380) est une hyperostose, avec augmentation considérable de poids, sans accroissement sensible dans le volume; la treizième (n° 381) est une voûte du crâne recueillie sur un teigneux, et que nous avons cru devoir ranger dans ce chapitre, parce que les os présentent, outre plusieurs autres altérations intéressantes, une hypertrophie manifeste. Les deux pièces relatives aux os de la face (n°ˢ 382, 383) sont des exostoses de la mâchoire supérieure. Sur la dernière pièce enfin (n° 384), on voit une hypertrophie étendue à la fois au crâne et aux mâchoires, tant supérieure qu'inférieure.

On remarquera, en lisant les descriptions de ces pièces, que : 1° dans les exostoses du crâne, soit limitées, soit diffuses, les sutures s'effacent, les os tendent à se confondre, et c'est par la face interne que commence cette confusion ; 2° dans les exostoses, même limitées, il est rare que toute la voûte du crâne ne présente pas une épaisseur et un poids plus qu'ordinaires, ce qui indique que la disposition à l'hypertrophie n'est pas rigoureusement bornée au point le plus affecté.

N° 369. — Voûte du crâne, donnée par la Société anatomique.

Sur la surface extérieure, on ne voit plus aucun vestige de la suture sagittale. La partie moyenne de la suture fronto-pariétale a également disparu. A la partie antérieure inférieure du coronal, et un peu sur le côté gauche de la ligne médiane, est une exostose circonscrite, à surface lisse et régulière, dont la base a trois centimètres de diamètre dans tous les sens et se confond insensiblement avec le reste de l'os, et qui fait au-dessus du niveau de celui-ci une saillie de cinq à six millimètres.

A l'intérieur, les sutures ont entièrement disparu en avant; les deux enfoncements qui correspondent aux bosses frontales sont comblés par de la substance compacte, qui forme un relief assez considérable non circonscrit. Un trait de scie, qui passe au centre de l'exostose saillante à l'extérieur, laisse voir les deux tables de l'os légèrement épaissies et séparées par un diploé jaunâtre et grenu.

L'épaisseur de l'os, au niveau de cette exostose, est de quinze millimètres; au niveau de la bosse frontale, elle est de douze millimètres.

N° 370. — Moitié supérieure d'un frontal, donnée par Desault.

Quelques mamelons irréguliers, séparés par des excavations également irrégulières, s'observent des deux côtés de la ligne médiane, au-dessous des fosses frontales. Toute la partie supérieure de l'os, vers la suture fronto-pariétale, a d'ailleurs une épaisseur remarquable (dix à douze millimètres), surtout du côté gauche. L'épaississement porte sur la face interne, et détermine un relief dans l'intérieur du crâne. Le poids de ce fragment d'os est de cent quatre-vingt-dix grammes. La suture fronto-pariétale, qui persiste encore à la face externe du crâne, est effacée à l'intérieur.

N° 371. — Voûte du crâne, donnée par M. le professeur Marjolin.

Sur la partie interne du frontal, un peu au-dessus des deux fosses de ce nom, existent deux exostoses isolées, arrondies, situées de chaque côté de la ligne médiane, et du volume d'une noix. La portion d'os qui les soutient a été sciée en travers, de sorte que le trait de scie passe par la partie moyenne des tumeurs. Elles sont formées toutes deux par un tissu grenu, rougeâtre, semblable au diploé, et revêtues seulement à la surface par une couche mince de tissu compacte. Une ligne blanche, bien visible, formée aussi par du tissu compacte, et qui paraît la continuation de la table interne du frontal, sépare du diploé de l'os le tissu même des deux tumeurs; de sorte qu'il y

a lieu de croire que celles-ci se sont développées à la surface même de l'os et non dans son intérieur.

L'épaisseur de l'os est de six millimètres : au niveau des
exostoses, nous trouvons dix-huit millimètres, du côté
droit, et quinze, pour le côté gauche. Le tissu osseux est
très-serré : le poids de la pièce est de trois cent quatre-vingt-
quatre grammes. A l'extérieur, rien ne peut faire soupçonner la lésion profonde. Les sutures tendent à s'effacer en
dehors, et ont disparu en dedans. (Voy. pl. 15, fig. 6 et 7.)

N° 372. — Voûte du crâne, donnée par le professeur A.
Dubois.

Une grande partie de la face interne du frontal est occupée par une masse osseuse, très-dure et compacte,
d'un blanc terne, divisée en mamelons arrondis, inégaux,
et séparés par des rainures plus ou moins larges et profondes : l'un de ces mamelons, situé à gauche, atteint le
volume d'un noyau d'abricot ; quelques-uns ne surpassent
pas la grosseur d'un grain de chènevis ; d'autres tiennent
le milieu entre ces extrêmes. Le commencement de la
gouttière longitudinale sépare la masse du côté droit de
celle du côté gauche. Sur le côté droit, existe une vaste
cellule, qui fait partie du sinus frontal. L'épaisseur de
l'os, au niveau du tubercule le plus saillant, est de quinze
millimètres ; l'épaisseur moyenne des autres points exos-
tosés est d'un centimètre. La coupe démontre que le pariétal et l'occipital ne sont pas épaissis. Le diploé est
beaucoup plus dense que d'habitude, et le poids de la
pièce est de deux cent quatre-vingt-six grammes.

Toute la surface extérieure de cette voûte du crâne présente sa disposition naturelle ; seulement la suture fronto-
pariétale est presque entièrement effacée, et il n'existe

plus de trace des sutures sagittale et lambdoïde. Du côté cérébral des os, toutes les sutures sont effacées. Les exostoses dont il est ici question ont dû comprimer les lobes antérieurs du cerveau : malheureusement, nous sommes privés de toute espèce de renseignements relativement aux désordres fonctionnels. (Voyez pl. 15, fig. 5.)

N° 373. — Segment du crâne de dix-sept centimètres de longueur sur un décimètre dans sa plus grande largeur, composé d'une partie du frontal et du pariétal droit, et donné par la Société anatomique.

Sur cette pièce, on remarque les particularités suivantes : 1° L'épaisseur des os est augmentée dans toute leur étendue, mais spécialement vers la bosse frontale, la bosse pariétale, et surtout l'angle antérieur et inférieur du pariétal. Nous mesurons dans les deux premiers points onze millimètres, et quatorze dans le dernier. 2° Cette augmentation de volume n'a point déformé les os à l'extérieur, mais elle a déterminé plusieurs saillies dans l'intérieur, par suite de la dépression de la table interne. 3° Enfin, l'épaisseur des deux tables des os est accrue, et leur texture compacte très-prononcée ; aussi le poids de la pièce est-il de deux cent quatre grammes. 4° Les sutures fronto-pariétale et lambdoïde persistent.

Cette portion de crâne, qui appartenait à un idiot nommé Durand, est moins remarquable par la nature même de la lésion que par sa coïncidence avec une affection mentale.

N° 374. — Voûte du crâne portant deux exostoses, observées en 1782 par Bonnet, à Clermont-Ferrand.

Ces deux exostoses sont placées, l'une en avant, sur la

partie moyenne et latérale gauche du frontal ; l'autre, en arrière, sur l'angle postérieur et supérieur des pariétaux.

L'antérieure est beaucoup plus volumineuse que la postérieure, et fait une égale saillie à l'extérieur du crâne et dans l'intérieur de cette cavité.

1° En dehors, cette tumeur, assez régulièrement circonscrite, est légèrement déjetée à gauche, et fait brusquement saillie au-dessus du niveau du coronal : elle est limitée, en bas, par les bosses sourcilières ; en haut et en arrière, par la suture fronto-pariétale ; latéralement et à gauche, par la fin de la suture fronto-pariétale et l'origine de la ligne courbe temporale ; latéralement et à droite, par la bosse frontale. Elle fait au-dessus de la surface du frontal une saillie de trois centimètres quatre millimètres. Mesurée à sa base, elle a vingt-sept centimètres de circonférence. Sa surface extérieure est inégale, mamelonnée. Toute sa portion centrale est criblée d'une multitude de trous, les uns ronds, et pénétrant perpendiculairement dans la substance de la tumeur ; les autres, précédés de petits canaux, et la pénétrant obliquement. Dans les autres points, les trous sont plus petits, mais non moins nombreux. Sur la circonférence de la tumeur, la table externe du coronal présente un grand nombre de trous d'un diamètre assez considérable.

2° Dans l'intérieur du crâne, la tumeur fait une saillie de trois centimètres cinq millimètres, au niveau du point le plus élevé. Sa base a vingt-cinq centimètres de circonférence ; elle occupe presque toute la face interne du frontal, et s'étend un peu plus à gauche qu'à droite. Sa surface est généralement arrondie, moins inégale que la portion externe. Sa moitié droite est traversée par une gouttière, qui, s'étendant sur elle en manière d'écharpe, part de la crête coronale, et va se terminer à la suture sagittale; cette gouttière paraît être le sinus longitudinal dévié. La surface de la tumeur est criblée d'une multitude de sillons vasculaires et de trous; sa base est régulièrement entourée de sillons et de trous dont quelques-uns présentent jusqu'à trois millimètres de diamètre. Sur la moitié gauche, on voit quelques-uns de ces trous faire suite à des sillons très-larges, qui viennent de la gouttière de l'artère méningée moyenne.

3° Cette exostose a été divisée verticalement par un trait de scie, ce qui permet de bien apprécier ses dimensions et sa structure intérieure. Son diamètre vertical, mesuré du côté gauche, est de huit centimètres; le diamètre antéro-postérieur a trois millimètres de plus. Lorsqu'on examine sa structure, on voit qu'elle est entourée d'une lame de substance compacte : on dirait que la maladie s'est développée entre les deux tables de l'os, dont elle s'est en quelque sorte coiffée. La portion qui correspond à l'exostose extérieure est formée par de la substance compacte extrêmement serrée, peu vasculaire. La portion qui appartient à l'exostose intérieure est d'un tissu beaucoup moins serré; la substance compacte qui la forme est traversée par une multitude de canaux d'une dimension considérable, et dont le plus grand nombre paraît converger vers le centre de la tumeur. En arrière, sur la moitié gauche, près de la suture fronto-pariétale, est une cellule assez considérable, dont les parois sont criblées de trous.

L'exostose postérieure, moins considérable, fait au-dessus de la surface externe du pariétal une saillie de deux centimètres huit millimètres. Sa base a dix-neuf centimètres de circonférence : cette base est très-régulièrement circonscrite, si ce n'est en avant, sens dans lequel elle est interrompue par un mamelon qui s'étend le long du côté gauche de la suture inter-pariétale. La surface extérieure de cette seconde tumeur, beaucoup moins riche en substance compacte que la précédente, est, dans toute son étendue, criblée de trous et de sillons qui, dans le centre de la tumeur surtout, sont remarquables par leur diamètre. Comme la précédente, cette seconde tumeur fait dans l'intérieur du crâne une saillie que nous évaluons à deux centimètres. Examinée de ce côté, cette exostose présente une surface encore plus criblée de trous que la précédente. Sa base est entièrement circonscrite par un cercle de trous et de rigoles, auquel viennent aboutir une immense quantité de sillons détachés de l'artère méningée moyenne et qui couvrent toute la face interne des deux pariétaux. Le tissu qui la forme est compacte, mais moins serré que celui de la première. Les cellules qu'on y remarque sont plus grandes et plus nombreuses ; le fond de l'une de ces cellules est occupé par des lamelles de tissu compacte, qui lui donnent un aspect réticulé. Le reste de la tumeur est creusé par des canaux multipliés qui paraissent converger vers son centre.

Les os qui entrent dans la composition de cette voûte du crâne offrent encore quelques particularités intéressantes. Le coronal ne présente plus de trace des sinus frontaux. La partie inférieure de la tumeur n'est éloignée que de quelques millimètres de la voûte orbitaire gauche, de sorte que, de ce côté, la fosse cérébrale antérieure a presque disparu. A l'extérieur, les pariétaux ne présentent rien de particulier, si ce n'est que leur vascularité est beaucoup augmentée entre les deux exostoses, le long de la suture sagittale. Leur face interne, surtout du côté droit, est remarquable par la quantité de sillons dont elle est labourée. Presque tous ces sillons, partis de la gouttière de l'artère méningée moyenne, se rendent à l'exostose postérieure. Il n'y en a qu'un petit nombre qui se rendent à la moitié droite de l'exostose antérieure. Un peu au-dessus de l'angle antérieur et inférieur du pariétal, la moitié gauche de cette même exostose antérieure en reçoit deux plus considérables que les autres, qui sont assez nombreux de ce côté. Le sillon qui loge l'artère méningée moyenne est remarquable par sa largeur : il a, des deux côtés, vers son origine, de quatre à cinq millimètres. L'épaisseur des deux pariétaux est aussi beaucoup augmentée le long de leur bord supérieur ; elle est en effet là d'un centimètre, tandis que, vers le bord inférieur, on ne trouve rien qui diffère de l'état normal. Toutes les sutures qui unissent ces divers os sont dans un état d'intégrité parfaite, même dans les points où elles sont le plus rapprochées des exostoses. Le poids de cette pièce est de huit cent soixante-dix-neuf grammes. (V. pl. 15, fig. 1, 2, 3 et 4.)

N° 375. — Voûte du crâne, donnée par M. le professeur Breschet.

Cette pièce provient d'un enfant de dix-sept à dix-huit mois, mort de convulsions. Elle est remarquable par le développement général de la tête, et par l'épaisseur considérable qu'ont prise les os qui entrent dans la composition de la voûte du crâne.

Les dimensions, prises d'une manière exacte, sont les suivantes : 1° Circonférence mesurée à l'extérieur, avec un fil, au niveau de la section, quarante-six centimètres six millimètres ; circonférence intérieure, mesurée de la même façon et à la même hauteur, quarante et un centimètres quatre millimètres. 2° Diamètre antéro-postérieur, pris en dehors, seize centimètres ; le même, pris à l'intérieur, treize centimètres, deux millimètres. 3° Diamètre transversal, pris à l'intérieur, au niveau de la suture fronto-pariétale, neuf centimètres quatre millimètres ; le même, à la partie moyenne des deux pariétaux, douze centimètres.

L'épaisseur du frontal est plus prononcée du côté droit : elle varie, en effet, entre seize et vingt et un millimètres ; tandis que, du côté opposé, elle n'est que de dix-huit millimètres au plus et de dix au moins. C'est, au contraire, le pariétal gauche qui est plus épais que le droit. On trouve pour tous deux, à la partie antérieure, de dix-huit à vingt-deux millimètres ; en arrière, ils s'amincissent graduellement, de sorte que le gauche se réduit à huit ou dix millimètres et le droit à trois ou quatre. L'occipital, beaucoup moins hypertrophié, ne présente que onze millimètres au niveau de la crête occipitale interne, et cinq à six sur les côtés. Tous ces os, du reste, diminuent vers leurs bords, ce qui détermine au niveau des sutures des gouttières apparentes, surtout à l'extérieur. Un trou triangulaire, à sommet antérieur, à base postérieure, indique la place de la fontanelle fronto-pariétale, qui n'est pas encore comblée. Sur la coupe de ces os, on peut s'assurer que leur texture est poreuse et que les aréoles sont très-petites. Le poids total est de cent quatre-vingt-quinze grammes.

La face externe de cette voûte du crâne est remarquable : d'abord, par les dépressions correspondantes aux sutures ; ensuite, par la disposition du tissu osseux qui se présente, non pas sous la forme d'une lame compacte ou de stries osseuses radiées, mais bien sous celle de petites lamelles placées de champ les unes à côté des autres, et laissant dans leurs intervalles des ouvertures, soit arrondies, soit oblongues, qui donnaient probablement passage à des vaisseaux, et que remplit incomplétement une sorte de membrane celluleuse, brunâtre, dont nous avons constaté l'existence en faisant tremper la pièce dans l'eau pendant deux jours. A l'intérieur, on aperçoit les sillons destinés aux ramifications de l'artère méningée moyenne, et des trous vasculaires très-fins et très-multipliés, principalement le long des sutures. Celles-ci commencent à s'effacer en dehors et sont encore fort apparentes du côté interne, disposition opposée à celle qu'on observe ordinairement sur les pièces de ce genre.

N° 376. — Voûte du crâne, d'origine inconnue.

Cette voûte du crâne a pris un développement considérable, surtout dans le sens de sa largeur, et aux dépens des pariétaux. Le frontal, bien conformé, ne paraît s'élargir que vers sa moitié supérieure, au moment de se réunir aux deux os précités. On ne trouve aucune trace de suture ni à l'extérieur ni à l'intérieur.

La face externe est remarquable par une quantité prodigieuse de trous de grandeur et d'aspect divers : les uns, peu nombreux, dispersés par tout le crâne, assez grands, très-exactement arrondis, infundibuliformes, semblables aux ouvertures vasculaires qu'on rencontre sur les os sains; les autres, fort petits et tellement pressés que, dans les points qu'ils occupent, la table externe a disparu et laissé à sa place une dépression marquée et inégale. Ces derniers forment de chaque côté une traînée demi-circulaire, d'un à deux centimètres de largeur, qui circonscrit la fosse temporale, et se rencontrent aussi par plaques isolées dans les deux fosses du même nom, où ils occupent le fond de sillons profonds. Cette disposition rend sans doute un compte satisfaisant du mode suivant lequel se sont formées les rugosités prononcées qui occupent cette région. Il est d'autres trous, plus grands que les précédents, plus espacés, très-irréguliers, qui semblent résulter du déchirement de la table externe et la font paraître déchiquetée : ils couvrent le frontal. Sur le côté gauche de cet os et à la partie postérieure des pariétaux, ces trous se rapprochent, et donnent aux os un aspect vermoulu. Ils deviennent tellement confluents, au sommet de la tête, qu'il ne reste aucune trace de la table externe ; il semble qu'on l'ait fait sauter avec le ciseau dans l'étendue de plusieurs centimètres carrés : là se présente une surface fortement déprimée, inégale, creusée de petites excavations, et dont le fond est constitué par un tissu aréolaire, à mailles inégales. Dans le voisinage de ces points où l'os est érodé, la table externe se laisse facilement enfoncer, comme si elle était minée par la destruction ou l'affaiblissement du tissu qui la supporte. Vers l'angle de l'occipital, on remarque une dépression différente des précédentes, en ce qu'elle est en partie revêtue de tissu compacte, comme si une lame externe nouvelle, sorte de cicatrice, commençait à s'étendre au-dessus d'une érosion. Les deux trous pariétaux sont grands, et leur orifice externe est déprimé en entonnoir.

La face interne est labourée de sillons larges, profonds et multipliés, pour les divisions de l'artère méningée moyenne, et percée de trous vasculaires, en très-grand nombre, arrondis et volumineux, surtout sur la ligne médiane. Au lieu d'une gouttière, il existe là une sorte de saillie. La table interne est généralement blanche, lisse et dure comme de l'ivoire ; cependant on remarque çà et là des plaques d'une coloration foncée, criblées de petits trous vasculaires, assez multipliés pour donner à l'os un aspect ponctué. Nous avons même découvert, sur la partie antérieure et supérieure du pariétal gauche, une érosion extrêmement petite (deux millimètres de longueur sur un de largeur), mais très-manifeste, dont le fond répond aux larges érosions de la face externe, de sorte qu'on voit le jour au travers de l'os véritablement perforé dans ce point. Enfin on aperçoit de distance en distance, principalement sur la ligne médiane, quelques petites masses dures, éburnées, bien circonscrites, peut-être de nouvelle formation, et qui paraissent plaquées à la face interne du crâne.

La coupe des os permet d'apercevoir que leur tissu est singulièrement raréfié. La table interne est mince comme une feuille de papier; la table externe est peu distincte et interrompue dans quelques points. Les sinus frontaux sont bien marqués et séparés l'un de l'autre, non pas par une simple cloison, mais par une masse de tissu aréolaire de quinze millimètres d'épaisseur.

Les dimensions sont curieuses, tant à cause de la grandeur de la tête qu'à cause de l'épaisseur des os qui la constituent; aussi les donnerons-nous avec soin. 1° Circonférence extérieure, au niveau du point de section : cinquante-sept centimètres cinq millimètres. Circonférence intérieure, prise à la même hauteur : cinquante centimètres. 2° Diamètre antéro-postérieur, pris en dehors : dix-neuf centimètres trois millimètres; le même, pris à l'intérieur, seize centimètres quatre millimètres. 3° Diamètre transversal, pris à l'intérieur, au niveau de la suture fronto-pariétale : onze centimètres sept millimètres; le

I. 33

même , à la partie moyenne des deux pariétaux : quinze centimètres trois millimètres.

L'épaisseur des os est plus considérable du côté droit ; elle est en outre très-prononcée sur la ligne médiane, où l'on mesure de seize à dix-huit millimètres. Le frontal a, du côté droit, quinze à dix-sept millimètres, et du côté gauche, douze à quatorze. L'épaisseur des pariétaux est de quatorze millimètres, pour le droit ; de douze, pour le gauche, dans leur portion supérieure et postérieure ; elle décroît graduellement en se rapprochant de l'angle anté- rieur et inférieur, où l'on ne trouve plus que sept milli- mètres pour le droit, et quatre à cinq pour le gauche. L'occipital présente, vers son angle supérieur, de dix à quinze millimètres d'épaisseur.

Malgré l'épaisseur considérable de cette pièce, elle ne pèse pas plus de trois cent vingt-deux grammes : ce ré- sultat doit certainement être attribué à la raréfaction du tissu osseux.

N° 377. — Voûte du crâne donnée par le docteur Rey ; pièce remarquable par la grandeur et l'irrégularité de la tête, l'épaisseur, la densité et le poids considérable des os.

Si on l'examine d'abord à l'extérieur, on trouve le fron- tal bien développé et régulièrement conformé ; mais il n'en est pas de même des deux pariétaux. Outre que cha- cun d'eux présente deux bosses fortement prononcées, l'une sur les côtés, l'autre en arrière et en haut, il n'existe entre eux aucune symétrie : celui du côté gauche présente des saillies plus marquées, et ils paraissent séparés par une large dépression qui correspond à la suture sagittale. Les sutures sont effacées. La surface des os est lisse et résistante, mais criblée cependant de trous vasculaires très-petits et ronds.

Considérée à l'intérieur, la voûte du crâne paraît beaucoup plus régulière, et ne présente point d'enfoncements qui correspondent aux bosses signalées à la surface externé des pariétaux. Sur la ligne médiane, existe un relief fort apparent : la gouttière longitudinale supérieure semble avoir été déjetée du côté gauche. Les sillons destinés au tronc et aux principales divisions de l'artère méningée moyenne sont larges ; mais, ce qui est surtout remarquable, c'est la multiplicité de ceux qui appartiennent aux subdivisions artérielles et leur profondeur telle qu'ils semblent sculptés dans le tissu osseux. Les orifices vasculaires ouverts, pour la plupart, sur le trajet de ces canaux, sont nombreux et grands. Dans quelques points, sur la ligne médiane et surtout vers l'angle supérieur de l'occipital, on remarque des productions osseuses qui ont la forme d'aiguilles courtes et groupées en faisceaux. Au niveau des bosses frontales, le tissu osseux apparaît sous forme de masses mamelonnées, blanches, dures et lisses. Au-dessus de l'origine des voûtes orbitaires, de chaque côté, on rencontre une dépression profonde, sorte de trou borgne, au fond duquel adhérait sans doute la dure-mère.

Les dimensions de cette voûte du crâne sont les suivantes : 1° circonférence, mesurée à l'extérieur, et à l'aide d'un fil, au niveau du point où la scie a passé : soixante et un centimètres ; circonférence intérieure, prise au même niveau : cinquante centimètres. 2° Diamètre antéro-postérieur, pris en dehors : vingt et un centimètres ; le même, pris à l'intérieur : dix-sept centimètres. 3° Diamètre transversal, pris à l'intérieur, au niveau de la suture fronto-pariétale : onze centimètres cinq millimètres ; le même, à la partie moyenne des deux pariétaux : quatorze centimètres.

L'épaisseur des os, plus considérable à gauche qu'à droite, est particulièrement remarquable sur le frontal : cet os présente en effet vingt-six millimètres au niveau des bosses frontales, et presque autant sur la ligne médiane ; il diminue ensuite graduellement vers sa partie supérieure, de manière toutefois à n'avoir pas moins de dix-sept millimètres au niveau de la suture fronto-pariétale. On trouve, pour l'épaisseur de la bosse pariétale gauche, vingt millimètres, et quatorze pour celle de la droite. Les deux pariétaux s'amincissent un peu vers leur bord supérieur, de sorte qu'on ne trouve que dix à douze millimètres le long de la suture sagittale ; c'est sans doute aussi ce qui détermine cette dépression si apparente entre les deux pariétaux. Le contraste entre la bonne conformation de cette voûte du crâne à l'intérieur et son irrégularité à l'extérieur tient sans doute à ce que le développement anormal des os s'est fait surtout du côté de leur face externe. L'occipital ne présente pas moins de dix-huit à vingt millimètres près de son angle supérieur. On ne reconnaît plus dans la coupe de la voûte du crâne les deux tables et le diploé ; elle est constituée par un tissu homogène compacte, dur, semblable à une pierre d'un grain fin et serré. Le poids de la pièce est de huit cent cinquante grammes.

N° 378. — Squelette de la tête, donné par M. A. Andral, prosecteur de la Faculté.

Cette tête a été prise sur un sujet âgé de soixante-cinq ans, mort à l'hôpital de la Pitié en 1832. Il avait toujours eu la tête si grosse qu'il ne pouvait trouver de chapeau convenable ; il était, du reste, d'une petite stature, peu musclé. Son intelligence paraissait assez développée.

Le reste du squelette ne présentait rien de particulier.

Le front fait en avant une saillie considérable. Le bord supérieur de l'orbite, formé par le frontal, dépasse le bord inférieur, formé par les os malaire et maxillaire supérieur, de trois centimètres environ. La fosse temporale est presque effacée par la saillie de la portion écailleuse du temporal. La circonférence du crâne, mesurée par une ligne qui passe par la bosse nasale et la protubérance occipitale externe, en laissant au-dessous d'elle le conduit auditif, a soixante centimètres. De la bosse nasale à la protubérance occipitale externe, en suivant la suture sagittale, on trouve trente-huit centimètres. En menant un fil d'un conduit auditif à l'autre, passant par le sinciput, et coupant à angle droit la suture sagittale, on mesure trente-neuf centimètres.

Les dimensions de la cavité crânienne sont les suivantes : Circonférence intérieure, prise à la même hauteur que l'extérieure : cinquante centimètres. Diamètre antéro-postérieur, pris du trou borgne à la protubérance occipitale interne, quinze centimètres ; même diamètre, au niveau de la coupe horizontale faite au-dessus de la base du crâne, des côtés de la crête frontale aux côtés de la crête occipitale : dix-sept centimètres. Diamètre transverse, pris entre la base des rochers : douze centimètres ; même diamètre, au-dessus des rochers, et d'un des pariétaux à l'autre : quinze centimètres ; même diamètre, au niveau de la suture fronto-pariétale : onze centimètres. Diamètre vertical : au niveau du trou occipital, dix centimètres ; au niveau de la selle turcique, huit centimètres ; au niveau de la fosse ethmoïdale, six centimètres.

Épaisseur de la voûte du crâne : au niveau de la bosse frontale, trois centimètres ; au niveau du bord inférieur du pariétal droit, deux centimètres sept millimètres; au niveau du bord inférieur du pariétal gauche, un centimètre quatre millimètres; au niveau de la partie moyenne de la suture sagittale, trois centimètres.

Le poids de la calotte du crâne, scié à deux centimètres au-dessus de la protubérance occipitale externe et de l'apophyse crista-galli, est de huit cent trente grammes; celui du reste de la tête, moins la mâchoire inférieure, est de cinq cent six grammes : en tout, un kilogramme trois cent trente-six grammes.

La surface extérieure de la voûte du crâne est criblée d'une telle quantité de trous qu'elle paraît spongieuse : en arrière, et sur la ligne médiane, les trous deviennent beaucoup plus grands, et dégénèrent en véritables cellules. La face interne présente, surtout sous le coronal, plusieurs mamelons arrondis, à base large, à surface lisse et criblée de petits trous très-fins. Sur les côtés, on remarque les sillons qui logeaient l'artère méningée moyenne, dont le diamètre est augmenté, et que la substance osseuse a convertis en canaux complets dans quelques points; à côté de ces canaux principaux, il y en a une grande quantité de secondaires, dont le fond est régulièrement percé de trous, la plupart d'un diamètre considérable. Le sinus longitudinal est peu marqué.

Les os de ce crâne, dans le point où la scie les a divisés, sont formés par une substance spongieuse assez condensée en avant et sur le bord droit de la tête, un peu plus raréfiée sur le bord gauche, et surtout sur l'occipital, au niveau de la protubérance occipitale. Toute la surface de cette coupe ne présente pas de trace de substance compacte. En avant, et de chaque côté de la crête coronale, sont deux fissures transversales qu'on pourrait considérer comme les restes des sinus frontaux oblitérés.

En examinant la coupe verticale de cette voûte du crâne, on voit d'abord que le frontal présente une épaisseur beaucoup plus considérable que le pariétal. Toute cette partie épaisse offre une texture qui diffère de celle de la moitié postérieure : ainsi on y distingue bien deux tables ; l'externe, moins épaisse, est séparée de l'interne par une rainure irrégulière, dans laquelle on aperçoit quelques noyaux de matière éburnée ; l'interne est traversée par des canaux verticaux qui vont aboutir aux trous signalés sur la face cérébrale de la cavité crânienne. Il n'y a plus traces de suture sur toute cette voûte, soit qu'on la considère à l'extérieur, soit qu'on l'examine par son côté interne.

Les os de la base du crâne n'ont pas augmenté d'épaisseur, à l'exception cependant de la voûte de l'orbite, qui présente, à droite, plus d'un centimètre d'épaisseur, et, à gauche, cinq à six millimètres. A l'extérieur, la surface basilaire paraît élargie et déprimée vers l'intérieur de la cavité du crâne, ainsi que les condyles de l'occipital ; ce qui concorde avec la brièveté du diamètre vertical du crâne dans ce point. Le trou occipital est déformé : il a pris une forme irrégulièrement triangulaire, ou plutôt celle d'un trèfle ; ses dimensions sont diminuées. Examinée par la face interne, cette base du crâne ne présente non plus aucune trace de suture. Dans les fosses cérébrales moyennes sont les sillons de l'artère méningée, aboutissant au trou petit rond, dont les dimensions sont beaucoup augmentées ; et le sillon principal, du côté droit, est assez irrégulier, interrompu de distance en distance par des petites excavations assez profondes. Les fosses occipitales inférieures paraissent avoir gagné en largeur ce qu'elles ont perdu en hauteur. Les sinus latéraux ne sont très-marqués que depuis la base du rocher jusqu'à leur terminaison. Les autres trous ou canaux de la base du crâne ne présentent rien de remarquable ; les dimensions du canal carotidien ne sont pas augmentées.

Les os de la face ne présentent rien d'important à noter, si ce n'est que quelques-unes des sutures qui les unissent ont disparu, et que la lame externe de chaque apophyse ptérygoïde, qui offre beaucoup de largeur, est percée vers sa base d'un trou arrondi très-régulier. Du reste, l'hypertrophie est demeurée bornée aux os du crâne, et ne s'est point du tout étendue à la face : c'est là une des raisons qui ont fait penser à M. Andral (dans une note insérée dans les Bulletins de la Société anatomique) que cette hypertrophie de la boîte osseuse crânienne pourrait bien n'être qu'un mode de guérison de l'hydrocéphale. (Voyez pl. 16, fig. 1, 2, 3 et 4.)

N° 379. — Portion de la voûte du crâne, provenant de la collection de Béclard, et donnée par M. le professeur Bérard.

Cette pièce est un segment du crâne, de deux décimètres de longueur sur un seul dans sa plus grande largeur, et paraît formée par une partie du frontal et du pariétal. Elle est remarquable par sa force, la densité de son tissu semblable à du marbre, son poids considérable, et une épaisseur telle qu'elle ressemble à une côte de melon cantaloup. Sa surface externe, d'un aspect généralement lisse, présente toutefois une innombrable quantité de petits pertuis, au milieu desquels on remarque, de distance en distance, des ouvertures plus grandes et déprimées ; on trouve aussi quelques traces de la suture fronto-pariétale, et, sur le coronal, deux sillons vasculaires superficiels, destinés sans doute aux ramifications de l'artère frontale. La surface interne est creusée profondément et largement par les divisions de ce que les anatomistes ont nommé la feuille de figuier. Tous les orifices vasculaires sont grands, mais le nombre n'en paraît pas accru.

La coupe démontre que le tissu de ce fragment du crâne est, près des deux surfaces, extrêmement compacte, semblable à une pierre dure ou à de l'ivoire, et cependant criblé de petits trous qu'on n'aperçoit qu'en regardant de près et avec beaucoup d'attention. La portion moyenne qui correspond au diploé a subi, dans le frontal, une transformation analogue. Quoique la même densité se remarque dans le pariétal, on voit, de distance en distance, des enfoncements qui semblent provenir de la destruction du tissu osseux, enfoncements dont les parois sont tapissées par un tissu dur et aréolaire. Enfin, la même coupe fait voir que la suture fronto-pariétale ne s'étend qu'à la moitié externe de l'épaisseur des os; au delà, le frontal et le pariétal sont confondus. Le poids est de cinq cent vingt-deux grammes, tandis que celui d'une voûte du crâne tout entière, appartenant à un sujet adulte et sain, n'est que de deux cent vingt à deux cent soixante. L'épaisseur moyenne est de trois centimètres.

N° 380. — Calotte du crâne du nommé Dum, homme de quarante-deux ans, sourd et épileptique; pièce donnée par M. Pigné, membre de la Société anatomique.

Cette voûte du crâne paraît bien symétrique; ses dimensions, prises à l'intérieur, sont les suivantes : 1° diamètre antéro-postérieur, mesuré des côtés de la crête occipitale à la base de la crête frontale : dix-neuf centimètres. 2º Diamètre transversal, au niveau de la suture fronto-pariétale : onze centimètres ; même diamètre, au niveau de la partie moyenne des pariétaux : treize centimètres huit millimètres. A peine reste-t-il quelques vestiges des sutures à la face externe ; on n'en trouve aucune trace à l'intérieur. Quoique les os présentent une épaisseur ordinaire, leur tissu est tellement compacte et serré, il y a une absence si complète de diploé que le poids de la pièce est considérable (elle pèse six cent quinze grammes). Les sillons de l'artère méningée moyenne ne sont pas plus marqués que d'habitude ; mais les orifices vasculaires sont très-multipliés sur la face externe du crâne.

Nº 381. — Tête d'un enfant mâle âgé de cinq ans, mort de la teigne, maladie qui a laissé une forte impression sur les os du crâne. Cette pièce a été donnée au musée, en l'an VII, par Beauchêne.

A l'extérieur, l'altération occupe une partie des deux pariétaux et du frontal : son étendue, sa forme et ses limites sont très-remarquables. Elle s'arrête sur chacun des pariétaux à la ligne courbe temporale ; en arrière, elle est bornée par la suture lambdoïde ; en avant, elle franchit la suture fronto-pariétale, et se prolonge sur le frontal un peu plus loin du côté gauche que du côté droit ; dans sa partie moyenne, elle correspond à la suture sagittale, dont elle recouvre seulement les deux tiers antérieurs : cette partie moyenne, rétrécie d'avant en arrière, située entre les deux portions latérales, qui ont une étendue antéro-postérieure plus que double de la sienne, représente un isthme qui unirait deux îles oblongues ; le tout reproduit assez exactement la figure du corps thyroïde. La circonscription de la lésion est telle, comme on a pu le voir, qu'elle correspond à l'aponévrose épicrânienne ; elle s'arrête en avant et en arrière au point où commencent les fibres charnues du muscle occipito-frontal, et, sur les côtés, elle ne franchit pas les insertions de l'aponévrose et du muscle temporal.

L'aspect de cette lésion est tellement frappant qu'il est impossible de l'oublier quand on l'a vu ; mais il nous paraît difficile d'en donner une bonne idée par une description : aussi avons-nous cru convenable de la faire dessiner. La table externe n'existe plus : à sa place, on aperçoit une multitude de lamelles, implantées perpendiculairement sur l'os, à peine épaisses d'un quart de millimètre, flexueuses, diversement contournées, de manière à circonscrire, soit des enfoncements alvéolaires de largeur inégale, soit des sillons tortueux, étroits, extrêmement nombreux. La hauteur de ces lamelles, qui est d'environ deux millimètres, mesure la profondeur des sillons et des alvéoles, qui reposent sur un lit de substance compacte criblée d'une multitude de petites ouvertures. Sur ce fond, se détachent d'autres sillons, plus rares et plus larges, ramifiés, moins tortueux, également tapissés de substance compacte, et qui étaient sans doute parcourus par des vaisseaux. En se rapprochant de la ligne médiane, le nombre des alvéoles et des sillons diminue ; les lamelles augmentent d'épaisseur et se transforment même en petites plaques osseuses, blanches, lisses, et comme éburnées. Les portions du frontal et des pariétaux qui ne sont pas altérées présentent des trous vasculaires très-développés, dont l'embouchure est tournée du côté de la maladie, et des sillons qui de ces trous se rendent vers le centre de la lésion.

A l'intérieur, les ramifications de l'artère méningée moyenne sont très-développées. On remarque dans les deux fosses pariétales, le long du sinus longitudinal supérieur, et dans quelques autres points, une altération qui rappelle celle de l'extérieur, sans lui ressembler entièrement. Au lieu de lamelles flexueuses qui s'élèvent de la surface de l'os, ce sont des petites portions osseuses libres, des espèces de papilles parfaitement isolées, et séparées les unes des autres par des intervalles assez larges. Ces papilles osseuses ne dépassent pas le niveau de la table interne, et portent à leur extrémité libre une petite surface polie qui indique leur origine : il semble en effet qu'elles soient, ainsi que les intervalles qui les séparent, le résultat d'une absorption partielle de la substance osseuse. Qu'on se figure une tablette de cire parfaitement lisse, sur laquelle on promène une épingle, de manière à creuser des sillons plus ou moins larges et circulaires ; les parties qui auront été respectées représenteront des petits ilots, des papilles irrégulières : ce qu'une épingle produirait facilement sur une tablette de cire, l'absorption a pu le faire sur les tables des os du crâne.

Ces parties malades présentent un épaississement notable, qui paraît dû au développement du diploé. Le frontal a huit millimètres au niveau des bosses frontales ; les pariétaux en ont autant au niveau de la coupe ; mais l'épaisseur est beaucoup plus considérable dans les points affectés : elle va là jusqu'à douze et quatorze millimètres dans les parties antérieure et moyenne ; elle diminue graduellement vers la partie postérieure, et l'on remarque même, du côté droit, près de la suture lambdoïde, une petite perforation triangulaire, à bords minces et tranchants. Les portions des sutures fronto-pariétale et sagittale qui sont comprises dans la maladie ont entièrement disparu; celles qui n'y sont point comprises persistent. Le poids de la voûte du crâne, sciée et séparée du reste de la tête, est de deux cent trente-sept grammes. (Voy. pl. 17, fig. 1, 2, 3.)

N° 382. — Portion de la mâchoire supérieure gauche, donnée par M. Denonvilliers.

Cette pièce a été recueillie dans les pavillons d'anatomie de la Faculté; elle provient d'une femme morte à l'hôpital de la Maternité, à l'âge de trente ans. L'arcade alvéolaire, très-développée, fait une saillie arrondie et oblongue, qui se prolonge en bas, en dehors et en arrière. Son épaisseur est de deux à trois centimètres; sa hauteur, mesurée depuis son bord inférieur jusqu'au bas-fond du sinus maxillaire, de trois centimètres cinq millimètres; son étendue, d'avant en arrière jusqu'à la dent canine, de cinq centimètres cinq millimètres. La portion de l'os qui supporte les deux incisives ne participe pas à la maladie; mais celle-ci s'étend un peu du côté de la voûte palatine. Le sinus maxillaire sain est seulement rétréci par le refoulement en haut de sa paroi inférieure. La surface extérieure de la masse morbide offre quelques sillons vasculaires et un grand nombre d'ouvertures très-rapprochées, qui lui donnent l'aspect d'un tissu spongieux à mailles très-fines.

Les grosses molaires sont tombées et leurs alvéoles comblées, à l'exception d'une seule; la partie antérieure de la tumeur supporte la dent canine et les deux petites molaires, dont la couronne est rongée par une carie profonde. Au-dessus de ces dents, on remarque deux ouvertures exactement arrondies, à bords lisses et bien tranchés, et qui aboutissent, après un trajet de quelques millimètres, à la racine de chacune des molaires. Il est probable que la carie des dents a été la cause de ces trajets fistuleux et le point de départ de toutes les lésions. Une section antéro-postérieure ayant été faite sur la tumeur permet de constater que celle-ci est solide et composée d'un tissu lamelleux, serré dans les deux tiers supérieurs, plus lâche dans le tiers inférieur.

N° 383. — Exostose de l'os maxillaire supérieur gauche, décrite par M. le professeur Breschet, dans les Bulletins de la Faculté de médecine, t. IV, p. 332.

« Cette altération pathologique a été observée sur un « des cadavres destinés aux travaux anatomiques dans les « pavillons de la Faculté ; c'était celui d'une femme âgée « de soixante-cinq à soixante-dix ans environ. L'habitude « du corps n'offrait pas cette maigreur qui fait reconnaître « que les sujets ont succombé aux accidents de la con- « somption ou de la fièvre hectique. L'exostose est déve- « loppée sur l'os maxillaire supérieur gauche ; elle adhère « supérieurement à l'os maxillaire en totalité, et n'occupe « que lui seul. La base est exactement limitée, en dedans « et sur la voûte palatine, par la suture qui sépare les « deux apophyses palatines du maxillaire supérieur ; en « arrière, par l'apophyse ptérygoïde, qui n'est point dé- « viée ; en haut et en dehors, par l'os de la pommette, qui « a également conservé sa position. Partie de ces divers « points, la tumeur s'est dirigée vers la cavité de la bouche, « dans l'intérieur de laquelle elle a pris un développement « considérable. Elle s'étend, en arrière, jusque sur la face « préspinale du rachis. Sa hauteur, prise en arrière, est de « trois pouces deux lignes (huit centimètres cinq milli-

« mètres); elle a onze pouces (trois décimètres) de circon-
« férence. Sa forme est bilobée, et, dans la rainure profonde
« qui sépare ses deux lobes, on remarque une grosse dent
« molaire. Toutes les autres dents de ce côté ont disparu : il
« n'existe plus trace de leurs alvéoles. Les cavités orbitaire
« et nasale gauches ne sont pas sensiblement diminuées : il
« n'en est pas de même de la cavité buccale, qui est presque
« entièrement occupée par le lobe postérieur de la tumeur.

« La mâchoire inférieure a subi plusieurs déviations et
« altérations remarquables : cette mâchoire a d'abord agi
« sur la tumeur osseuse, et y a produit la rainure qui la
« divise en deux lobes ; mais la tumeur a agi à son tour
« sur la mâchoire : 1° elle a produit une double luxation ;
« le condyle du côté gauche vient correspondre à la partie
« antérieure de la branche transversale de l'apophyse zy-
« gomatique ; la cavité glénoïde était occupée par des par-
« ties molles. 2° Les dents qui garnissaient la branche
« gauche de la mâchoire ont disparu : une partie de l'apo-
« physe coronoïde, l'arcade alvéolaire en entier, ont été
« usées, de sorte qu'il ne reste plus de ce côté que la base
« de l'os.

« La surface extérieure de la tumeur est lisse, et pré-
« sente plusieurs sillons vasculaires assez considérables ;
« dans plusieurs points, elle est criblée de trous. La vas-
« cularité des autres os de la face paraît peu augmentée. »

Le lobe antérieur de cette exostose a été divisé verticalement par un trait de scie, qui permet de voir que la
tumeur est solide : elle paraît formée par une multitude
de lamelles s'enveloppant mutuellement, et décrivant des
espèces de circonvolutions ou volutes plus ou moins
étendues ; cette surface interne est criblée de trous. (Voy.
pl. 18, fig. 1, 2, 3, 4 et 5.)

N° 384. — Squelette de la tête, donné par M. le professeur Cruveilhier; pièce sur laquelle on voit une exostose étendue à la fois à la voûte du crâne et aux deux mâchoires.

Une grande partie de la surface externe du pariétal droit est occupée par une tumeur osseuse, de la même forme que lui, appuyée en avant sur la suture fronto-pariétale, et séparée des sutures écailleuse, sagittale et lambdoïde par un intervalle de deux ou trois centimètres. Cette tumeur, large, aplatie, nettement circonscrite, et parfaitement distincte des portions du pariétal qui l'environnent, fait une saillie de quatre à cinq millimètres au-dessus du niveau de l'os, et paraît due à un dépôt de matière osseuse de nouvelle formation, blanchâtre, et criblée de trous arrondis de diverses grandeurs. Deux autres tumeurs, qui présentent les mêmes caractères, se voient de chaque côté sur la face antérieure du coronal : plus limitées, et cependant plus saillantes que la première, celles-ci tiennent la place des bosses frontales, ainsi que des arcades sourcilières et sus-orbitaires, et se prolongent sur la voûte de l'orbite, principalement sur celle du côté droit.

Un trait de scie dirigé horizontalement sépare la voûte du crâne de sa base, en divisant les trois tumeurs indiquées. On voit, en examinant cette coupe, que : 1° l'épaisseur du crâne, au niveau de la tumeur pariétale, est de dix millimètres, tandis qu'elle est à peine de cinq sur le même point du côté opposé, qui est sain; 2° au niveau des tumeurs frontales, elle est de quinze millimètres; 3° le tissu osseux qui compose ces tumeurs est très-blanc, compacte, et continu avec le tissu normal de l'os, sans ligne de démarcation manifeste; 4° toute la face interne du frontal et du pariétal droit est blanche, inégale, bosselée et couverte de sillons et de trous vasculaires, comme s'il y avait eu aussi en dedans un dépôt de matière osseuse nouvelle; 5° ce phénomène est surtout apparent au niveau des voûtes orbitaires, qui font dans la cavité crânienne un relief très-marqué, de telle sorte que l'épaisseur de la voûte orbitaire est de dix à douze millimètres à gauche, et de seize ou dix-huit à droite.

Les fosses nasales sont complétement obstruées par une masse osseuse qui offre le même aspect que celles dont nous venons de parler, et présente des bosselures multipliées, disposées à droite et à gauche d'une manière symétrique, et faisant saillie : en haut, dans chaque orbite; en avant, à la place du nez et au-dessus du rebord alvéolaire; en arrière, dans la fosse zygomatique. De ces bosselures, les plus considérables sont celles qui se voient en avant; celles qui proéminent dans l'orbite sont grosses comme l'extrémité du pouce : de leur présence, et de l'hypertrophie de la voûte orbitaire, résulte que le diamètre vertical de cette cavité est réduit à un centimètre environ. Il est probable que le sujet était affecté d'une exophthalmie. L'occlusion des fosses nasales est complète; le conduit lacrymal et les sinus maxillaires et sphénoïdaux paraissent aussi complétement effacés. Le vomer est massif, et présente une épaisseur de quatre à cinq millimètres. Une section verticale, pratiquée tout près de la ligne médiane, montre que la tumeur en question est formée par une substance osseuse blanche, moins compacte que celle qu'on voit au crâne, et continue sans ligne de démarcation apparente avec la voûte palatine hypertrophiée et criblée d'ouvertures vasculaires.

La mâchoire inférieure n'est pas non plus exempte d'altération : loin de là , elle est envahie par une hypertrophie qui s'étend à la totalité de l'os , mais qui porte spécialement sur son corps et qui offre à droite et à gauche une similitude presque parfaite. De chaque côté , en effet , on aperçoit une énorme bosselure , limitée en dedans par un sillon profond qui correspond à la ligne médiane , point où l'os est à peine épaissi; aboutissant en dehors à l'angle maxillaire; bornée en haut par l'arcade alvéolaire, qui n'offre rien d'anormal; prolongée en bas sous la forme d'une demi-lune qui descend beaucoup au-dessous du menton; formant enfin une saillie arrondie, très-apparente en avant, et si prononcée en arrière que la courbe de la mâchoire est remplacée par un angle fort aigu. L'étendue verticale de chacune de ces bosselures dépasse cinq centimètres; son épaisseur n'est pas moindre que trois centimètres et demi; celle des branches de la mâchoire est de douze à quinze millimètres. La coupe qui a permis de prendre ces mesures laisse apercevoir le tissu de la tumeur, qui est semblable à celui des autres protubérances osseuses, et ne peut pas non plus être distingué de l'os qui lui sert de base.

Le poids de la voûte du crâne est de trois cent trente-six grammes; celui de la base du crâne, avec la mâchoire supérieure, de quatre cent trente-trois; celui de la mâchoire inférieure seule, de cent quatre-vingt-dix-sept; enfin toute la tête pèse neuf cent soixante-six grammes.

N° 385. — Moule en plâtre, représentant le squelette d'une tête dont les dimensions sont très-considérables et qui probablement était affectée d'une hypertrophie générale.

SECTION II.

EXOSTOSES DU MEMBRE SUPÉRIEUR.

Six pièces composent cette section. Les quatre premières ont rapport à des exostoses de l'humérus; les deux autres, à des exostoses du cubitus.

N° 386. — Humérus droit, provenant de la collection du professeur Lassus.

Cet os est augmenté de volume dans presque toute son étendue, et principalement dans ses trois quarts inférieurs. La tête est dans l'état normal; mais les deux tubérosités, sans avoir rien perdu de leur forme, sont légèrement gonflées. La coulisse bicipitale, dans le point où elle passe entre ces deux éminences, se trouve plus profonde qu'à l'ordinaire. Plus bas, elle a entièrement disparu, et paraît comblée par des mamelons osseux saillants et irréguliers. L'humérus est aplati transversalement, et très-développé dans le sens antéro-postérieur, au niveau de l'empreinte deltoïdienne élargie et couverte d'aspérités. La gouttière destinée au nerf radial et à l'artère humérale profonde est large et lisse. Dans le reste de son étendue, l'os s'éloigne peu de sa forme normale, mais il a doublé de volume. La surface articulaire inférieure ne présente point d'altération; seulement son obliquité de haut en bas et de dehors en dedans est augmentée, comme si la portion de l'humérus qui la supporte avait cédé aux tractions musculaires et s'était incurvée. Outre les particularités précédemment indiquées, la surface de l'os présente une quantité considérable de petits trous vasculaires, et quelques gouttières transversales que nous considérons comme les empreintes des artères profondes. Le trou nourricier est dilaté, arrondi, infundibuliforme.

La longueur de cet humérus, du sommet de la grosse tubérosité à l'épicondyle, est de trente et un centimètres; sa circonférence, de onze à douze centimètres; son poids, de deux cent trente grammes.

N° 387. — Humérus droit, provenant de la collection du professeur Lassus.

Cet os est le siége d'un gonflement considérable, qui n'a d'autre limite que le pourtour des surfaces articulaires supérieure et inférieure, lesquelles paraissent saines. Malgré cette altération, on retrouve encore la forme générale de l'humérus et ses principales saillies et gouttières; mais sa surface entière est rugueuse, irrégulière, parsemée de sillons et criblée de trous beaucoup plus marqués que ceux de la pièce précédente.

Une section verticale, dirigée en travers, permet de constater que : 1° le canal médullaire a conservé ses dimensions normales, et se prolonge très-loin du côté de l'extrémité supérieure; 2° ses parois ont augmenté de volume, et ont de douze à quinze millimètres d'épaisseur; 3° le tissu qui les forme est assez dense, quoique interrompu par une grande quantité de petites aréoles très-apparentes; 4° la substance celluleuse des extrémités est remplacée par un tissu analogue à celui des parois du canal médullaire.

La longueur de l'os est de trente centimètres; sa circonférence, de quatorze centimètres vers le milieu, et de douze au voisinage des surfaces articulaires; son poids, de trois cent cinq grammes.

N° 388. — Humérus gauche, tiré du cabinet du professeur Lassus.

La grosse tubérosité en haut, l'épicondyle et la petite tête en bas manquent et sont probablement tombées de vétusté; car cet os, d'une couleur brunâtre et terreuse, nous paraît avoir été recueilli dans un cimetière, où il est sans doute demeuré longtemps enfoui. Sa diaphyse présente un gonflement qui commence immédiatement au-dessous de l'extrémité scapulaire, et se termine brusquement à six centimètres de l'extrémité cubitale. Dans sa moitié inférieure, la tumeur est cylindrique, assez régulière, lisse, et percée de trous vasculaires; tandis que, dans sa moitié supérieure, elle est aplatie transversalement, fort étendue dans le sens antéro-postérieur, très-inégale, et percée de trous arrondis, larges, qui la traversent d'un côté à l'autre, ou pénètrent dans le canal médullaire, dont la cavité paraît large et vide. Il semblerait, d'après cette description, que la lésion qui nous occupe fût la conséquence d'une fracture comminutive. Quoi qu'il en soit, la longueur de cet humérus est de vingt-neuf à trente centimètres; sa circonférence, dans les parties malades, de douze à treize. Il est remarquable par sa légèreté, son poids n'étant que de cent soixante-huit grammes.

N° 389. — Moitié supérieure de l'humérus droit, tirée de la collection du professeur Lassus.

A sa partie supérieure, et dans l'étendue de douze centimètres environ, l'os paraît sain; mais, à partir de ce point, il se renfle insensiblement, de manière que sa circonférence est de onze centimètres dans l'endroit où il a été scié. Sur cette coupe horizontale, on voit que le canal médullaire a conservé sa forme et ses dimensions, et qu'il est, comme à l'ordinaire, tapissé par du tissu réticulaire; la zone osseuse qui l'entoure, formée antérieurement par un tissu dur et homogène, présente en arrière une couche de substance aréolaire, enfermée entre deux lames compactes et concentriques. La longueur de ce fragment est de vingt et un centimètres, et son poids de cent vingt-six grammes.

N° 390. — Cubitus gauche, venant de la collection du professeur Lassus.

Cet os présente une forte courbure, dont la convexité regarde en dehors. Vers son milieu, au niveau du point où la courbure est le plus marquée, existe un léger renflement fusiforme, qui se perd insensiblement en haut et en bas. La circonférence de 'os est là de six centimètres; les bords du cubitus sont plus saillants, et sa face postérieure est sensiblement élargie.

N° 391. — Cubitus gauche, tiré du cabinet du professeur Lassus.

Cet os diffère du précédent par l'absence de courbure, et par le volume plus considérable du renflement fusiforme qui occupe toute la partie moyenne de sa diaphyse : confondu insensiblement en haut et en bas avec le reste de l'os, ce renflement a plus de sept centimètres de circonférence, et sa surface présente des gouttières transversales et des trous vasculaires très-apparents, surtout à la face antérieure. Le poids de cet os nous paraît augmenté : il est de soixante-dix-huit grammes, tandis que le précédent, qui est aussi long, n'en pèse que cinquante-deux.

SECTION III.

EXOSTOSES DU MEMBRE INFÉRIEUR.

Cette section sera divisée en trois ordres.

Ordre Ier. — Exostoses du fémur.
Ordre IIe. — Exostoses des os de la jambe.
Ordre IIIe. — Exostoses des os du pied.

Ordre Ier. — *Exostoses du fémur.*

Les pièces comprises sous ce titre sont au nombre de quinze. Les sept premières, décrites du n° 392 au n° 398, sont des exostoses limitées. Les sept suivantes, qui s'étendent du n° 399 au n° 405, sont des hyperostoses. Enfin la dernière (n° 406), est une tumeur très-étendue, formée par la déposition d'une couche épaisse de matière osseuse entre l'os et le périoste.

N° 392. — Fémur gauche d'un adulte, bien conformé. Sur sa face externe, et vers la réunion de ses deux cinquièmes supérieurs avec ses trois cinquièmes inférieurs, se trouve une éminence osseuse, surajoutée au reste de l'os, allongée, dont le grand diamètre est dirigé parallèlement à celui du fémur et long de huit centimètres, tandis que le diamètre transversal surpasse à peine deux centimètres dans sa plus grande largeur. Par sa partie interne concave, elle est plaquée sur le fémur, avec lequel elle se confond ; mais sa surface d'implantation étant un peu rétrécie, il en résulte que la substance osseuse déborde de toutes parts, et surtout en avant, à la manière d'un champignon. Sa partie externe présente une surface convexe, analogue à celle des cornets inférieurs des fosses nasales, offrant une texture aréolaire, et en outre creusée de plusieurs trous assez grands, arrondis, et à orifices infundibuliformes, tapissés de tissu compacte. L'épaisseur de cette éminence est beaucoup plus considérable en avant, où elle a près d'un centimètre, qu'en arrière, où elle n'a que deux ou même qu'un seul millimètre ; aussi, dans la moitié postérieure de sa circonférence, près de la ligne âpre, semble-t-elle se confondre avec le fémur, dont elle est seulement séparée par une gouttière ondulée, très-étroite, que surmonte un bord tranchant, et au fond de laquelle on aperçoit quelques ouvertures vasculaires ; tandis que, dans sa moitié antérieure, elle se termine par un bord convexe, inégal, élevé au-dessus de la surface du fémur, auquel il est joint par des sortes de colonnes stalactiformes, entre lesquelles se trouvent des ouvertures arrondies ou oblongues, revêtues d'une lame de tissu compacte. A ces ouvertures succèdent des canaux qui s'enfoncent entre le fémur et la production osseuse nouvelle, et communiquent avec d'autres canaux dont nous avons vu les orifices au côté externe. En haut, cette éminence osseuse se perd insensiblement sur le fémur ; en bas, elle se termine par une pointe aplatie, écailleuse, longue d'environ un centimètre, et entièrement libre.

Sur la surface du corps de l'os, et principalement dans le voisinage de la maladie, se remarquent des sillons parallèles entre eux et à l'axe du fémur. Après un trajet variable, quelquefois très-long, ces sillons se terminent à des trous qui pénètrent obliquement de haut en bas dans la substance de l'os. Le nombre de ces sillons et de ces trous indique l'augmentation de vascularité de l'os ; néanmoins, le trou nourricier de l'os est peu volumineux. Son poids est de trois cent soixante-dix-neuf grammes ; sa longueur, prise entre le sommet de la tête et la partie inférieure du condyle interne, de quarante-cinq centimètres.

N° 393. — Fémur gauche, qui paraît provenir d'un adulte.

Toute la face externe de son tiers moyen est occupée par une production osseuse nouvelle, semblable à la précédente quant à sa forme, mais plus volumineuse. Son grand diamètre, dirigé verticalement, a dix centimètres, et son diamètre transversal en a quatre, dans sa partie la plus large ; elle fait une saillie de quinze à dix-huit millimètres. Sa face externe est blanche, lisse, compacte et dure. Elle s'élève insensiblement de la surface du fémur avec laquelle elle se confond, en arrière, en haut et en bas ; mais, en avant, elle se termine par un bord proéminent au-dessus du niveau de l'os et taillé à pic. Plusieurs grands trous, obliques de bas en haut, et ressemblant très-bien au trou nourricier du fémur, se remarquent à la face externe de cette tumeur osseuse et surtout le long de son bord antérieur. Le fémur présente des sillons verticaux et des trous vasculaires assez marqués, au-dessus de la tumeur. Du reste, la texture de celle-ci et ses connexions intimes avec la diaphyse de l'os ne peuvent être indiquées, puisque les parties sont intactes.

Le fémur présente une courbure très-prononcée, à convexité antérieure, dans sa portion moyenne. Son poids est très-considérable : il pèse cinq cent soixante-cinq grammes. Sa longueur est de quarante-cinq centimètres.

N° 394. — Fémur gauche, d'un gris sale, qui paraît avoir séjourné dans la terre, et provient sans doute d'un cimetière.

Sur sa face et son bord externe, à l'union de ses deux tiers supérieurs avec son tiers inférieur, est une production osseuse nouvelle, dirigée de haut en bas, et un peu obliquement d'arrière en avant. Sa longueur est d'un peu plus de huit centimètres ; sa largeur, de trois centimètres vers son milieu ; son épaisseur, dans le même point, de treize millimètres. Sa largeur et son épaisseur décroissent de la partie moyenne vers les extrémités. Elle ressemble assez exactement à une moule. Entièrement libre par sa surface externe, qui est convexe, lisse, grise comme le reste de l'os, et dépourvue de trous et de sillons vasculaires, elle adhère au fémur par la moitié supérieure de sa face interne, et est restée isolée dans la moitié inférieure, de sorte qu'elle se termine par une longue pointe triangulaire, entièrement libre, et prolongée en avant et en bas sous forme de stalactite. La circonférence de la portion adhérente se confond en haut et en arrière avec le fémur, près de la ligne âpre ; en avant, elle est débordée par une sorte de bourrelet saillant au-dessus du niveau de l'os, de sorte qu'on aperçoit là une gouttière profonde, dans laquelle rampent plusieurs sillons vasculaires.

Le fémur a été divisé en travers par un trait de scie horizontal qui passe par le milieu de la production osseuse nouvelle. Quand on examine l'intérieur de celle-ci, on est frappé de la ressemblance parfaite de sa texture avec celle des os courts ; elle est en effet formée d'un tissu aréolaire, enveloppé par une lame de tissu compacte, et ne s'est point identifiée avec le fémur, dont on suit parfaitement le contour au-dessous d'elle, et dont on reconnaît le tissu serré, qui n'a subi aucune altération appréciable. Le canal médullaire est très-développé, comme cela a lieu dans les os des vieillards ; il a vingt millimètres d'avant en arrière, et vingt-cinq transversalement. Le tiers inférieur du fémur est couvert de sillons vasculaires longitudinaux, et de trous très-multipliés et très-marqués sur la face antérieure. Le canal nourricier est volumineux. La longueur de l'os est de quarante-sept centimètres, et son poids de trois cent soixante-quatorze grammes.

Nº 395. — Moitié inférieure du fémur gauche.

A la partie supérieure de ce fragment, c'est-à-dire au milieu même du fémur, se trouve une production osseuse nouvelle, aplatie, large, insérée en arrière sur la face externe de l'os, et se repliant en avant, de façon à présenter là un bord qui dépasse le point d'insertion et s'épanouit à la manière d'un champignon. Sa face externe semble être divisée en deux feuillets, dont le superficiel, extrêmement mince, ne tient à l'autre que par sa partie postérieure : elle est d'ailleurs lisse et compacte. Cet ostéophyte est constitué par des feuillets de substance compacte, superposés et réunis les uns aux autres par de la substance aréolaire ; il ne se confond pas avec le fémur, dont le tissu est blanc, dur, serré, homogène, et comme éburné. Toutefois, la distinction entre l'os et la production qui le couvre commence à cesser vers la partie la plus postérieure. Le canal médullaire n'a subi aucune altération de forme : il a treize millimètres transversalement.

et quinze d'avant en arrière. Une coupe horizontale permet de juger de tous ces détails. La face antérieure du fémur est couverte de trous et de sillons verticaux ; on en voit un grand nombre qui aboutissent à la base de l'ostéophyte.

N° 396. — Fragment du fémur gauche, qui comprend environ les trois quarts inférieurs de cet os.

A la partie supérieure de cette pièce, sur le côté externe et postérieur du fémur, naît une production osseuse, différente des précédentes en ce que, au lieu d'envoyer, par sa partie antérieure, un prolongement qui recouvre l'os sans lui adhérer et en formant une espèce de toit, elle est assise sur l'os par une base large, et se continue insensiblement avec lui par des plans inclinés qui s'élèvent obliquement au-dessus de sa surface. Le plan antérieur est parcouru par plusieurs gouttières dirigées obliquement de haut en bas et d'avant en arrière, et percé d'un assez grand nombre de trous, arrondis pour la plupart, et qui sont les orifices de canaux qui s'enfoncent dans le tissu osseux. Le plan postérieur est lisse, et présente inférieurement une fossette, au fond de laquelle est un grand trou arrondi.

Une coupe horizontale, pratiquée à la fois sur le fémur et sur la production osseuse qui s'en détache, permet de constater l'épaisseur de celle-ci, qui est d'un centimètre dans sa partie la plus élevée. Une autre coupe verticale montre que l'intérieur de l'ostéophyte est composé de substance spongieuse, interrompue par un sillon flexueux de substance compacte, dirigé de haut en bas. Cette texture empêche de confondre la production nouvelle avec l'os qui la supporte. excepté toutefois à la partie inférieure, où la substance compacte du fémur semble se dédoubler pour envoyer un prolongement dans la couche superficielle de la tumeur. La lame compacte sur laquelle s'élève l'ostéophyte diminue peu à peu d'épaisseur, et, vers la partie supérieure, elle manque tout à fait, et il existe une ouverture elliptique à bords arrondis, à travers laquelle le tissu réticulaire de la tumeur communique avec celui du canal médullaire. Sur la pièce, telle que nous la possédons, il n'existe que la moitié inférieure de cette ouverture. Le canal médullaire va en s'agrandissant de bas en haut : en bas, il a quinze millimètres de diamètre; au niveau de l'ouverture indiquée, il en a vingt. L'os est couvert de sillons verticaux très-prononcés. Le trou nourricier de l'os est très-développé, et placé très-bas (au-dessous de la partie moyenne du fémur).

N° 397. — Fragment du fémur gauche, comprenant environ les deux tiers inférieurs de cet os.

A la partie supérieure, c'est-à-dire vers la réunion des trois cinquièmes inférieurs du fémur avec ses deux cinquièmes supérieurs, de son bord interne naît une production osseuse aplatie, qui se recourbe d'arrière en avant. Son bord postérieur se continue avec la substance du fémur, sans ligne de démarcation sensible; l'antérieur est libre, ondulé, éloigné de l'os de près d'un centimètre, et séparé de lui par une gouttière profonde. La face libre est formée d'un tissu lisse et compacte, traversée de haut en bas par une gouttière large et peu profonde, sur laquelle s'appuyait peut-être l'artère fémorale, et qui aboutit en haut à un trou arrondi qui perce la production osseuse de part en part; sur cette même face, on remarque deux sillons moins larges, obliques de haut en bas et de dedans en dehors, qui semblent se détacher de la gouttière principale, et logeaient sans doute des rameaux artériels destinés aux muscles.

Quand on examine la coupe et la structure intérieure de cet ostéophyte, on voit, d'une part, qu'il ne fait pas corps avec l'os, dont il est séparé par une ligne ponctuée, au-dessous de laquelle l'œil peut suivre la substance compacte du fémur; d'une autre part, il est formé de substance serrée, mais percée de trous et d'aréoles multipliées et larges, qu'enveloppe une lame de tissu compacte. Le canal médullaire a treize millimètres de diamètre en tous sens, et n'a subi aucune déviation. La substance compacte de l'os est très-blanche et très-dure; les sillons vasculaires superficiels sont peu apparents. On voit un canal osseux qui pénètre de bas en haut dans l'épaisseur de la production osseuse nouvelle.

N° 398. — Portion du fémur gauche, comprenant ses deux tiers inférieurs.

Vers la partie supérieure et interne de cette pièce, existe un gonflement circonscrit qu'il est impossible de discerner du reste de l'os, dont le tissu compacte se confond avec celui de la diaphyse du fémur, et qui paraît faire saillie à l'intérieur comme à l'extérieur, de sorte que le canal médullaire est rétréci et presque entièrement rempli par de la substance aréolaire; au-dessous, il redevient libre, et reprend son aspect et ses dimensions ordinaires. A la surface du fémur, dans les points environnant la tumeur, de même que sur celle-ci, on voit des sillons et des trous vasculaires. La substance compacte de la diaphyse a de sept à dix millimètres d'épaisseur, et son tissu est blanc et éburné.

N⁰ 399. — Fémur droit d'un adulte.

Presque toute la moitié supérieure de cet os est le siége d'un gonflement plus marqué du côté externe que de l'interne, et présente un poids plus considérable que la partie inférieure, qui est à l'état normal. La tête et le col du fémur n'ont subi aucune altération, seulement l'angle d'incidence du col du fémur sur le corps se rapproche de l'angle droit. Le grand trochanter a participé à la maladie : il est très-volumineux ; les aspérités qui séparent ses facettes sont très-marquées, ainsi que les deux lignes obliques qui descendent vers le petit trochanter. Du fond de la cavité digitale du grand trochanter s'élève une masse de petites stalactites, de trois à quatre millimètres de hauteur, serrées les unes contre les autres. Le petit trochanter, très-developpé, semble se recourber en avant. La ligne âpre est extrêmement prononcée, surtout dans sa partie la plus élevée. Dans toute sa portion gonflée, l'os est inégal et rugueux, disposition qui tient à ce que sa surface est sillonnée de gouttières vasculaires, surtout apparentes à la partie antérieure, et creusée d'une quantité innombrable de trous, qui pénètrent directement de dehors en dedans, et dont les uns, semés irrégulièrement sur l'os, sont arrondis et excessivement petits, tandis que les autres, situés aux environs des trochanters, sont oblongs et très-larges. On en remarque aussi, sur la ligne âpre, un très-volumineux, distinct de l'orifice du conduit nourricier, qui est plus petit, placé plus bas sur la portion saine du fémur, et dirigé beaucoup plus obliquement. A sa partie inférieure, le gonflement naît insensiblement de la surface de l'os.

Une coupe verticale, pratiquée à la partie supérieure du fémur, permet de constater que le grand trochanter est

formé presque en totalité de tissu compacte. Le canal médullaire est très-étroit, son diamètre n'est guère que de
huit millimètres; mais les parois du cylindre osseux qui
l'enveloppe sont d'une épaisseur considérable, surtout
en dehors, où nous mesurons quinze millimètres. Le tissu
qui les forme est très-compacte et serré, de même que
celui du reste de l'os, ainsi que le prouve une section
faite vers le tiers inférieur. Au-dessous du point malade,
au milieu même de la diaphyse, le fémur a neuf centimètres de circonférence; vers le centre du gonflement, il
en a douze; entre les deux trochanters, il en a quinze. La
longueur de l'os est de quarante-cinq centimètres; son
poids était de quatre cent quatre-vingt-douze grammes
avant qu'aucune coupe y eût été pratiquée.

Nº 400. — Fragment du fémur droit d'un adulte, comprenant environ ses deux tiers supérieurs.

La courbure antéro-postérieure de ce fémur est bien
marquée; la moitié du col et du grand trochanter et une
partie de la tête manquent, et sont probablement tombées
de vétusté; du reste, toute l'extrémité supérieure est
exempte d'altérations. Mais immédiatement au-dessous du
petit trochanter, la diaphyse commence à s'aplatir d'avant
en arrière et à prendre un accroissement considérable,
suivant tous ses diamètres, et principalement suivant le
diamètre transversal. La ligne âpre, très-large, très-rugueuse, est côtoyée en dedans par un sillon profond et
très-inégal; sa partie inférieure, peu saillante, offre une
foule d'aspérités séparées par des sillons étroits et dirigés
verticalement, et beaucoup de trous vasculaires, dont
quelques-uns ont deux ou trois millimètres de diamètre.
Le bord interne est arrondi, aplati d'avant en arrière,

très-proéminent, et limité en avant par une large dépression au fond de laquelle on aperçoit les orifices multipliés
de conduits vasculaires, généralement dirigés de bas en
haut. Le bord externe, moins saillant, est parsemé de
trous d'un diamètre assez considérable, auxquels aboutissent des sillons transversaux, larges, et qui semblent
résulter de l'impression produite à la surface du fémur
par des vaisseaux sanguins volumineux.

Le canal médullaire est très-large à la partie inférieure,
où son diamètre transversal atteint presque trois centimètres; mais il se rétrécit rapidement en montant, de
telle sorte que vers le milieu de l'os on ne lui trouve plus
que quinze millimètres sur douze. La zone osseuse qui
entoure le canal médullaire est formée par une couche de
tissu compacte, dont l'épaisseur varie de huit à quinze
millimètres. La circonférence de l'os, prise au-dessous du
petit trochanter, est de dix centimètres ; vers la partie
moyenne, elle est de quinze. Le poids du fragment entier
est de quatre cent trente grammes.

Nº 401. — Fémur gauche d'un adulte, remarquable par
les altérations de volume, de forme et de texture qu'a
subies sa diaphyse.

La courbure antéro-postérieure de l'os est plus marquée
qu'à l'ordinaire; le petit et le grand trochanter sont très-
volumineux, et la surface externe de ce dernier offre des
saillies osseuses très-prononcées, interrompues par des
enfoncements et des trous assez volumineux. A partir du
petit trochanter, la diaphyse augmente de volume, de
manière que son épaisseur est doublée; elle s'aplatit aussi
d'avant en arrière, et sa coupe, au lieu d'être triangulaire, représente un ovoïde, dont la grosse extrémité est

I.   35

tournée du côté externe. La ligne âpre, bien prononcée supérieurement, est remplacée dans la moitié inférieure par un sillon large et profond, dans lequel se rencontrent en outre plusieurs fossettes irrégulières. Le trou nourricier de l'os n'est pas beaucoup plus développé qu'à l'ordinaire; mais autour de lui on trouve un assez grand nombre de trous arrondis, d'un millimètre et plus de diamètre, qui donnaient sans doute passage à des vaisseaux. La face antérieure du fémur est comme boursouflée et percée d'ouvertures, qui pénètrent dans la substance de l'os obliquement de bas en haut et de dedans en dehors, et dont les bords sont taillés obliquement et formés par des lamelles minces et tranchantes. Le reste de l'os est criblé de petits trous arrondis, si multipliés dans quelques endroits et si rapprochés que la surface du fémur ressemble à de la dentelle; au milieu d'eux, on en remarque de plus développés, précédés de sillons larges, qui indiquent la présence, pendant la vie, de vaisseaux sanguins volumineux, marchant en travers à la surface du fémur avant de s'enfoncer dans son épaisseur.

Une coupe horizontale, pratiquée un peu au-dessous de la partie moyenne de l'os, permet de constater que le canal médullaire est à peu près circulaire, un peu plus étendu transversalement que d'avant en arrière; ses dimensions ne paraissent pas d'ailleurs avoir suivi, dans leur développement, la même progression que le reste de l'os : il a de quinze à dix-sept millimètres de diamètre. Toute sa surface interne est revêtue de tissu réticulaire, semblable à celui des os sains. Le tissu qui entoure ce canal est compacte, serré, homogène, dans la demi-circonférence postérieure; mais l'antérieure présente, entre deux couches de tissu compacte, une couche de tissu aréolaire à larges cellules. L'épaisseur de cette zone osseuse est de : en avant, huit millimètres ; en arrière, onze ; en dehors, douze ; et enfin, en dedans, dix-sept. La circonférence du fémur, au niveau de la coupe, est de quatorze centimètres. La longueur de l'os est de quarante - sept centimètres, et son poids de cinq cent vingt-deux grammes. Une cassure du condyle interne permet de constater que l'extrémité inférieure a conservé sa texture normale.

N° 402. — Fragment du fémur droit, qui comprend environ ses trois quarts inférieurs.

Cet os est très-gros, et son volume augmente insensiblement de haut en bas jusqu'au-dessus des condyles, qui sont exempts d'altération. La ligne âpre, peu saillante, rugueuse, percée d'un grand nombre de trous arrondis qui pénètrent dans l'épaisseur de l'os, est en outre croisée, dans sa partie inférieure, par une large gouttière, oblique de haut en bas et de dedans en dehors, qui correspond au trajet de l'artère fémorale. De cette ligne âpre partent des gouttières transversales, qui résultent de l'impression produite par des vaisseaux volumineux, qui se portent à droite et à gauche et se dirigent vers la face antérieure de l'os. La surface du fémur, dans le reste de son étendue, est lisse, luisante, et criblée de trous de diverses grandeurs. La circonférence de la diaphyse varie entre onze et quatorze centimètres, mesures des parties supérieure et inférieure.

Une coupe verticale antéro-postérieure laisse apercevoir le canal médullaire, qui a conservé ses dimensions ordinaires, et dans lequel on trouve, comme d'habitude, du tissu aréolaire. Les parois osseuses de ce canal paraissent peu épaissies en avant, où elles n'ont que six à huit millimètres ; il n'en est pas de même sur les côtés, où l'épaisseur est de dix à douze millimètres ; elle est plus considérable encore en arrière, où l'on mesure jusqu'à quinze et dix-huit millimètres. En s'approchant des condyles, elle diminue brusquement, et l'extrémité inférieure du fémur est constituée par du tissu celluleux enveloppé d'une lame compacte fort mince. Le tissu qui forme le cylindre osseux de la diaphyse est compacte, mais interrompu par des conduits verticaux, larges et multipliés, qui lui donnent l'aspect du jonc. A cause de cette texture, le poids de la pièce n'est pas en rapport avec son volume : elle ne pèse que trois cent quarante-cinq grammes.

N° 403. — Tronçon du fémur, long de dix-neuf centimètres, appartenant à la partie moyenne de l'os, remarquable par l'augmentation de son épaisseur, la densité de son tissu, et l'irrégularité de sa surface.

Sa circonférence est de quatorze centimètres à la partie supérieure, qui est arrondie, et de seize à la partie inférieure, qui a une forme triangulaire : elle n'a pas moins de dix-huit centimètres dans la partie moyenne.

La surface extérieure de l'os est rugueuse, parsemée d'éminences mamelonnées, ou de crêtes plus ou moins contournées, de sillons, de gouttières et de trous, de grandeurs diverses, qui figurent les dessins les plus variés, et donnent à l'os l'aspect de l'écorce rugueuse de l'érable. Une coupe longitudinale permet de constater que, dans la moitié inférieure de la pièce, le canal médullaire est entièrement rempli par un tissu aréolaire, à trame forte et à cellules petites, analogue à celui qu'on trouve en pareil lieu chez les grands animaux, tels que le cheval ou le bœuf ; dans la moitié supérieure, ce canal est en partie conservé, mais rétréci, comblé de distance en distance par le rapprochement de ses parois, et hérissé de petites productions osseuses arrondies et dures comme de la pierre. Le cylindre creux qui enveloppe le canal médullaire est extrêmement épais, surtout dans la partie supérieure, où il n'a pas moins de quinze à dix-huit millimètres, et son tissu est extrêmement dur, compacte et comme éburné; dans la partie inférieure, l'épaisseur de ce cylindre est réduite à six ou huit millimètres, et le tissu est moins serré. Le poids de ce fragment osseux est considérable : il pèse quatre cent cinq grammes.

N° 404. — Fémur gauche d'un adulte de grande taille.

Cet os est remarquable par l'augmentation générale de ses dimensions, augmentation qui n'est pas uniforme, et qui est surtout prononcée près des deux extrémités, au-dessous du grand trochanter, d'une part, et d'une autre part, au-dessus des deux condyles, où l'on aperçoit en arrière une tumeur circonscrite assez volumineuse. Toute la surface du fémur est hérissée d'aspérités peu saillantes et de formes variées, criblée de trous qui se dirigent de bas en haut, marquée de sillons verticaux multipliés, et de gouttières transversales qui semblent résulter de l'impression produite par des vaisseaux assez développés sur la surface de l'os. Le col et la tête du fémur sont à l'état normal; mais les deux trochanters sont, comme la diaphyse, très-volumineux. La surface articulaire inférieure est entourée de toutes parts par un léger bourrelet osseux, qui indique que les portions revêtues de cartilages ont seules échappé à l'hypertrophie.

Ce fémur a été scié de haut en bas suivant son grand axe, et l'examen de sa coupe nous montre que l'épaisseur des parois du canal médullaire varie entre huit et dix millimètres. A dix centimètres au-dessous du sommet du grand trochanter, le canal médullaire se rétrécit tout à coup, de manière à n'avoir plus que cinq millimètres; tandis que partout ailleurs il en a de douze à quinze; et ce rétrécissement est dû à une hypertrophie partielle du fémur, laquelle n'est point sensible à l'extérieur, mais porte seulement sur la surface intérieure du cylindre osseux. La portion qui fait là saillie dans le canal médullaire est formée de tissu compacte. Une altération tout à fait opposée à celle-ci existe à quelque distance des condyles: là, en effet, le canal médullaire conserve toute sa largeur transversalement, et semble en acquérir davantage dans le sens antéro-postérieur. Dans le point correspondant, le cylindre osseux est épaissi; mais, cet épaississement portant sur l'extérieur, il en résulte une saillie appréciable au dehors.

Bien que les extrémités articulaires, tant supérieure qu'inférieure, ne paraissent pas avoir augmenté de volume, leur texture est modifiée, et les coupes pratiquées à l'os permettent d'apercevoir que la tête du fémur et les condyles, de même que le grand trochanter, au lieu d'être formés par un tissu aréolaire revêtu d'une couche mince de tissu compacte, sont presque uniquement constitués par du tissu osseux, très-dur et serré, interrompu seulement de loin en loin par quelques larges cellules. Les parois du canal médullaire sont également compactes; ce canal est tout à fait vide, et ne contient point de tissu aréolaire.

La longueur de cet os est de quarante-sept centimètres; sa circonférence, prise au milieu de la diaphyse, de douze centimètres; son poids, de cinq cent cinquante-six grammes.

N° 405. — Fémur droit d'un adulte.

Cet os, de grandes dimensions, est le siége d'une hypertrophie qui porte sur toute la diaphyse, mais sur elle seule. Il n'est point déformé : sa surface est d'une couleur blanche très-prononcée, rugueuse, et semée de productions stélactiformes en épines, en écailles ou en mamelons, productions qui sont surtout développées en arrière, et qui se prolongent jusque sur le grand trochanter : au milieu d'elles se voient quelques sillons vasculaires. Ce fémur est, du reste, plus remarquable encore par son poids que par son accroissement de volume. Sa longueur est de quarante-trois centimètres; sa circonférence, prise à diverses hauteurs, varie entre treize et quatorze; son poids, enfin, est de sept cent vingt grammes.

Deux sections ont été faites sur l'os qui nous occupe : l'une, horizontale et placée vers son milieu, le divise en portions supérieure et inférieure; l'autre, verticale, et dirigée d'avant en arrière, le partage en moitiés droite et gauche. Cette double coupe permet de constater que : 1° le canal médullaire est, en grande partie, comblé par de la substance osseuse très-dense; 2° la lame compacte conserve beaucoup d'épaisseur en se rapprochant des extrémités; 3° dans la partie supérieure, existent deux cavités assez vastes pour loger de grosses noisettes, dont les parois sont assez nettement tranchées et assez lisses, et qui sont closes de toutes parts. Quelle matière était contenue dans ces cavités? quelle influence ont-elles exercée sur le développement de l'hyperostose? C'est ce que nous ne saurions déterminer, privé que nous sommes de tout renseignement sur la marche de la maladie.

N° 406. — Fémur droit d'un enfant de sept ans affecté

d'un gonflement qualifié de *tumeur lymphatique du périoste* par M. Baffos, qui pratiqua pour cette maladie l'amputation dans l'articulation coxo-fémorale.

La tumeur, qui occupe environ les deux tiers supérieurs de l'os, commence en bas d'une manière insensible, puis se renfle assez rapidement, de manière à acquérir environ dix-huit centimètres de circonférence, et à figurer une sorte de massue dans laquelle se trouvent englobés les deux trochanters et toute l'extrémité supérieure, moins toutefois la tête fémorale, qui paraît saine. La surface de cette tumeur est assez régulière, et semble revêtue d'une toile membraneuse fort résistante, qui l'enveloppe presque tout entière. Une coupe verticale, dirigée dans le sens antéro-postérieur, montre que le gonflement a pour cause la déposition d'une quantité considérable de matière osseuse entre l'os lui-même et les parties molles soulevées. Cette matière osseuse de nouvelle formation représente d'abord, à la partie inférieure, une couche excessivement mince, et parfaitement distincte du fémur; mais peu à peu elle augmente en épaisseur et tend à se confondre avec l'os primitif, dont la texture s'altère et devient de plus en plus celluleuse. Nous pensons qu'il s'agit ici, comme dans les cas précédents, d'une véritable hyperostose : si l'altération paraît offrir des caractères particuliers, cela tient, sans doute, d'une part, au jeune âge du malade, d'une autre part, à l'époque peu avancée de la maladie. Il est probable que, si les choses eussent été abandonnées à leur cours naturel, la fusion entre la matière osseuse nouvelle et le fémur fût devenue de plus en plus intime, et un moment fût arrivé où la tumeur aurait présenté une texture si homogène qu'il eût été impossible de faire aucune distinction et de retrouver la trace du travail pathologique que nous avons actuellement sous les yeux.

Ordre IIe. — *Exostoses des os de la jambe.*

Les pièces qui figurent sous ce titre sont au nombre de vingt-cinq : treize ont rapport au tibia, sept au péroné, et cinq aux deux os de la jambe réunis. On doit supposer que les treize tibias et les sept péronés, que nous avons trouvés séparés, ont été malades isolément ; toutefois. nous n'affirmons rien à cet égard.

Parmi les treize tibias, huit (n°s 407 à 414) sont affectés d'hypertrophie générale, et présentent pour caractères communs : 1° gonflement de la diaphyse, et intégrité des surfaces articulaires ; 2° gouttières transversales, produites par l'impression des artères et des veines, et très-marquées, principalement sur les faces postérieure et externe ; 3° canal médullaire persistant, rétréci dans sa partie moyenne, et parois du cylindre osseux épaissies dans le point correspondant. Deux autres tibias (n°s 415 et 416) sont également gonflés, par suite d'ulcère de la jambe, dont on retrouve les traces sur leur face interne ; mais, bien différents des précédents, ils ne présentent ni rétrécissement du canal médullaire, ni épaississement des parois : loin de là, le canal médullaire est plus large qu'à l'ordinaire, et les parois raréfiées ne présentent quelque augmentation de volume qu'au niveau de l'ulcère. Ces os sont donc plutôt boursouflés qu'hyperostosés ; aussi leur poids ne répond-il pas à leur grand volume. Les deux pièces suivantes (n⁰ˢ 417 et 418) sont fort intéressantes : nous les considérons comme des exemples d'exostoses enflammées, dont les fragments se détachent et tombent nécrosés. On voit que, dans ces deux cas, l'exostose est éburnée; condition que Delpech et Boyer ont considérée comme favorable à la terminaison par nécrose. Enfin, la pièce décrite sous le n⁰ 419 représente une énorme tumeur osseuse, née de la face postérieure du tibia.

Les sept péronés, affectés d'hyperostose étendue à toute la diaphyse, ne présentent d'ailleurs rien de très-remarquable.

Les cinq squelettes de la jambe n'offrent pas des lésions identiques. La première de ces pièces (n⁰ 427) est un très-bel exemple d'hyperostose du tibia avec gonflement léger du péroné. Les trois pièces suivantes (n⁰ˢ 428, 429 et 430) sont remarquables par le grand nombre et la force des végétations osseuses qui couvrent une partie des deux os, envahissent l'espace interosseux, et établissent ainsi une sorte de soudure ou d'ankylose entre le tibia et le péroné. La dernière pièce, enfin (n⁰ 431), est extrêmement curieuse : il semble que la maladie ait débuté par une hyperostose, au milieu de laquelle s'est ensuite développée une altération particulière que nous ne savons comment qualifier, et qui tend à détruire à la fois l'os primitif et le tissu nouveau.

N⁰ 407. — Tibia droit d'un adulte.

Les extrémités, tant supérieure qu'inférieure, ne présentent aucune altération, mais la diaphyse tout entière est le siége d'une hypertrophie manifeste. Sa forme a peu changé; elle est seulement plus étendue dans le sens antéro-postérieur que dans le sens transversal, de telle sorte qu'elle paraît comprimée latéralement : du reste, on reconnaît facilement ses trois faces et ses bords. La face interne est couverte de sillons longitudinaux, dont le fond est criblé de trous vasculaires, disposés par conséquent en séries linéaires ; la face externe est plus irrégulière, et présente, outre les trous et les sillons indiqués, un assez grand nombre de concrétions osseuses en forme d'écailles ; enfin, la face postérieure est coupée par plusieurs gouttières transversales, qui semblent résulter de l'impression produite par des artères profondes et volumineuses. Les bords n'offrent rien de particulier, si ce n'est toutefois l'antérieur, ou crête du tibia, qui est émoussé et arrondi.

Une coupe verticale, dirigée dans le sens antéro-postérieur, permet de voir que : 1° le canal médullaire s'est conservé ; 2° il est plus étroit dans sa partie moyenne que partout ailleurs, et s'élargit graduellement à mesure qu'on se rapproche des extrémités ; 3° par opposition, les parois du cylindre osseux, qui sont hypertrophiées et formées par un tissu très-compacte, ont leur plus grande épaisseur vers le milieu du corps de l'os (quinze à dix-huit millimètres pour la paroi antérieure, huit à dix pour la postérieure), et cette épaisseur décroît de manière à se continuer insensiblement avec la lame mince qui enveloppe le tissu spongieux des extrémités articulaires.

La longueur de l'os est de trente-cinq centimètres ; sa circonférence, de onze à douze ; son poids de trois cent quarante-six grammes.

N° 408. — Tibia droit d'un adulte.

Cet os est également hypertrophié dans toute l'étendue de sa diaphyse, et ses extrémités sont saines. Les faces interne et externe sont élargies, et la première présente plusieurs bosselures arrondies et séparées, tandis que la seconde est parcourue par quatre à cinq gouttières vasculaires, transversales et ramifiées, très-remarquables en ce que chacune d'elles offre un sillon double ou triple, destiné sans doute à une artère et à sa veine ou à ses veines satellites. La face postérieure, assez étroite, est parcourue de haut en bas par une crête forte et saillante, dont le bord libre est creusé d'une gouttière longitudinale large et profonde, plus rapprochée du côté externe que de l'interne, et à laquelle aboutissent les sillons latéraux précédemment indiqués. Sur cette même face se voient plusieurs ouvertures vasculaires, arrondies, qui pénètrent dans l'intérieur du tibia, et le trou nourricier large et dilaté. La tubérosité rotulienne est très-épaisse ; la crête du tibia est élevée, mince et tranchante. Le bord externe présente quelques végétations osseuses isolées.

Une coupe verticale, pratiquée sur cet os d'un côté à l'autre, montre les mêmes détails que dans le cas précédent : canal médullaire conservé, rétréci dans sa partie moyenne, et parois osseuses hypertrophiées dans le même point (dix à douze millimètres pour les côtés interne et externe, et quinze à dix huit pour les côtés antérieur et postérieur). Le diamètre transversal de la diaphyse varie entre trente et trente-cinq millimètres, tandis que l'antéro-postérieur est de quarante à cinquante. La longueur de l'os est de trente-six centimètres ; sa circonférence, de douze à treize ; son poids, de trois cent soixante-dix-neuf grammes.

N° 409. — Tibia droit d'un adulte.

Il s'agit encore ici d'une hypertrophie de la diaphyse,

mais le gonflement est loin d'être régulier : le tiers moyen est la partie la moins volumineuse; au-dessus et au-dessous, se voient deux renflements assez considérables. La face interne est couverte de sillons verticaux, étroits et parallèles les uns aux autres. La face externe paraît revêtue d'un dépôt de matière osseuse nouvelle, surtout abondant dans sa moitié inférieure. La face postérieure est la plus déformée : sa partie supérieure est occupée par une crête longitudinale, sur le sommet de laquelle se voient : 1° le trou nourricier de l'os ; 2° plusieurs gouttières vasculaires qui se portent, en divergeant, tant en dedans qu'en dehors; sa partie inférieure est large, encroûtée de substance osseuse de nouvelle formation, et coupée par quatre gouttières dirigées en travers. La face externe enfin présente, comme dans le cas précédent, plusieurs gouttières à double sillon, lesquelles font suite à celles de la face postérieure.

L'os n'ayant pas été scié, nous ne pouvons donner aucun détail sur sa texture. Sa longueur est de trente-sept centimètres; sa circonférence, mesurée au tiers moyen, de dix centimètres ; au tiers supérieur, de treize; et au tiers inférieur, de douze et demi : il pèse trois cent deux grammes.

Nº 410. — Tibia droit d'un adulte.

Ce tibia est le siége d'une hypertrophie considérable, étendue à toute la diaphyse ; ses extrémités articulaires sont demeurées saines. Sa face interne est fortement convexe, parsemée de bosselures arrondies, tuberculeuses, peu saillantes, et criblée de trous rangés par lignes ou séries très-rapprochées et parallèles au grand axe de l'os : de distance en distance, on remarque des plaques d'un blanc grisâtre, au niveau desquelles l'os paraît un peu moins dur. La face postérieure est très-rugueuse, et très-inégale supérieurement : sa ligne oblique, saillante, hérissée de petites pointes osseuses, est interrompue, près de son extrémité inférieure, par un large sillon vasculaire. Des stalactites nombreuses entourent l'orifice du trou nourricier de l'os, et de nombreux sillons vasculaires y arrivent ou en partent ; les deux tiers inférieurs de cette face, où l'on ne remarque plus aucun sillon vasculaire, ne présentent non plus aucune production stalactiforme. La face externe agrandie, est parsemée d'aréoles très-larges, dirigées de bas en haut, non précédées de sillons, et à demi recouvertes par des lames minces et tranchantes de substance osseuse très-dure. La partie inférieure de cette face est lisse, et présente une convexité assez marquée, sur laquelle sont imprimées deux gouttières obliques, produites sans doute par les tendons des muscles extenseurs des orteils et du pouce, et jambier antérieur. Les trois bords sont très-prononcés, hérissés de petites productions osseuses, et interrompus de distance en distance par des dépressions destinées au passage des vaisseaux.

Une coupe verticale, pratiquée sur ce tibia d'avant en arrière, montre : 1º le canal médullaire entier ; 2º ses parois épaissies, principalement à la partie moyenne, point où elles atteignent, en avant, huit à neuf millimètres, et, en arrière, de quinze à dix-sept millimètres. La longueur de cet os est de trente-six centimètres ; sa circonférence, au-dessous de la tubérosité rotulienne, de quatorze centimètres ; à la partie moyenne, de quinze ; et à la partie inférieure, de douze. Son poids est de trois cent trente-deux grammes.

Nº 411. — Tibia droit d'un adulte.

Cet os, dont les extrémités rongées et la couleur terne semblent indiquer qu'il a été tiré de quelque cimetière, est le siége d'un gonflement général et considérable. Toutes ses faces sont également et régulièrement élargies, de sorte que sa forme est parfaitement triangulaire dans ses deux tiers supérieurs ; en bas, il s'arrondit. La face interne présente çà et là des érosions que nous attribuons au temps et au séjour de ce tibia dans la terre. Les deux autres sont criblées de trous et sillonnées par un bon nombre de gouttières vasculaires transversales, très-profondes au niveau des bords de l'os.

Une section verticale et antéro-postérieure montre encore ici le canal médullaire rétréci dans sa partie moyenne, et, par opposition, ses parois fortement hypertrophiées dans le point correspondant (chacune d'elles a là de dix-huit à vingt millimètres). La longueur de l'os est de trente-sept centimètres ; sa circonférence varie entre quinze centimètres en haut et au milieu, et treize en bas. Son poids est de trois cent quarante-quatre grammes.

Nº 412. — Les trois quarts inférieurs d'un tibia droit.

Cet os est tellement déformé qu'il serait difficile de reconnaître à quel côté il appartient, si l'on n'était éclairé par la disposition de son extrémité inférieure. De même que les deux précédents, il est affecté d'une hypertrophie générale et considérable, bornée sans doute à la diaphyse. Sa surface est aussi criblée de trous vasculaires, et parcourue par des gouttières transversales ramifiées et à double sillon, qui sont particulièrement apparentes sur les faces externe et postérieure, sont quelquefois converties en conduits complets, et vont se jeter dans les orifices de canaux qui s'enfoncent dans l'intérieur de l'os. Une section verticale antéro-postérieure n'apprend rien de nouveau. L'épaisseur de la paroi antérieure, au milieu du tibia, est de quinze millimètres; celle de la paroi postérieure, mesurée à la même hauteur, est de dix-huit à vingt. Le canal médullaire n'en a guère que douze à quinze de largeur. La longueur de ce fragment est de trente centimètres; sa circonférence, de quatorze centimètres et demi en haut et au milieu, et de douze en bas; son poids, de deux cent soixante-dix-neuf grammes.

Nº 413. — Tibia gauche d'un adulte.

Cet os est affecté d'une hyperostose de la diaphyse. Son volume n'est pas fort considérable, mais son poids est très-grand, eu égard à ses dimensions. L'accroissement de l'os paraît s'être fait par l'extérieur; car sa surface est revêtue d'une couche de matière osseuse nouvelle, blanchâtre, homogène, qui s'est détachée dans plusieurs points, notamment à la partie interne, et au-dessous de laquelle on aperçoit le tibia lui-même rugueux et dépoli.

La section verticale antéro-postérieure montre encore le canal médullaire intact, mais réduit, dans sa partie moyenne, à huit ou dix millimètres; tandis que les parois, compactes et épaissies, en ont quinze à seize. La longueur de l'os est de trente-cinq centimètres; sa circonférence varie entre onze et douze; son poids est de trois cent trente et un grammes.

Nº 414. — Tibia gauche d'un individu de petite taille.

Outre que cet os est le siége d'un gonflement général, il présente, dans sa partie supérieure, une courbure dont la concavité regarde en dehors. La face interne, fortement convexe et bosselée, est couverte de lamelles osseuses, séparées par des fissures longitudinales ou par des séries linéaires de trous qui affectent en général la même direction. Il en est de même de la face externe, et de plus, on y voit des plaques osseuses en forme d'écailles. La face postérieure n'offre rien de particulier : dans son tiers inférieur, l'os est cylindrique.

La disposition intérieure, constatée au moyen d'une coupe antéro-postérieure, est la même que dans les cas précédents. Le canal médullaire n'a guère, vers sa partie moyenne, que huit à dix millimètres de largeur, et les parois sont épaisses de douze millimètres en arrière, et de seize à vingt en avant. La longueur totale de l'os est de trente et un centimètres ; sa circonférence, de onze centimètres en bas, de douze à treize en haut et au milieu ; son poids, de deux cent cinquante-sept grammes.

N° 415. — Les trois quarts inférieurs du tibia gauche d'un adulte.

La longueur de ce fragment d'os est de trente et un centimètres ; il est très-volumineux, et paraît gonflé dans presque toute son étendue (sa circonférence varie entre treize et quinze centimètres) ; mais son poids ne répond pas à ce développement anormal, car il ne pèse que deux cent un grammes. Sa face interne, très-élargie, est occupée par une large tumeur ovalaire, de douze centimètres de longueur, dont la surface grenue, spongieuse et grisâtre, supportait probablement un ulcère. La face externe est irrégulière, et couverte d'écailles osseuses, au milieu desquelles circulent plusieurs gouttières transversales, larges et profondes.

Une coupe verticale, pratiquée sur cet os dans une direction transversale, permet de voir que sa texture est entièrement différente de celle des os précédents : en effet, quoique le canal médullaire soit conservé et paraisse élargi , les parois osseuses n'ont qu'une médiocre épaisseur, et sont constituées par du tissu compacte au milieu duquel on voit de larges et nombreuses aréoles, de sorte que l'augmentation de volume paraît due moins à l'accumulation de molécules osseuses nouvelles qu'à une sorte de boursouflement du cylindre osseux. Ainsi s'explique la disproportion observée entre le volume de la pièce et son poids. Il existe cependant, au niveau de la tumeur osseuse précédemment indiquée, un véritable épaississement formé par du tissu spongieux.

L'altération observée sur ce tibia est une variété d'hypertrophie que nous avons eu plusieurs fois déjà l'occasion d'observer et dont la pièce suivante est encore un exemple.

N° 416. — Tibia droit d'un adulte de très-grande taille. Cet os est le siége d'un gonflement général et considérable, qui commence en haut, au-dessous de la tubérosité rotulienne, et ne cesse qu'au pourtour même de la surface articulaire inférieure. La face interne, convexe et très-bombée, présente, dans sa moitié inférieure, une surface ovalaire, rugueuse et grenue, de dix centimètres d'étendue, de couleur ardoisée, élevée au-dessus du niveau de l'os, et qui formait très-probablement le fond d'un vaste ulcère de la jambe. Au-dessus de celui-ci, en existait sans doute un autre, beaucoup moins considérable, à en juger par la trace qu'il a aussi imprimée sur l'os. La face postérieure est hérissée de productions stalactiformes, et creusée de larges et profondes gouttières qui se prolongent sur la face externe. Celle-ci est couverte, dans sa moitié inférieure, de lamelles écailleuses, qui circonscrivent des sillons, des aréoles et des enfoncements irréguliers et de profondeur variable.

Une section verticale antéro-postérieure montre le canal médullaire élargi, et ses parois fort minces, si ce n'est au niveau des surfaces malades, point dans lequel elles acquièrent de dix à douze millimètres de diamètre. La longueur de ce tibia est de quarante-deux centimètres; sa circonférence, de quatorze à seize; et son poids, de trois cent quatre-vingt-cinq grammes.

N° 417. — Tibia droit d'un adulte.

Cet os présente une altération bornée à la partie moyenne des faces externe et interne; cette altération consiste en une exostose limitée, de dix centimètres de longueur environ, qui ne s'élève guère, dans sa portion la plus saillante, que de huit à dix millimètres au-dessus du niveau de l'os, et se termine, vers ses deux extrémités, en se fondant insensiblement dans le tibia. Cette tumeur paraît formée par un tissu dur et compacte. La partie qui correspond à la face externe est couverte de petits mamelons osseux, séparés par des trous arrondis ou allongés dans le sens vertical. Quant à l'autre partie de la tumeur, qu'on aperçoit sur la face interne, elle est fort remarquable : sa moitié inférieure est entièrement détruite, de sorte qu'on voit à nu le tissu même du tibia, érodé et grisâtre; la moitié supérieure subsiste encore, mais elle est inégale, hérissée de fragments osseux que séparent des cellules et des anfractuosités irrégulières et profondes. De ces portions d'os, les unes tiennent encore par un pédicule mince, les autres sont tout à fait détachées; une trace noire imprimée sur les parties malades indique que d'os a été dans ce point baigné par le pus et en contact avec l'air extérieur. Il est probable que l'inflammation s'est emparée de l'exostose, un abcès s'est formé, déjà toute la partie inférieure de l'exostose avait été expulsée, et la partie supérieure se détachait par petites fractions né- crosées ou séquestres, lorsque la mort est venue inter- rompre la marche de ces phénomènes pathologiques. Le tibia ne présente aucune lésion au-dessus et au-dessous du lieu malade. Sa longueur est de trente-sept centimètres, et son poids, de deux-cent deux grammes.

N° 418. — Tibia gauche d'un adulte.

Cet os est extrêmement déformé : toute sa partie moyenne est occupée par une tumeur fusiforme et très-volumineuse ; en bas, un étranglement circulaire sépare cette première tumeur d'une seconde, développée prin- cipalement sur la malléole interne et sur la face corres- pondante du tibia.

Au niveau de la tumeur supérieure, la face postérieure de l'os est couverte de crêtes, de mamelons, de lames de substance compacte très-dure, qui circonscrivent des trous à bords arrondis, d'un diamètre variable, très-rap- prochés les uns des autres dans certains points ; ailleurs, ces crêtes osseuses entourent de véritables cavernes, dont le fond est grisâtre, inégal, érodé, et couvert de por- tions d'os en partie séparées. Le trou nourricier a disparu au milieu de tous ces désordres. La face externe présente aussi un amas de petites excavations à fond ardoisé. La face interne, beaucoup moins inégale, est uniformément gonflée et criblée de trous extrêmement multipliés. Ces trous se présentent sous deux formes principales : le plus grand nombre est arrondi, mais on en voit beaucoup d'autres allongés en fentes parallèles à l'axe de l'os ; le fond de ces fentes est percé de petites ouvertures rondes, multipliées et disposées régulièrement les unes à côté des **autres**.

Les mêmes dispositions se répètent sur la tumeur inférieure ; mais les cavernes sont beaucoup plus vastes, leur fond est comme vermoulu, et au-dessus d'elles s'avance une croûte épaisse de substance osseuse, dont les bords sont découpés de la façon la plus irrégulière.

Ces altérations peuvent-elles être rapportées à l'inflammation du tissu même de l'exostose et à la suppuration ou à la nécrose de ce tissu, phénomènes admis par quelques observateurs d'un grand nom, tels que Delpech et Boyer? Il est possible que les choses se soient passées ainsi ; mais la connaissance de la marche qu'a suivi la maladie pourrait seule ici, comme dans le cas précédent, permettre de porter à cet égard un jugement assuré.

Quoi qu'il en soit, la section verticale, pratiquée d'avant en arrière sur ce tibia, montre que le canal médullaire est réduit à quelques millimètres dans sa partie moyenne, tandis que, dans le point correspondant, les parois sont formées d'une substance très-compacte et épaisses de deux centimètres et plus : aussi le poids de l'os est-il considérable. Sa longueur est de trente-six centimètres; sa circonférence, au niveau de la tumeur supérieure, de quinze à seize centimètres ; au niveau de l'étranglement qui sépare les deux tumeurs, de onze centimètres : à la partie moyenne de la tumeur inférieure, de quatorze centimètres. Il pèse quatre cent quarante grammes.

N⁰ 419. — Articulation du genou du côté droit, conservée avec la rotule, les deux tiers supérieurs de la jambe, et le tiers inférieur du fémur; pièce donnée par M. Lacombe.

L'altération qu'on observe sur cette pièce est extrêmement remarquable. Elle consiste en une tumeur osseuse,
grosse comme la tête d'un enfant de deux ans, qui naît
de la partie postérieure et supérieure de la jambe. Cette
tumeur est extrêmement irrégulière : elle semble formée
de plusieurs lobes accolés les uns aux autres, entre lesquels existent des enfoncements larges et profonds, et,
parmi ces lobes, il en est dont la surface est hérissée
d'aspérités plus ou moins volumineuses, séparées par des
excavations et des anfractuosités irrégulières, tandis que
d'autres sont plus réguliers, mamelonnés, et assez semblables pour l'aspect aux choux-fleurs. Ces derniers ont
une couleur jaunâtre, qui paraît due à la transsudation de
matière huileuse ; les autres sont d'un blanc mat, et
semblent couverts de plâtre. La tumeur tire son origine
principale de la face postérieure du tibia, avec laquelle
elle se confond, dans l'étendue de quinze centimètres. On
voit très-bien cet os se renfler en dehors et en arrière,
pour former à la singulière production qui nous occupe
une sorte de support ou de pédicule ; celle-ci se prolonge,
en outre, du côté du péroné, qu'elle a refoulé et courbé,
et avec lequel elle a contracté d'intimes adhérences dans
un point circonscrit placé à quelques centimètres de distance de son articulation supérieure.

Une coupe verticale antéro-postérieure, qui divise à la
fois la tumeur et le tibia, permet de constater la continuité des fibres osseuses de l'un à l'autre ; on peut de plus
s'assurer que la texture de la tumeur est très-irrégulière,
et qu'elle n'est pas formée d'une trame uniforme, mais
plutôt de rayons osseux, qui, partis du tibia, se portent en divergeant dans toutes les directions, se char-
gent, chemin faisant, d'une sorte de dépôt de matière

calcaire, et laissent entre eux de grands intervalles qui ne sont pas complétement remplis. Les portions du tibia placées au-dessous de la tumeur, l'articulation du genou, la rotule et le fémur, sont du reste exempts d'altération.

N° 420. — Péroné gauche, d'origine inconnue.

Cet os est remarquable en ce qu'il présente une courbure très-prononcée, dont la concavité est tournée en dehors. Cette courbure est telle que, si le péroné porte par ses deux extrémités sur un plan horizontal, on mesure entre ce plan et le point le plus élevé de l'arc osseux dix-neuf millimètres. Les deux tiers inférieurs de cet os présentent une hypertrophie générale, qui n'altère en rien sa forme. Sur la face externe, se voit une couche mince de matière osseuse nouvelle, parcourue par des sillons verticaux et parallèles entre eux, sillons dont le fond est occupé par une ligne de trous vasculaires. La longueur de l'os est de trente-cinq centimètres, et son poids de quarante-sept grammes.

N° 421. — Péroné gauche, provenant d'un homme de grande taille.

Cet os est légèrement gonflé vers sa partie moyenne, et son bord interne, ainsi que sa face postérieure, offrent quelques végétations osseuses irrégulières. Toute la surface externe de la malléole est, en outre, recouverte d'une croûte osseuse, grisâtre, criblée de trous et de sillons verticaux, qui a été enlevée par places, et au-dessous de laquelle on aperçoit le péroné lui-même, blanc et fortement érodé. La longueur de l'os est de quarante et un centimètres, et son poids de soixante dix-huit grammes.

Nº 422. — Péroné droit d'un adulte.

La partie moyenne est le siége d'un gonflement de douze à quinze centimètres d'étendue, qui se perd insensiblement en haut et en bas. Toute la portion renflée est arrondie, blanchâtre, et parsemée de trous vasculaires. Ce péroné n'a que trente-cinq centimètres de longueur ; il pèse cinquante-quatre grammes.

Nº 423. — Péroné gauche d'un adulte.

Le gonflement occupe toute la diaphyse de cet os ; sa forme est d'ailleurs peu changée; ses extrémités n'ont subi aucune altération. La portion malade est couverte de trous vasculaires et de sillons verticaux profonds, très-apparents, surtout sur la face externe. Quelques gouttières transversales, produites sans doute par l'impression de vaisseaux profonds, se voient sur les faces interne et postérieure. Cet os est d'ailleurs plus remarquable par son poids que par son volume. Sa longueur est de trente-six centimètres six millimètres, et son poids de soixante dix-sept grammes.

Nº 424. — Péroné gauche, d'origine inconnue.

Cet os est le siége d'un gonflement général, auquel les deux extrémités elles-mêmes ont pris part, et qui augmente graduellement de la partie supérieure à l'inférieure. La distinction des trois faces est parfaitement marquée, les bords qui les séparent étant hérissés de petites végétations stalactiformes. Ces faces et ces bords sont du reste criblés de trous vasculaires, et coupés transversalement par plusieurs gouttières semblables à celles dont il vient d'être question au nº 423. Plus long d'un centimètre que le précédent, égal à lui en volume, il lui cède de beaucoup en poids, puisqu'il ne pèse que quarante-six grammes.

N° 425.—Les deux tiers inférieurs d'un péroné gauche.

L'hypertrophie, beaucoup plus considérable ici que dans tous les autres cas, était sans doute bornée à la fraction du péroné que nous avons sous les yeux; car le trait de scie au moyen duquel on l'a séparée est tombé sur une portion de l'os qui paraît exempte d'altération. C'est à partir de ce point que commence le gonflement, qui augmente graduellement pour diminuer ensuite, de telle sorte que la tumeur est fusiforme; sa circonférence est de huit centimètres dans l'endroit le plus volumineux. La distinction des trois faces est restée bien marquée, et leur surface, parsemée de trous vasculaires, est en outre hérissée de végétations osseuses, granuleuses ou lamelleuses, très-multipliées, au milieu desquelles rampent des gouttières pareilles à celles qui ont été mentionnées dans les deux numéros précédents. La longueur de ce fragment est de vingt-cinq centimètres, et son poids de cinquante-huit grammes.

N° 426. — Péroné gauche d'un adulte de haute stature.

Ce péroné, dont la couleur est brunâtre, et les extrémités en partie détruites, provient sans doute de quelque cimetière dans lequel il a séjourné longtemps; il est le siége d'un gonflement général considérable et plus prononcé vers la partie moyenne. La face interne a près de trois centimètres de largeur, et les faces externe et postérieure en ont plus de deux; la circonférence, prise au milieu, est de neuf centimètres : en haut et en bas, elle varie entre six et sept. L'aspect de cet os est très-irré-gulier, parce que sa surface présente plusieurs excavations longitudinales, larges, assez profondes, et de plusieurs centimètres d'étendue. On y voit aussi quelques gouttières transversales. Une coupe verticale dirigée dans le sens antéro-postérieur, partage ce péroné en deux moitiés latérales, et permet de constater l'intégrité du canal médullaire et l'épaississement de ses parois. La longueur de l'os est de trente-neuf centimètres, et son poids de quatre-vingt-huit grammes.

N° 427. — Squelette de la jambe droite d'un adulte de petite taille.

Le tibia est le siége d'un gonflement étendu à toute la diaphyse, qui a perdu sa forme triangulaire pour en prendre une cylindrique : en conséquence, les bords sont émoussés, et la distinction des faces ne peut plus être établie d'une manière rigoureuse. La surface de cet os est assez régulière, semée de trous vasculaires et de végétations osseuses, petites et peu élevées ; sur le côté externe, existent aussi quelques gouttières transversales à peine apparentes.

Quant au péroné, il est légèrement hyperostosé dans les deux tiers inférieurs de sa diaphyse, et coupé par des sillons vasculaires plus marqués que ceux du tibia ; il présente en outre une courbure assez forte, à convexité interne, de sorte qu'il touche presque le tibia. Du reste, les deux os sont restés distincts l'un de l'autre dans toute leur étendue.

La longueur du tibia n'est que de trente-deux centimètres ; sa circonférence, prise à diverses hauteurs, varie entre onze et treize centimètres : ce qui est surtout remarquable, c'est le poids considérable de cete pièce ; elle pèse, en effet, quatre cent dix-huit grammes.

N° 428. — Les quatre cinquièmes inférieurs du squelette de la jambe gauche d'un adulte.

Les os ne paraissent point hypertrophiés ; mais ils sont couverts d'un dépôt de matière osseuse de nouvelle formation, dont l'épaisseur et l'irrégularité augmentent à mesure qu'on se rapproche de l'extrémité inférieure, et qui est plus marquée sur le péroné que sur le tibia. Les diverses faces du dernier de ces os sont couvertes d'abord d'une couche mince et unie de substance osseuse, sur laquelle se dessinent des sillons longitudinaux et parallèles ; mais, dans le tiers inférieur, cette substance devient inégale, mamelonnée, ou disposée en lamelles écailleuses, imbriquées les unes au-dessus des autres. Sur toute l'étendue du péroné, le dépôt osseux a les caractères que nous venons d'indiquer en dernier lieu.

C'est particulièrement sur les bords des deux os que se fait remarquer l'exubérance du tissu nouveau : il prend alors l'aspect de végétations stalactiformes, ou de cloisons plus ou moins épaisses. Quelques-unes de ces productions, étendues du tibia au péroné, envahissent l'espace interosseux ; d'autres remplacent les ligaments tibio-péroniers antérieurs : ainsi se trouve établie une ankylose complète entre les deux os. Plusieurs végétations, poussées sur les bords de la gouttière dans laquelle glisse le tendon du jambier postérieur, augmentent sa profondeur ; mais les plus remarquables sont celles qui naissent du bord interne du péroné : celles-ci forment une véritable cloison osseuse, de douze centimètres de longueur sur douze à quinze millimètres de saillie, qui devait être interposée aux muscles jambier postérieur et long fléchisseur du gros orteil, et qui est creusée, en arrière et dans toute sa longueur, d'une gouttière destinée sans doute à l'artère péronière, convertie en canal complet dans plusieurs points de son trajet, et percée de distance en distance pour laisser passer les ramuscules artériels.

N° 429. — Les trois quarts inférieurs du squelette de la jambe d'un adulte de grande taille.

Peut-être les os sont-ils légèrement hypertrophiés ; mais l'altération la plus curieuse est, sans contredit, sur cette pièce comme sur la précédente, la production de matière osseuse nouvelle déposée à la surface. Le tibia et le péroné ont tous deux complétement disparu sous la couche épaisse et blanchâtre qui les enveloppe à la manière d'une écorce, et se prolonge au niveau des bords ou des espaces inter-musculaires, sous forme de stalactites, de lamelles ou de cloisons. Dans la moitié inférieure de la jambe, le ligament interosseux est remplacé par une croûte osseuse épaisse, qui devient de plus en plus mince à mesure qu'elle s'élève, et se termine par une lame perforée et dentelée : les ligaments tibio-péroniers antérieurs sont aussi ossifiés : de là résulte une ankylose complète des deux os. De toute la longueur du bord antérieur du péroné, part une crête ou forte lame osseuse, qui se prolonge dans la direction de l'aponévrose interposée aux muscles antérieurs et latéraux de la jambe, qu'on prendrait volontiers pour cette aponévrose cristallisée, et qui limite en dehors la fosse jambière antérieure, dans le fond de laquelle on aperçoit une gouttière subdivisée en trois coulisses secondaires, gouttière qui résulte sans doute de l'impression produite sur la matière osseuse nouvelle par les tendons du muscle extenseur commun des orteils. Sur le bord interne du tibia s'élève une lame, aussi très-forte, recourbée en arrière et en dehors, et continue par sa partie supérieure avec une crête saillante qui coupe obliquement la face postérieure du tibia, de manière à marquer la limite des surfaces destinées à l'implantation des muscles fléchisseur commun des orteils et jambier postérieur. Enfin, une autre cloison osseuse, plus mince, mais plus large que les précédentes, naît du bord interne du péroné, et se prolonge en-dedans comme pour aller à la rencontre de la précédente, et pour enfermer dans une gaine osseuse complète les muscles fléchisseur commun des orteils et jambier postérieur. Cette cloison sépare les insertions de ce dernier muscle de celle du long fléchisseur du gros orteil, et l'on voit aussi régner sur sa face postérieure, et dans toute sa longueur, une gouttière qui recevait sans doute l'artère péronière. Les diverses crêtes et cloisons indiquées, ainsi que l'épaisse croûte osseuse surajoutée aux diverses faces des deux os, sont du reste percées de trous et de canaux plus ou moins longs, dirigés dans le sens transversal, et destinés aux ramifications vasculaires qui se détachent à angle droit des troncs principaux.

N° 430. — Squelette de la jambe droite d'un adulte vigoureux, mort des suites de deux anévrysmes, l'un du tronc brachio-céphalique, l'autre de l'artère iliaque.

Ces deux os sont fortement hypertrophiés et couverts de végétations osseuses. Sur la face interne du tibia, immédiatement au-dessous de sa partie moyenne, existe une surface plane, arrondie, élevée au-dessus du niveau de l'os, de huit centimètres de diamètre en tous sens, entourée d'une sorte de rebord ou bourrelet qui paraît érodé, et dont la coloration brunâtre tranche sur le reste de l'os. Cette surface, qui supportait sans doute un ulcère de la jambe vaste et profond, est peut-être le point de départ et la cause première des lésions que présentent ces os. Quoi qu'il en soit, la face interne du tibia agrandie est couverte, dans le reste de son étendue, d'une couche d'un blanc laiteux, parsemée de sillons et de trous longitudinaux. La face postérieure, revêtue d'une couche semblable, présente en outre une crête poplitée extrêmement prononcée. Sur la face externe, la matière osseuse nouvelle, beaucoup plus abondante, très-irrégulière, écailleuse, est creusée de trous et de canaux dirigés de bas en haut ; elle abonde également sur le péroné, et s'élève de ses parties antérieure et postérieure sous forme d'arêtes osseuses fortes, dentelées, et tellement prolongées que le diamètre de cet os, mesuré d'avant en arrière, est de quatre centimètres au moins. Dans la moitié inférieure de la jambe, enfin, l'espace interosseux est complétement rempli par une couche très-épaisse de substance osseuse irrégulière, hérissée de pointes et de lamelles recourbées, et percée de larges trous dirigés obliquement de bas en haut et d'avant en arrière. Cette substance contraste par sa couleur blanche avec celle des extrémités de l'os, qui laissent transsuder la graisse et ont un aspect huileux et jaunâtre.

Une coupe verticale pratiquée d'un côté à l'autre, et passant par le centre des deux os, permet de constater que : 1° le tibia est épaissi au niveau de l'ulcère de la jambe ; car il n'a pas moins de dix-huit à vingt millimètres dans ce point ; 2° le canal médullaire est conservé dans le tibia comme dans le péroné ; seulement il est rétréci dans la partie moyenne des os ; 3º les parois du cylindre osseux, qui sont, dans le même lieu, compactes et épaisses, décroissent graduellement à mesure qu'on se rapproche des extrémités.

La longueur de ces os est de trente-sept centimètres, et leur poids de sept cent quatre grammes.

N° 431. — Squelette de la jambe droite d'un adulte de haute taille.

Le tibia seul est malade. Il est le siége d'un gonflement considérable étendu à toute la diaphyse , gonflement qui n'a point entraîné la déformation de l'os, car on reconnaît partout la disposition de ses faces et de ses bords , dont les dimensions sont seulement exagérées ; mais, ce qui est extrêmement remarquable , c'est que le tibia, ainsi hyperostosé, semble avoir été affecté d'une maladie dont il nous serait impossible de spécifier la nature , et qui s'annonce par les caractères suivants. La surface de l'os, qui offre une couleur grise , est criblée de petites excavations ou cavernes arrondies, allongées, plus ou moins profondes, à bords irréguliers et comme déchiquetés. Ces cavernes, dont le fond est constitué par un tissu grisâtre exactement semblable à la pierre-ponce, couvrent tout le tibia , et sont particulièrement abondantes et rapprochées dans la partie moyenne des faces interne et postérieure, ainsi que dans l'espace placé en avant entre la tubérosité rotulienne et l'articulation du genou ; elles sont là si multipliées que la substance osseuse, détruite, a laissé à sa place de larges érosions. Cette singulière lésion donne au tibia tout entier un aspect vermoulu ; à peine si quelques places rares et peu étendues en sont exemptes ; elle ne manque guère que dans deux points très - circonscrits de la face interne, au voisinage de l'articulation tibio-tarsienne, et sur la partie de l'os que couvre le muscle poplité, région sur laquelle on voit des sillons obliques de haut en bas et de dehors en dedans et parallèles, résultats probables de l'impression produite sur le tissu osseux par les fibres musculaires. Les surfaces articulaires sont parfaitement saines.

Une coupe verticale antéro-postérieure montre que : 1° aux deux extrémités, dans l'étendue de sept à huit centimètres, le tissu normal de l'os, reconnaissable à sa couleur jaunâtre, représente une pyramide à base appuyée sur les surfaces articulaires saines, à sommet tourné vers le centre de l'os ; 2° cette double pyramide est enveloppée d'un tissu grisâtre et dense ; 3° le même tissu occupe toute la partie de l'os intermédiaire aux deux pyramides indiquées, c'est-à-dire la partie moyenne du tibia, dont la texture est altérée et méconnaissable, car il reste à peine quelque vestige de canal médullaire ; 4° le tissu grisâtre homogène qui a envahi l'os est criblé de cavernes semblables à celles que nous avons décrites précédemment, et la même altération se prolonge dans l'écorce qui enveloppe les pyramides des extrémités, tandis qu'elle a respecté ces pyramides elles-mêmes.

Le tibia a quarante centimètres de longueur, et sa circonférence varie entre quinze et dix-sept centimètres. Le péroné est exempt de lésions, et est seulement couvert d'une mince croûte osseuse déposée vers son tiers supérieur. Le poids de la pièce, tibia et péroné, est de cinq cent seize grammes.

ORDRE IIIe. — *Exostoses des os du pied.*

N° 432. — Le musée ne possède qu'une seule pièce relative aux exostoses des os du pied, et elle est fort belle : c'est le squelette du gros orteil, du côté gauche, avec le métatarsien qui le supporte, le second métatarsien, et les deux premiers cunéiformes. Tous ces os sont soudés ensemble, si bien que la pièce eût pu également être rangée parmi les ankyloses ; mais ce qui la rend surtout remarquable, c'est l'énorme développement qu'ont pris les deux phalanges du gros orteil et le premier métatarsien : c'est pourquoi nous avons cru plus convenable de la décrire ici.

La longueur des os n'est point augmentée (nous nous en sommes assuré en rapprochant cette pièce de plusieurs pieds d'adultes); c'est leur épaisseur qui s'est accrue dans une énorme proportion, de telle sorte que ce fragment du pied paraît emprunté au squelette d'un géant. Pour en donner une idée exacte, nous allons indiquer diverses mesures que nous avons prises avec le plus grand soin. 1° Circonférence du corps de la phalange unguéale, cinq centimètres et demi ; de son extrémité antérieure, neuf centimètres. 2° Circonférence du corps de la première phalange, huit centimètres. 3° Circonférence du premier métatarsien, onze centimètres. 4° Circonférence de l'articulation des deux phalanges entre elles, treize centimètres et demi ; de l'articulation métatarso - phalangienne, quinze centimètres. L'accroissement considérable des dimensions au niveau des articulations ne tient pas seulement à ce que les os longs sont plus volumineux vers leurs extrémités ; il dépend aussi de ce que les sésamoïdes, les ligaments et les tendons, ossifiés, sont confondus dans la masse commune ; ce qui n'a pas lieu au niveau du corps des os, où les tendons sont séparés et bien distincts. Quant à l'extrémité de la dernière phalange, elle se renfle et s'épanouit en forme de tête arrondie, subdivisée en une foule de petites végétations secondaires, ce qui lui donne l'aspect d'un chou-fleur. La surface des os est blanche et polie. A côté de ce gros orteil monstrueux, on voit avec une sorte d'étonnement les deux premiers cunéiformes très-légèrement hypertrophiés, et surtout le second métatarsien, remarquable par sa gracilité. Les deux métatarsiens n'ont point la même direction ; ce qui semble indiquer que le gros orteil était dévié en même temps qu'hyperostosé.

Une coupe pratiquée de haut en bas, suivant la longueur des os malades, permet de voir que : 1° la phalange unguéale est formée par une substance assez dense ; 2° les autres os ont pour élément principal du tissu celluleux enfermé dans une lame épaisse de tissu compacte ; 3° au voisinage des articulations, ils se confondent, sans ligne de démarcation manifeste, avec les ligaments et les tendons ossifiés ; 4° les surfaces articulaires sont séparées les unes des autres par un intervalle assez marqué ; l'ankylose résulte de l'ossification des ligaments, et est en quelque sorte bornée à la surface.

Le poids de cette pièce est de cent cinq grammes.

SECTION III.

EXOSTOSES GÉNÉRALES.

Il est des sujets qui, sous l'influence d'une sorte de diathèse ou disposition générale, sont affectés d'exostoses développées à la fois sur plusieurs points de leur système osseux. Le musée Dupuytren possède le squelette entier ou une partie du squelette de cinq individus qui étaient dans ces conditions. Nous allons en donner ici la description.

N° 433. — Sur un même plateau se trouvent réunis la plupart des os du tronc d'un homme âgé de soixante-dix-sept ans. Ces os ont été offerts par M. Rullier, avec l'observation ; et M. Thillaye en a donné un extrait dans les Bulletins de la Faculté de médecine (t. II , an 1809, p. 94).

« Le sujet est mort à l'Hôtel-Dieu , vers la fin de 1806 , « des suites d'un empyème purulent , causé par une pleu- « résie chronique. Avant d'avoir éprouvé cette maladie , « cet homme avait constamment joui d'une bonne santé , « et rien jusqu'à sa mort n'avait paru annoncer un déran- « gement des facultés intellectuelles. Chez cet individu , « dont la taille était d'environ un mètre soixante-sept cen- « timètre, la tête, le thorax et le bassin avaient acquis, « dans le sens de leur diamètre antéro-postérieur, un ac- « croissement qui faisait juger le diamètre transversal « moindre que dans l'état naturel ; la colonne vertébrale « offrait deux courbures latérales et opposées entre elles ; « les membres, considérés isolément, n'avaient rien de par- « ticulier, mais ils paraissaient petits et disproportionnés « lorsqu'on les comparait aux autres parties. »

Examinons maintenant les os qui sont en notre possession.

La voûte du crâne a été séparée de la base. Dans toute son étendue, et particulièrement en arrière, on remarque une foule de petits trous, qui, dans quelques points, sont tellement rapprochés qu'ils donnent à ces points l'aspect d'un polypier. Dans le lieu où se rencontrent ordinairement les trous pariétaux, on n'en voit qu'un, dont le diamètre est très-considérable; il est placé sur la ligne médiane, et ses bords sont affaissés en infundibulum. Les bosses frontales et pariétales sont peu saillantes, et se confondent assez régulièrement avec la surface de l'os. Toutes les sutures sont complétement effacées, de sorte que la voûte du crâne paraît formée par un seul os.

La surface intérieure de cette voûte du crâne est très-irrégulière, et rendue inégale par des productions osseuses semblables à des papilles; les trous qui la criblent sont peut-être moins nombreux, mais d'un diamètre plus considérable que ceux de la surface extérieure. Les sillons qui ont logé l'artère méningée moyenne sont larges et profonds, et leurs subdivisions sont très-multipliées; quelques-uns de ces sillons, surtout sous le pariétal gauche et sur les côtés du sinus longitudinal, viennent aboutir à des excavations profondes et irrégulières; en arrière, et sur la ligne médiane, une de ces excavations, plus profonde mais moins large que les précédentes, reçoit l'ouverture interne du trou pariétal dont il a été question. Le sinus longitudinal est très-peu marqué, et porté sur un relief prononcé.

A la base du crâne, toutes les sutures ont aussi disparu; le frontal, l'ethmoïde, le sphénoïde, l'occipital, les temporaux, ne forment plus qu'une seule masse, dans laquelle sont creusés les trous de la base du crâne, dont les diamètres ne sont point changés. Il n'y a que le trou petit-rond du sphénoïde dont la grandeur soit augmentée, en raison sans doute du développement de l'artère méningée moyenne. Les os de la face sont à peu près dans l'état naturel, seulement ils tendent à se souder intimement; et l'os maxillaire inférieur a des dimensions plus considérables qu'à l'ordinaire.

Lorsqu'on examine le point sur lequel a porté le trait de scie qui a séparé la voûte de la base du crâne, on voit que : 1° les os du côté gauche sont plus épais que ceux du côté droit; 2° les deux tables ne sont plus distinctes, et toute l'épaisseur des os est convertie en un tissu spongieux et homogène, au milieu duquel on aperçoit de loin en loin des noyaux isolés de substance compacte et dure comme du marbre; 3° de distance en distance sont des trous, des fentes, qui ne paraissent pas être des trous vasculaires; ceux qu'on observe en avant, dans l'épaisseur du frontal, sont sans doute des restes des sinus frontaux en partie comblés.

Dimensions de la pièce : 1° circonférence, en passant par la bosse nasale et la protubérance occipitale externe, cinquante-huit centimètres. 2° Dans le sens antéro-postérieur, en conduisant de la bosse nasale à la protubérance occipitale externe un fil qui passe le long de la suture sagittale, soixante-cinq centimètres. 3° Transversalement, d'un conduit auditif à l'autre, en croisant à angle droit la suture sagittale, soixante-cinq centimètres également. 4° Circonférence intérieure, prise à la même hauteur que l'extérieure, cinquante centimètres. 5° Diamètre antéro-postérieur, au niveau de la coupe horizontale faite au-dessus de la base du crâne, des côtés de la crête frontale

aux côtés de la crête occipitale, dix-sept centimètres.
6° Diamètre transversal, au-dessus des rochers et d'un des pariétaux à l'autre, un peu plus de treize centimètres; au niveau de la suture fronto-pariétale, dix centimètres. 7° Diamètre vertical, mesuré du bord antérieur du trou occipital au vertex, douze centimètres quatre millimètres. 8° Épaisseur des os : Voûte, du côté gauche, en dehors de la crête coronale, quinze millimètres; au niveau de la partie moyenne du bord inférieur du pariétal, treize millimètres; en arrière, au niveau de l'occipital, dix-sept millimètres. Du côté droit : frontal, treize millimètres; pariétal, sept à huit; occipital, douze à quinze; portion orbitaire des deux frontaux, sept millimètres. Toute la base du crâne contraste avec la voûte si épaisse; c'est surtout la portion cérébelleuse de l'occipital qui offre ce contraste de la manière la plus marquée, car on trouve à peine un millimètre d'épaisseur dans le centre des fosses occipitales inférieures.

De l'inégalité d'épaisseur des os, à droite et à gauche, résulte une différence dans l'étendue des deux demi-circonférences que présente la section horizontale de la tête. Cette disproportion, qu'on ne remarque pas à l'intérieur du crâne, a fait penser à M. Rullier que l'accroissement des os a eu lieu de dedans en dehors.

Le poids de la calotte du crâne, coupée quatre centimètres au-dessus de la protubérance occipitale et deux centimètres au-dessus de l'apophyse crista-galli, est de cinq cent quatre-vingt-onze grammes.

Les autres os du même sujet que possède le musée sont disposés dans l'ordre suivant :

1° Six côtes dont le corps est épaissi. Leur coupe montre que le diploé a disparu à peu près complétement et est remplacé par du tissu compacte, de sorte que leur texture est homogène.

2° L'extrémité externe de la clavicule droite, le seul os des membres, dit l'observation, qui ne soit pas dans l'état naturel. Son canal médullaire est effacé, et entièrement comblé par du tissu compacte. La longueur de l'os est diminuée; son épaisseur et ses courbures sont très-prononcées.

3° Les deux os iliaques, qui présentent une épaisseur assez considérable au centre de la fosse iliaque (cinq millimètres). Ces os sont très-légers et spongieux.

4° Le sternum, dont toutes les pièces inférieures sont soudées, et l'appendice xyphoïde ossifié. A l'intérieur, se trouve un canal médullaire très-régulier, figuré en gouttière sur chaque moitié de l'os, et recouvert par une lame de substance compacte peu serrée, ayant, la postérieure, cinq millimètres d'épaisseur dans sa partie moyenne, et l'antérieure, trois dans le point correspondant.

5° Le sacrum, peu volumineux et formé par de la substance spongieuse.

6° Enfin, quatorze vertèbres, très-spongieuses, mais qui ne présentent rien que l'âge du sujet n'explique facilement.

N° 434.—Sur un même plateau, se trouvent rassemblés le bassin, les fémurs, les tibias et les péronés, les humérus; l'omoplate, la clavicule et l'avant-bras gauches d'un même sujet. Ces os ont subi un gonflement irrégulier qui, pour ceux des membres, affecte surtout les extrémités, le corps n'ayant souffert aucune altération de forme. Malheureusement ces pièces, comme tant d'autres, ne sont accompagnées d'aucun renseignement.

Le bassin est bien conformé; en arrière, les symphyses sacro-iliaques sont ossifiées, ce qui fait supposer que le sujet était assez avancé en âge. La face antérieure du corps du pubis gauche et presque toute sa branche descendante sont occupées par une tumeur osseuse, dont la base est aplatie d'un côté à l'autre. Cette tumeur tient au pubis par trois pédicules, dont le moyen est le plus large, et qui sont séparés les uns des autres par des trous arrondis traversant de part en part la base de la tumeur; celle-ci fait, au devant du corps du pubis, une saillie de quatre à cinq centimètres. En dedans, sa surface est lisse et unie; son extrémité libre paraît avoir été détournée en dehors. Elle est formée extérieurement par une couche de substance compacte très-mince et très-fragile : à l'intérieur, elle est comme vermoulue, divisée par de la substance compacte en cellules remplies d'une matière grasse, rougeâtre, en partie desséchée; ce qui semblerait indiquer que la tumeur contenait des parties molles pendant la vie. Le trou sous-pubien, du côté gauche, est libre, sauf une très-petite épine élevée sur son bord interne. Celui du côté droit est occupé presque en entier par un champignon osseux, né de la portion interne de sa circonférence, et divisé, à sa partie antérieure, en trois tubercules semblables à des portions de chou-fleur. Près du point où la branche descendante du pubis se joint à la branche ascendante de l'ischion, la substance osseuse de cette tumeur manque, et on aperçoit l'intérieur divisé en cellules remplies d'une matière semblable à celle qui existe dans la tumeur du pubis. Sur la partie moyenne de la lèvre externe de la crête de l'os iliaque, du côté gauche, s'élèvent deux ou trois tubercules irréguliers, tout à fait semblables pour l'aspect aux tumeurs dont nous avons déjà parlé.

Le fémur droit est terminé, supérieurement, par une énorme masse irrégulièrement arrondie, dans laquelle sont comme ensevelis la tête, le col et les deux trochanters. Cette masse est de même nature que les tumeurs du bassin : limitée à l'extérieur par une couche mince de substance compacte, elle est formée à l'intérieur par un tissu celluleux, dont les aréoles sont remplies d'une matière jaunâtre grasse. La tête, bien reconnaissable à sa forme sphérique, à son cartilage d'encroûtement, fait complétement corps avec la tumeur anormale en avant, en bas et en arrière ; en haut, et un peu en avant, elle en est séparée par une excavation irrégulière. La base du grand trochanter est fortement élargie. Immédiatement au-dessous d'elle, le fémur a ses dimensions naturelles Inférieurement, au-dessus des condyles, il s'élargit fortetement, et l'on aperçoit : sur sa face antérieure, deux petits tubercules ; sur sa face postérieure, plus près du bord interne que de l'externe, une tumeur à base large ; enfin, sur son bord interne, un peu au-dessus du lieu où s'insère le tendon du grand adducteur, une épine mince et triangulaire, aplatie d'avant en arrière. Les condyles n'ont, du reste, souffert aucune altération dans leur portion articulaire. L'augmentation du volume de l'extrémité inférieure de ce fémur portant seulement sur le côté interne, il en résulte que l'os paraît dévié en dehors ; mais si l'on pose les condyles sur un plan horizontal, on s'aperçoit que cette déviation n'est qu'apparente.

Le fémur gauche est à peu près dans le même état. La masse osseuse qui en occupe l'extrémité supérieure est seulement un peu moins grosse, de sorte que la cavité digitale du grand trochanter et la partie supérieure du col sont restées libres. La tumeur est assez régulière en avant et en bas ; en arrière, elle est inégale et bosselée. Sa texture est la même que celle de l'autre fémur. Sur le milieu de la ligne qui joint en arrière le grand et le petit trochanter, s'est développée une excroissance osseuse pédiculée, inégale, mamelonnée, qui ressemble à une framboise. La partie supérieure de la ligne âpre présente trois ou quatre tubercules isolés. Sur la face postérieure de l'extrémité inférieure, immédiatement au-dessus du condyle interne, s'élève une masse osseuse de même nature que les précédentes. Le condyle externe est entièrement libre.

A la jambe droite, le tibia et le péroné sont soudés. En bas, cette union semble n'être que le résultat de l'ossification des ligaments ; mais, en haut, la surface articulaire du péroné est éloignée de celle du tibia de cinq à six millimètres, et il existe entre elles un espace vide ; c'est plus bas que les deux os sont unis au moyen d'une masse osseuse irrégulière, née de la face postérieure du péroné, et soudée à une masse semblable, développée sur la face postérieure du tibia. En avant et au niveau du point de jonction des deux os, s'élève un tubercule assez volumineux, en forme de champignon. Par suite de l'écartement du tibia et du péroné à leur partie supérieure, l'espace interosseux est libre et agrandi. La partie moyenne des deux os ne présente aucune altération ; mais on trouve en haut, au-dessous de la tubérosité interne du tibia, et, en bas, derrière la malléole interne, une tumeur osseuse, du volume d'une petite noix, de même nature que les précédentes.

La jambe gauche présente des altérations analogues ; seulement les masses osseuses de nouvelle formation n'ont pas un volume aussi considérable. Supérieurement, la surface articulaire du péroné est rugueuse et séparée de la surface du tibia par un espace de sept à huit millimètres. La tumeur osseuse qui éloigne les deux os et sert en même temps à les réunir est située en arrière. Inférieurement, les deux os sont exactement appliqués l'un contre l'autre, et réunis par leurs ligaments ossifiés. En arrière, un prolongement osseux, parti du tibia, s'est obliquement étendu en dehors jusque sur le péroné, auquel il adhère. L'espace interosseux est élargi, surtout à sa partie supérieure. Derrière la tubérosité interne du tibia, est une tumeur osseuse d'un volume considérable et de même nature que les autres.

La tête, les deux tubérosités, la coulisse bicipitale de l'humérus droit sont dans l'état naturel. Le col chirurgical est un peu plus gros qu'il ne devrait l'être, mais régulier. Immédiatement au-dessous de lui, l'humérus est fortement aplati d'avant en arrière, et élargi dans le sens transversal. De chaque côté de cette surface plate, et sur les bords interne et externe, on voit des saillies anguleuses ; l'interne, fort étroite, se termine en bas par une apophyse longue de douze à quinze centimètres, conique, et tout à fait libre, également composée d'une croûte compacte recouvrant des cellules remplies de matière grasse. Cette altération n'occupe que la partie supérieure de l'os; dans le reste de son étendue, il a ses dimensions et sa configuration naturelle. C'est tout ce que nous possédons du membre droit : il est probable que le reste était sain.

Le membre supérieur gauche existe tout entier, moins la main.

La clavicule est courte et peu altérée. Son extrémité interne est fortement élargie d'avant en arrière; l'empreinte sur laquelle se fixe le ligament costo-claviculaire est plus prononcée que dans l'état normal. Vers l'extrémité externe, sur le point où se fixent les ligaments acromio-claviculaires, se voit une petite saillie de forme triangulaire et pyramidale. Le reste de l'os ne présente rien de particulier.

L'omoplate n'offre rien d'extraordinaire, à l'exception toutefois d'une petite saillie osseuse placée dans la fosse sous-épineuse, près du bord vertébral, et de deux épines situées sur le trajet des crêtes obliques qui parcourent la fosse sous-scapulaire et donnent insertion aux fibres du muscle de ce nom.

L'humérus présente une altération presque semblable à celle de l'humérus droit : au-dessous du col chirurgical, l'os est aplati d'un côté à l'autre; sa face interne est séparée en avant de l'externe par une éminence triangulaire comprimée et très-saillante. Cette face interne est fortement convexe, et présente, à la même hauteur, une tumeur à base très-large, qui s'étend jusque sur la face postérieure de l'os. La face externe est lisse et large, et son milieu est occupé par l'empreinte deltoïdienne, qui est très-prononcée. Le reste de l'os est intact.

Les altérations de l'avant-bras portent sur les deux os; mais l'état du radius ne paraît être que la conséquence des lésions observées sur le cubitus. Ce dernier est sain dans sa moitié supérieure. Vers sa partie moyenne, il est fortement et brusquement fléchi, comme s'il avait été fracturé, de telle sorte qu'il forme là un angle de cent soixante degrés environ, saillant en arrière. Au niveau de cet angle, sur la face antérieure et le bord externe de l'os, s'élève une tumeur osseuse, irrégulière, qui se porte à travers l'espace interosseux vers le bord interne du radius, bord qu'elle a refoulé, usé, et aux dépens duquel elle s'est creusé une sorte de lit. La moitié inférieure du cubitus paraît atrophiée et raccourcie; sa tête manque entièrement, et l'on ne trouve que l'apophyse styloïde qui est très-allongée, si bien que toute cette extrémité est taillée en bec de flûte et appliquée sur le bord externe du radius, bien au-dessus de la facette articulaire qui, dans l'état normal, est destinée à la recevoir. Quant au radius, les altérations qu'il a subies paraissent consécutives à celles qui viennent d'être décrites. D'une part, en effet, la tumeur qui occupe la partie moyenne du cubitus l'a repoussé en dehors, et lui a imprimé une courbure régulière à concavité interne; d'autre part, la main, se trouvant sans appui du côté du cubitus raccourci, s'est inclinée en dedans, et ce mouvement n'a pu s'accomplir sans entraîner peu à peu la déviation de la surface articulaire carpienne, laquelle présente en conséquence une forte obliquité de bas en haut et de dehors en dedans. Le mouvement de pronation s'exécute facilement, mais celui de supination forcée est empêché ou du moins gêné par la tumeur de l'espace interosseux.

Malgré la présence des tumeurs et des renflements que nous venons de décrire, le poids de ces os est peu considérable; ce qui s'explique facilement par la composition anatomique des tumeurs et par celle des os, dont le tissu est plutôt raréfié que condensé. Le bassin entier, moins le coccyx, pèse trois cent quatre-vingt-treize grammes. Le fémur droit en pèse trois cent quarante-deux; le gauche, trois cent quarante-trois; la jambe droite, deux cent soixante-douze; la gauche, deux cent quarante-six; l'humérus droit, cent vingt-sept; le gauche, cent vingt-cinq; la clavicule du même côté, dix-huit: l'omoplate, quarante-un; et enfin, l'avant-bras, soixante-onze. Un autre fait bien remarquable, c'est que, sur le membre inférieur ainsi que sur l'humérus, les altérations qui existent à droite sont symétriquement répétées à gauche, avec cette seule différence qu'elles ont atteint, de ce dernier côté, un moindre degré de développement.

N° 435. — Le sternum, la clavicule gauche, et l'une des côtes droites d'un sujet dont l'observation, envoyée en 1772 à l'Académie de chirurgie par Saucerotte, se trouve consignée (p. 407) dans les Mélanges de chirurgie qu'il fit imprimer en 1801. Nous allons en donner un extrait.

« Un habitant du village de Mangonville, à quatre lieues de Lunéville, âgé actuellement de trente-neuf ans (en 1772, époque de la communication faite à l'Académie de chirurgie), haut de cinq pieds deux à trois pouces (un mètre soixante-quinze à soixante-dix-huit centimètres), d'une stature grêle et mince, il y a six ans, s'aperçut alors que tous les os de son corps, à l'exception peut-être de ses dents, grossissaient peu à peu sans s'allonger, de manière qu'il estime présentement avoir les os au moins doublés en grosseur. Il est certain que c'est un homme extraordinaire, eu égard à la circonférence de son corps en général et de chacune de ses parties en détail, sans que les chairs y soient pour beaucoup, car elles sont flasques et affaissées. Cet homme est obligé de se faire faire des chapeaux, n'en trouvant point d'assez amples pour lui; ses yeux sont à fleur de tête par l'épaississement des os de l'orbite qui ont porté ces organes en dehors; les dents incisives du bas débordent celles du haut de l'épaisseur d'un doigt, ce qui n'est pas de même pour les molaires.

« Les mesures de la tête sont les suivantes : 1° de la racine du nez jusqu'à la nuque, en passant par la suture sagittale, vingt-un pouces (cinquante-huit centimètres) ; 2° depuis un trou auditif externe jusqu'à l'autre, en passant par le vertex, dix-neuf pouces (cinquante-deux centimètres) ; 3° circulairement, dans la plus grande circonférence, vingt-neuf pouces (quatre-vingts centimètres) ; 4° la mâchoire inférieure a dix-huit pouces (quarante-neuf centimètres et demi) de l'un de ses condyles à l'autre, en passant par les angles et le menton ; 5° de la partie inférieure moyenne du menton à la supérieure des dents incisives, il y a quatre pouces (onze centimètres), ce qui fait qu'elle pose sur la partie supérieure du sternum, et que le sujet paraît ne pas avoir de cou.

« La colonne vertébrale est d'un diamètre singulier ; il en est de même des clavicules. Les omoplates et les os des hanches ont prodigieusement pris d'étendue et d'épaisseur, de même que les côtes et le sternum ; de sorte que la poitrine est fort éminente et le ventre plat, eu égard à l'affaissement et à l'émaciation des parties molles. Les côtes paraissent, en quelques endroits, déborder les unes sur les autres. Les pieds et les mains sont excessivement gonflés. Les jambes seules paraissent, à la première inspection, ne point cadrer avec le reste du corps ; mais bientôt l'illusion cesse, si l'on songe qu'elles sont tout os, et qu'elles n'ont point ou presque point de mollet. Le poids total du sujet, qui était, il y a six ans, de cent dix-neuf livres (cinquante-neuf kilogrammes et demi), est maintenant de cent soixante-dix-huit livres (quatre-vingt-neuf kilogrammes), sans que l'embonpoint des chairs y soit pour quelque chose.

« Cet individu ne peut attribuer l'accroissement de ses

os à aucun état maladif. Actuellement, il est presque toujours assoupi, sans doute à cause de la compression du cerveau, par l'épaississement des os du crâne. Depuis environ deux ans, il éprouve une oppression continuelle, et le pouls est constamment si petit qu'on ne peut souvent le trouver. Enfin il ressent des douleurs universelles, dues probablement, dit l'auteur, à la distension du périoste et des autres parties membraneuses qui environnent les os. »

L'année d'après, au mois d'août, Saucerotte apprit à l'Académie que le sujet de l'observation, après avoir éprouvé pendant plusieurs mois beaucoup d'amélioration dans son état, était tout à coup tombé gravement malade, et avait succombé dans le courant de juillet. Il regrette, à la fin de sa lettre, que la piété mal entendue de la femme de cet homme se soit opposée à ce qu'on en fît l'autopsie. Elle poussa le culte pour la mémoire de son mari au point de venir prendre près du cimetière un logement d'où elle ne perdait pas de vue sa tombe. Il paraît que cette difficulté ne refroidit point le zèle de Saucerotte : il attendit patiemment que la femme elle-même fût morte, ce qui arriva bien des années après le décès du mari, et trouva moyen alors de se procurer les os de celui-ci, dont il envoya, comme échantillon, le sternum, une clavicule et une côte à la Société de la Faculté de médecine, ainsi qu'on peut le voir dans les Bulletins de cette Société (p. 129, séance du 10 novembre 1808). Ce sont précisément ces os qui figurent aujourd'hui au musée Dupuytren, sous le n° 435.

Ils ont une couleur brunâtre, due sans doute à leur long séjour dans la terre.

Le sternum est composé de deux pièces : 1° la poignée; 2° le corps et l'appendice xyphoïde, soudés ensemble. Ses dimensions, et particulièrement celles de la poignée, sont considérables. La longueur totale est de vingt-cinq centimètres; celle de la poignée seule est de six centimètres cinq millimètres. La largeur de la poignée, prise au niveau des cavités dans lesquelles s'implante le cartilage de la première côte, est de neuf centimètres. Celle du corps, au niveau des quatrième et cinquième cartilages sterno-costaux, est de cinq à six centimètres. L'appendice xyphoïde est aussi très-développé et aplati; il n'a pas moins de six centimètres de long sur près de trois de large. L'extérieur de cet os ne présente d'ailleurs rien de remarquable, si ce n'est l'étendue considérable des surfaces articulaires destinées à la clavicule. Son épaisseur est de quatre à cinq millimètres pour l'appendice xyphoïde, de dix à douze pour le corps, de quinze à dix-huit pour la poignée. Le poids de l'os entier est de quarante-neuf grammes.

La clavicule paraît avoir la longueur qui convient à la taille connue du sujet (seize centimètres d'une extrémité à l'autre, sans suivre les courbures). Sa partie moyenne est forte, sans cependant rien offrir d'extraordinaire sous ce rapport. Ce sont les extrémités, et particulièrement l'extrémité sternale, dont le volume est augmenté : cette augmentation est telle que la surface qui s'articule avec le sternum a trois centimètres de diamètre dans le sens antéro-postérieur, quatre dans le sens vertical, et onze de circonférence. L'extrémité acromiale est aussi très-large et fort épaisse, et les rugosités sur lesquelles s'insèrent les ligaments coraco-claviculaires sont extrèmement développées. Le poids de cet os est de trente-neuf grammes.

La côte que nous possédons appartient au côté droit :

c'est une côte sternale; elle est grande et forte. Sa longueur, mesurée à l'aide d'un fil, en suivant ses courbures et son bord supérieur, est de trente-cinq centimètres cinq millimètres. Son angle est très-prononcé, et la ligne oblique qu'on y observe est large et élevée. La portion du bord inférieur qui contribue à former la gouttière destinée aux vaisseaux et nerfs intercostaux est prolongée en bas, ce qui donne à la côte une largeur considérable, qui va toutefois en décroissant d'arrière en avant, de telle sorte qu'on mesure trois centimètres aux environs de l'angle, deux centimètres au milieu du corps, et douze millimètres seulement vers la partie antérieure. Le poids de l'os est de trente-cinq grammes.

Il est probable que Saucerotte s'est réservé les os les plus remarquables du sujet de son observation, et nous regrettons qu'avec ceux dont il a fait présent à la Faculté, il n'ait pas envoyé du moins les mesures et le poids des autres pièces du squelette restées en sa possession.

N° 436. — Squelette d'adulte, donné en 1815 par M. Breschet.

Ce squelette a été préparé et conservé avec ses ligaments; il présente des altérations semblables à celles qui ont été décrites n° 434, et qui occupent les mêmes points du système osseux.

La tête, le rachis, le sternum et les côtes ne présentent rien de particulier; on voit seulement, au côté gauche de l'arcade alvéolaire inférieure, une excavation en demi-lune, avec destruction de toutes les dents molaires, conséquence probable du développement de quelque tumeur cancéreuse ou autre; mais cette lésion ne paraît pas se rattacher à l'affection qui nous occupe. Le cartilage qui unit la première côte au sternum est entièrement ossifié, à droite comme à gauche, et l'ossification des autres cartilages, qui commence à se faire, s'annonce à la fois par la formation de petites plaques osseuses déposées à leur surface, tout près du sternum, et par le développement de petits noyaux qui en occupent le centre.

Le bassin est bien développé; mais : 1° La symphyse sacro-iliaque gauche est soudée. 2° De la partie postérieure de la symphyse du pubis naît une excroissance osseuse, de la forme et du volume d'une noisette, qui fait saillie dans l'excavation pelvienne. 3° Des éminences multipliées, dont le sommet est prolongé en forme de pointe, se voient dans les fosses iliaques externes, immédiatement au-dessous de la crête iliaque : une de ces éminences, placée à droite, est arrondie, bosselée, grosse comme une châtaigne, et constituée par une lame mince de tissu compacte enveloppant une trame celluleuse. 4° Dans les fosses iliaques internes, et particulièrement dans celle du côté droit, existent aussi des aspérités qui semblent formées par le soulèvement de la couche superficielle. 5° Enfin, des rugosités fort apparentes occupent le pourtour de la cavité cotyloïde et la surface de la tubérosité sciatique.

L'extrémité supérieure des deux fémurs est le siége d'un gonflement qui porte sur le col, sur la ligne qui s'étend en avant du grand au petit trochanter, enfin sur la surface d'implantation du tendon du grand fessier. L'extrémité inférieure du même os est aussi très-renflée, et a pris la forme d'un prisme triangulaire, dont un des angles fait saillie en avant, tandis que la face opposée, tournée en arrière, est très-large et aplatie. Outre ce renflement général, on aperçoit plusieurs tubercules osseux situés principalement sur le bord interne.

Les deux os de la jambe sont soudés ensemble, en haut comme en bas, à droite comme à gauche. En haut, la soudure a lieu au moyen de masses osseuses qui proviennent du tibia, et se sont prolongées vers le péroné, de manière à le repousser. Il existe de plus, tant en avant qu'en arrière, et surtout dans ce dernier sens, diverses productions qui ont la forme d'épines, et qui sont implantées, soit sur le tibia, soit sur le péroné. Du côté gauche, on remarque une masse globuleuse du volume d'une grosse châtaigne, formée par du tissu aréolaire, et appuyée sur l'extrémité supérieure de ce dernier os. En bas, les choses se sont passées de la même manière; seulement l'écartement des deux os de la jambe est moindre, et les tubercules osseux sont plus petits.

Les clavicules ne sont hypertrophiées que vers leur extrémité interne. Tel est le gonflement des inégalités destinées à l'insertion des ligaments costo-claviculaires que les clavicules portent immédiatement sur la première côte et sur son cartilage, et que leur extrémité articulaire, repoussée en haut, forme une saillie appréciable. Les omoplates sont peu altérées : quelques crêtes saillantes se voient dans les fosses sous-scapulaire et sous-épineuse.

Les humérus, des deux côtés, présentent immédiatement au-dessous du col chirurgical, plusieurs saillies osseuses en forme de tubercules ou d'épines, assez fortes et longues, dirigées de haut en bas, et dont les principales sont placées en avant et en arrière. L'avant-bras gauche manque tout entier, ainsi que la main du même côté. L'avant-bras

droit est remarquable par les rugosités et les saillies osseuses qui s'élèvent des deux os , près de leur extrémité
inférieure, et surtout par le raccourcissement du cubitus,
qui se termine huit à dix millimètres au-dessus de l'articulation du poignet.

Les surfaces articulaires paraissent exemptes d'altération. La main droite et les pieds sont aussi parfaitement
intacts; ce qui écarte la supposition , émise par quelques
personnes, que les lésions décrites pouvaient avoir pour
principe le vice goutteux.

N° 437. — Squelette d'un homme adulte, qui présente
des exostoses sur diverses parties , telles que le crâne , les
clavicules, les omoplates, les humérus, le radius droit ,
les fémurs, et le tibia droit ; pièce donnée par Béclard.

Toutes les parties exostosées sont remarquables par
leur couleur blanche et plâtreuse, et par leur aspect spongieux et aréolaire, ainsi que par la quantité considérable
de trous vasculaires qui en couvrent la surface.

Au crâne , le frontal , le pariétal droit et les deux fosses
temporales sont tapissés par une couche blanche, rugueuse et vasculaire, interrompue dans quelques points
par des érosions, au fond desquelles on aperçoit le tissu
propre des os, contrastant par sa couleur grisâtre avec
la matière de nouvelle formation. On trouve aussi cette
matière sur la mâchoire inférieure , sur la partie moyenne
de la clavicule droite, et sur l'angle inférieur des deux
omoplates. De plus, le bord spinal de l'omoplate gauche ,
les deux apophyses acromion et les extrémités correspondantes des clavicules sont en partie détruits par les
érosions profondes et multipliées. Le rachis , le sternum
et les côtes n'offrent aucune altération. Le bassin en serait

également exempt, si l'on n'apercevait quelques traces d'exostose sur la face antérieure du sacrum.

L'humérus droit porte une exostose limitée qui tient la place de l'empreinte deltoïdienne, qui présente les caractères indiqués, et autour de laquelle s'observent plusieurs érosions. L'humérus gauche est aussi le siége d'une exostose circonscrite, qui occupe et comble la gouttière destinée au nerf radial et à l'artère humérale profonde. Le radius droit est exostosé dans ses deux tiers supérieurs, et la matière osseuse est aussi criblée d'érosions qui pénètrent jusqu'au tissu de l'os sous-jacent. Une de ces érosions se fait jour dans l'articulation du coude, au milieu même de la surface articulaire radiale.

Le fémur gauche est le siége d'une hypertrophie qui commence au niveau des lignes inter-trochantériennes antérieure et postérieure, occupe le grand trochanter et tout le corps de l'os, et ne s'arrête que sept ou huit centimètres au-dessus des condyles. Cette exostose est considérable, car la circonférence de l'os varie entre quatorze et dix-huit centimètres, et sa surface est hérissée de lamelles et d'aiguilles osseuses, dirigées obliquement de bas en haut, et séparées les unes des autres par des fentes, des enfoncements alvéolaires ou des trous arrondis, orifices de canaux qui pénètrent dans la substance osseuse. Les lésions observées sur le fémur droit se bornent à un dépôt peu épais et peu étendu de matière blanche sur la partie supérieure du corps de l'os.

Le tibia droit présente une altération semblable à celle du fémur gauche, et qui occupe toute la diaphyse. Sa forme est triangulaire, et sa circonférence varie entre quatorze et dix-sept centimètres. Une coupe verticale, pratiquée sur ces os, permet de constater que : 1° le canal central ou médullaire existe, mais il est rétréci, principalement dans sa partie moyenne ; 2° les parois du cylindre osseux sont fort épaisses, jaunâtres près du canal, blanches et compactes en se rapprochant de la surface, mais semées alors de petites cavernes qui semblent rangées en ligne sur la limite de l'os primitif et du dépôt de matière nouvelle, et dont quelques-unes s'ouvrent à l'extérieur.

Le reste des membres, y compris les pieds et les mains, est dans un état parfait de conservation.

CHAPITRE VII.

ATROPHIE DES OS.

Les pièces contenues dans ce chapitre peuvent être rangées en deux sections, dont la première comprend les os de la tête, et la deuxième ceux des membres.

SECTION PREMIÈRE.

ATROPHIE DES OS DE LA TÊTE.

Quatre pièces seulement figurent dans cette section. Ce sont des voûtes du crâne, réduites, dans plusieurs points circonscrits, à une lame mince et transparente, par suite d'une atrophie qui ne porte que sur la table externe et sur le diploé, et laisse la table interne dans un état parfait d'intégrité. Le phénomène le plus remarquable sur ces pièces est le contraste qui existe entre la régularité de la cavité crânienne, considérée à l'intérieur, et les alternatives de bosselures et d'enfoncements présentées par sa surface extérieure : c'est là, sans doute, une circonstance embarrassante pour les phrénologistes. On pense généralement que cette altération survient chez les personnes avancées en âge : nous voyons, en effet, que l'une des pièces décrites plus bas (n° 440) provient d'une vieille femme de la Salpêtrière. Les autres paraissent aussi prises sur de vieux sujets.

N° 438. — Voûte du crâne, sur laquelle existe une atrophie de la table externe et du diploé; pièce donnée par M. Stanski, interne des hôpitaux.

Sur la surface extérieure de cette voûte du crâne, un peu en arrière des bosses pariétales, on remarque de chaque côté deux dépressions, la gauche plus considérable que la droite. Ces dépressions représentent chacune une fosse très-large, mais peu profonde, dont le fond est formé, dans une certaine étendue, par une lame mince, transparente, convexe, qui appartient à la table interne. Cette partie est entourée par un bord taillé en biseau régulier, à surface lisse, et qui paraît produit par un véritable affaissement de la table externe. Tout autour du point où se termine ce biseau, on voit au travers de la table externe une quantité considérable de petits sillons, remplis par une matière colorante rougeâtre, et semblables à ces petits vaisseaux développés au-dessous de l'épiderme qui recouvre la peau de la pommette chez les ivrognes de profession. Ces petits vaisseaux existent au-dessous de la table externe, sur toute l'étendue de cette voûte du crâne, mais ils ne sont pas aussi nombreux que dans le point que je viens d'indiquer, où, par leur nombre, ils communiquent à l'os une teinte rougeâtre. La suture sagittale et la partie moyenne de la suture fronto-pariétale sont soudées. La dépression du côté droit présente les mêmes particularités que celle du côté gauche, aux dimensions près.

La table interne offre partout une exacte continuité de niveau, et, sans la transparence qu'on observe dans les points qui correspondent aux dépressions extérieures, rien n'indiquerait leur présence. Regardée à contre-jour, cette table laisse voir dans son épaisseur les petits vaisseaux que nous avons déjà signalés au-dessous de la table externe. Du côté gauche, elle est parcourue par un sillon artériel, dans le fond duquel l'os est usé et perforé.

Au-dessous du frontal et surtout des pariétaux, le long de la gouttière longitudinale, on voit plusieurs de ces fosses dont nous avons déjà parlé à propos des tumeurs fongueuses de la dure-mère. Nous ferons remarquer que celle de ces fosses qui est située sous l'angle antérieur et supérieur du pariétal gauche aboutit en dehors à un énorme sinus veineux, qui, après un assez court trajet, se cache et rampe dans l'épaisseur de l'os, suivant le trajet du sillon principal de l'artère méningée moyenne, pour reparaître plus bas vers l'angle antérieur et inférieur du pariétal.

N° 439. — Voûte du crâne, provenant de la collection de Desault, sur laquelle existe une atrophie de la table externe et du diploé, au niveau des deux bosses pariétales.

Sur la surface extérieure de cette voûte du crâne, on voit, au niveau des deux bosses pariétales, une large dépression entourée et limitée par un bourrelet osseux assez saillant. Ce bourrelet n'est pas coupé à pic ; il se termine, comme dans la pièce précédente, vers le milieu de la dépression, par un talus régulier. Au centre, l'os, très-aminci, ne laisse cependant passer qu'avec difficulté la lumière, du côté gauche. Le pariétal droit est percé de part en part, vers la partie moyenne de la dépression, par une ouverture irrégulière, oblongue, dirigée transversalement. Quatre fissures peu étendues partent, en divergeant, de la circonférence de cette ouverture, dont les bords sont très-minces et transparents. Cette perforation et les fissures qui en partent sont-elles les résultats d'un travail physiologique ou les conséquences de quelque accident arrivé à la pièce après la mort ? C'est ce qu'il est difficile de décider.

Examinée à l'intérieur, la surface de cette voûte du crâne ne présente aucune différence de niveau dans les points correspondants aux dépressions extérieures. La table interne est criblée de sillons vasculaires, qui, sans avoir beaucoup de largeur, sont profonds et multipliés. Les fissures que nous avons signalées sur la circonférence de l'ouverture du pariétal droit, correspondent toutes au fond des sillons les plus remarquables par leur diamètre.

N° 440. — Voûte du crâne, recueillie sur une vieille femme de la Salpêtrière, et donnée par M. le professeur Cruveilhier.

La partie moyenne du frontal présente un assez grand nombre de dépressions, séparées par des mamelons intermédiaires : l'ensemble de ces saillies et de ces enfoncements alternatifs représente assez bien les impressions digitales et les éminences mamillaires de la surface interne des os du crâne; celles qu'on observe sur le frontal sont seulement plus profondes. M. Cruveilhier les considère comme le résultat de l'absorption du diploé : la table externe, n'étant plus soutenue, s'est affaissée vers l'interne, qui est régulière dans toute son étendue. L'os est très-aminci dans le point correspondant, et laisse passer la lumière. Le reste ne présente rien de particulier. Le poids de cette voûte est de deux cent trente-sept grammes.

N° 441. — Voûte du crâne, d'origine inconnue, sur laquelle on voit une atrophie semblable à celle des pièces précédentes.

Sur les parties latérales, un peu en arrière des bosses pariétales, existent deux dépressions oblongues, plus étendues d'avant en arrière que transversalement, dont le fond est parfaitement lisse et plane, et sur le pourtour desquelles le tissu osseux se relève en bosse. D'autres dépressions secondaires existent également au niveau de l'angle antérieur et inférieur des deux pariétaux. Si l'on interpose cette voûte du crâne entre l'œil et la lumière, on voit qu'elle est transparente au niveau des points déprimés, et formée d'une lame osseuse mince et blanche, analogue pour l'aspect à du parchemin : or, cette lame n'est autre chose que la table interne, comme on s'en assure en examinant l'intérieur de la cavité crânienne, qui a conservé sa disposition et ses courbures régulières. La suture sagittale a complétement disparu, et la fronto-pariétale est presque entièrement effacée.

SECTION II.

ATROPHIE DES OS DES MEMBRES.

N° 442. — Plusieurs os, provenant du squelette de Pouble, chirurgien de Voltaire.

Ces os sont : le fémur, le tibia, le péroné, et une partie du pied, du côté droit; l'humérus, le cubitus, le radius, et une partie de la main, du côté gauche.

Le fémur a été cassé vers sa partie moyenne, probablement après la mort. Sa forme et ses dimensions paraissent conservées, et il est de grande taille, puisqu'il a, du sommet du grand trochanter à la surface articulaire du condyle externe, cinquante - un centimètres ; cependant son poids n'est que de cent seize grammes. Cette légèreté est due, comme on peut s'en convaincre par une coupe verticale pratiquée sur la moitié inférieure, à la raréfaction du tissu celluleux, et surtout à la résorption de la lame compacte, qui est réduite à un millimètre d'épaisseur vers la partie moyenne de l'os, et qui est encore plus amincie du côté des extrémités. Ce fémur offre, en outre, des traces d'altération d'une autre nature. A la partie antérieure, immédiatement au-dessous du petit trochanter, existe une dépression qui paraît résulter de l'usure de l'os par quelque tumeur voisine, usure si profonde que le canal médullaire est ouvert. En bas et en arrière, quatre centimètres au-dessus de l'espace inter-condylien, on voit un trou arrondi, de quinze à dix-huit millimètres de largeur, et rempli par un tissu aréolaire qui supporte une matière desséchée et brunâtre, dont nous ne saurions aujourd'hui déterminer la nature, et qui était peut-être cancéreuse. Près de là, au-dessus du condyle externe, s'élève de la surface de l'os une petite tumeur osseuse du volume d'un pois ordinaire.

Le tibia, le péroné et le pied sont restés unis par leurs ligaments ; il ne manque du pied que les orteils. Ces divers os paraissent avoir conservé leurs dimensions ; le tibia n'a pas moins de trente-huit centimètres de longueur. Ils ne pèsent cependant, tous ensemble, que cent quarante-cinq grammes. La diaphyse du tibia et du péroné a gardé sa forme, et conserve assez de résistance ; mais leurs extrémités, ainsi que les os du pied, s'affaissent sous la pression. Le calcanéum et l'extrémité supérieure du tibia offrent même une déformation manifeste : nous ignorons si cette lésion existait avant la mort.

L'humérus gauche ne présente rien de particulier, si ce n'est la profondeur de la coulisse bicipitale. Sa longueur est de trente-deux centimètres, et son poids de soixante et un grammes. Le cubitus a sa forme normale, mais sa petite tête et son apophyse styloïde manquent ; on voit le jour au travers : il ne pèse que seize grammes. Enfin, le radius et la main, unis par des liens ligamenteux, pèsent ensemble trente-cinq grammes. Il manque à la main le pouce et le métacarpien qui le supporte et les doigts médius et annulaire.

N° 443. — Fémur droit d'un jeune enfant.

Cet os, qui a trente-quatre centimètres de longueur, est remarquable par la gracilité de sa partie moyenne et par sa légèreté extrême. Sa circonférence, mesurée vers son milieu, n'est en effet que de cinq centimètres, et son poids de cinquante-neuf grammes seulement. Une coupe verticale, pratiquée sur ce fémur, montre qu'il est entièrement privé de tissu réticulaire, et que la diaphyse est formée par les seules parois du cylindre osseux réduites à une épaisseur qui ne dépasse pas deux millimètres et qui descend au-dessous d'un demi-millimètre.

N° 444. — Fémur droit d'un enfant.

Cet os, également très-grêle, est plus court que le précédent, car il n'a que trente centimètres. Il présente de plus, vers son quart supérieur, une courbure assez prononcée, dont la convexité est tournée en dehors, et sa tête est déformée et aplatie, comme s'il eût existé une maladie de l'articulation de la hanche. Le poids de cet os , à travers lequel on voit le jour , est de soixante-sept grammes.

Nº 445. — Squelette de la jambe d'un enfant scrofuleux; pièce donnée par M. le professeur J. Cloquet.

La longueur de cette jambe est de trente-deux centimètres. La diaphyse seule est intacte; les extrémités sont vermoulues et en partie détruites. Le péroné est du volume d'une grosse plume. Les deux os , unis ensemble par le ligament inter-osseux , ne pèsent que quarante - trois grammes.

Nº 446. — Le calcanéum et l'astragale d'un adulte, maintenus en contact par leurs ligaments.

Ces os n'ont pas changé de forme; mais une coupe horizontale , menée d'avant en arrière , et les traversant tous deux , montre qu'ils sont formés d'une trame celluleuse très-déliée, enfermée dans une lame de tissu compacte extrêmement mince. Toute la pièce ne pèse pas plus de vingt-deux grammes.

CHAPITRE VIII.

RAMOLLISSEMENT DES OS.

N° 447. — Une seule pièce fait la matière de ce chapitre. C'est le squelette de la femme Supiot, devenue si célèbre depuis que Morand eut publié son histoire en 1762 et 1763. Cette femme était affectée d'un ramollissement général des os, qui avait débuté à un âge assez avancé. Nous allons extraire du travail de Morand tous les détails qui nous paraîtront dignes d'intérêt, et mettre en ordre l'observation prolixe rédigée par cet auteur.

Élisabeth Quériau, femme Supiot, est née vers 1717, d'un père et d'une mère sains et bien portants, qui moururent, le premier, à quatre-vingts ans, et l'autre à soixante. Pendant son enfance et sa jeunesse, sa santé fut toujours inégale, et son tempérament faible et délicat. Elle était sujette à des fluxions opiniâtres, à des gonflements de gencives qui abcédaient à la racine des dents, et à la suite desquels quelques dents tombaient. Souvent elle ne pouvait remuer la mâchoire inférieure, et y avait un gonflement qui, bien que léger, lui paraissait importun. Son haleine était ordinairement courte et sa respiration laborieuse; elle se plaignait de palpitations, d'étouffements, et était incommodée d'une petite toux sèche, de rhumes, d'enrouement et d'extinction de voix subite et momentanée. Son appétit a de tout temps été dépravé, et ses digestions difficiles ; des coliques, des borborygmes, un sentiment habituel de tension dans le ventre, des alternatives de constipation et de diarrhée, la tourmentèrent toute sa vie. Ses urines étaient communément d'une odeur désagréable et déposaient une quantité de sédiment gras, épais, blanchâtre ou cendré. Elle ressentait presque continuellement des douleurs vagues dans l'épine du dos et dans les mamelles, des crampes, des pesanteurs, des lassitudes spontanées dans les membres, des inquiétudes universelles, des démangeaisons qui la forçaient de se gratter au point de s'écorcher et d'occasionner un ulcère qu'elle a longtemps porté sur la jambe gauche. Elle eut plusieurs maladies considérables : entre autres, une pneumonie et une pleurésie, à l'âge de dix-sept ans ; trois ans plus tard, un érysipèle du visage et de la face ; puis, un rhumatisme universel avec douleurs très-aiguës, surtout du côté des hanches. Mais, ce qui est plus remarquable que tout le reste, c'est que les membres inférieurs, surtout celui du côté gauche, ont toujours été douloureux, difficiles à mouvoir, roides et affligés d'une grande faiblesse, qui la faisait chanceler en marchant, au point de fléchir souvent sous le poids de son corps. Cette incommodité, qui lui était pour ainsi dire naturelle, lui causait beaucoup de chagrin, parce qu'elle l'empêchait de se livrer à aucun exercice de longue haleine et la forçait de rester en place ou assise plus qu'elle n'aurait voulu.

Elle se maria à l'âge de vingt-neuf ans, et eut plusieurs enfants qui moururent tous de maladies ordinaires à leur âge. A la suite de ses deux premières couches, qui eurent lieu à trente et à trente-un ans, elle fut prise de douleurs

L.   39

dans les reins, et d'une double claudication. A trente-deux ans, elle fit une fausse couche à deux mois et demi, et eut à la suite une perte assez grave. Six semaines après, elle se heurta le pied gauche en quêtant dans l'église de Saint-Roch, ce qui la fit tomber, et causa à la jambe gauche une douleur très-vive, un gonflement général du membre, et une déviation du pied dont la pointe se porta en dehors : toutefois, un chirurgien appelé aussitôt (M. Leguernery) ne reconnut aucune fracture. Dans le courant de la même année, un effort qu'elle fit, en voulant se retenir dans une chute imminente, détermina le retour d'accidents semblables dans les deux membres inférieurs, et, de plus, une enflure et une douleur générales. Forcée de garder le lit, et traitée comme pour un rhumatisme, elle resta valétudinaire jusqu'à une quatrième couche, qui fut très-heureuse. Alors l'enflure se dissipa, mais les douleurs des extrémités persistèrent, et la malade resta impotente et incapable de se soutenir sur ses pieds : elle avait à cette époque un peu plus de trente-trois ans. Depuis lors, elle ne quitta presque plus le lit jusqu'à l'époque de sa mort qui survint vingt mois plus tard.

Six mois environ après cette dernière couche, quatorze mois avant la mort de cette malheureuse femme, ses douleurs générales se renouvelèrent plus fortement que jamais, et ses jambes commencèrent à être pliées par les contractions musculaires et attirées insensiblement vers les bras et la tête ; les autres parties solides du corps se ressentirent aussi de cet effet, et peu à peu les os de la poitrine et des membres supérieurs, ramollis et cédant à l'action musculaire, prirent diverses courbures, d'où résultèrent des changements singuliers dans la configuration du corps. Ces changements furent toujours accompagnés de douleurs et d'une sensation particulière dans la portion du squelette qui en était le siége, sensation que la malade exprimait en disant que cette partie travaillait. Ce travail n'était pas continu ; il y avait des moments d'exaspération et de relâche, durant lesquels tout le corps restait douloureux, au point qu'on ne pouvait le toucher ni le remuer qu'avec les plus grandes précautions, sous peine de faire tomber cette pauvre femme dans un état qui faisait craindre pour sa vie.

C'est vers cette époque que Morand vit pour la première fois la malade, et qu'il donna une description de son habitude extérieure. La première vue de la nommée Supiot, couchée sur le dos, dans un lit où l'on ne retrouve pour ainsi dire que la moitié d'une femme, offre, dit-il, un spectacle qu'il n'est pas aisé de rendre. Qu'on se figure une femme, qui non-seulement n'a ni pieds, ni jambes, ni cuisses, mais encore qu'on dirait au premier coup d'œil n'en avoir jamais eu, et dont la taille se termine au pubis ou à la partie inférieure du bassin ; les extrémités inférieures ayant éprouvé, sous l'influence des muscles, une déviation si singulière que l'os de la cuisse s'est courbé dans sa partie moyenne pour suivre le mouvement du pied et de la jambe, insensiblement rapprochés des lombes et des parties latérales du corps, au point que la jambe gauche semble vouloir se retirer sous le dos de la malade, qui, de ce côté, pourrait appuyer sa tête sur son pied. Cette situation forcée doit gêner la circulation ; aussi les membres sont-ils gonflés, et la peau qui les recouvre paraît épaissie, ferme et dure. Le thorax s'est affaissé dans quelques points. La partie supérieure et antérieure du sternum paraît bombée et même tuméfiée, tandis que sa partie inférieure est comme rentrée en dedans. L'extrémité sternale des clavicules fait beaucoup

plus de saillie en dehors que dans l'état naturel. Les extrémités supérieures, soutenues sur des petits coussins,
dont on change l'arrangement suivant les courbures que
prennent les os, sont disposées de telle sorte que le coude
du côté droit est appuyé sur la malléole interne du pied
du même côté, et la partie moyenne du bras gauche sur
la jambe correspondante, immédiatement au-dessous de
la rotule. Toute la main droite est atrophiée, et le poignet
paraît comme écrasé du côté du pouce; les doigts sont
tournés en dehors, ainsi que la main tout entière, qui
s'éloigne petit à petit du thorax et se dirige vers la tête.
La main gauche est tuméfiée comme le reste du corps.
Pour ce qui est des os de la tête, on n'y aperçoit rien
d'extraordinaire. Les dents sont noires et mobiles; les
gencives un peu gonflées et saignantes.

Tous ces détails indiquent un ramollissement des os,
au moins dans les endroits où ils ont perdu leur rectitude; mais les douleurs que causent les attouchements et
les mouvements un peu étendus empêchent qu'on ne s'assure positivement de ce fait. Levret, qui toucha la malade pendant sa vie, put cependant constater que le corps
et les branches du pubis fléchissaient dans toute leur
étendue, comme si l'os iliaque eût été fait de cire ramollie
en consistance de pâte ferme. La malade ne peut faire
aucun usage de ses membres; le seul mouvement dont
elle conserve la liberté est celui de la tête, ainsi que celui du bras gauche dans l'articulation avec l'omoplate.
Elle écarte aussi un peu les doigts les uns des autres,
mais ne peut les fléchir en aucune façon. Les mouvements
d'inspiration et d'expiration sont difficiles, et il y a de
temps à autre un crachement de sang, accident que
Morand attribue à la gêne éprouvée par les poumons.

Dans ce triste état, le visage n'est point défait, et on n'y reconnaît presque aucun signe de maladie. La femme Supiot est bien réglée et accomplit toutes ses fonctions ; et, bien qu'elle ne puisse se remuer ni changer d'attitude, elle satisfait sans peine et sans incommodité aux besoins naturels, les parties qui sont destinées aux évacuations étant un peu relevées par l'écartement violent des cuisses, dont on pourra prendre une idée exacte en examinant la figure que Morand a jointe à son Mémoire. Seulement, lorsque quelque partie de son corps travaille, pour employer son expression, les douleurs redoublent, l'appétit et le sommeil se perdent, la fièvre se ranime et s'accompagne de chaleur interne et de sueurs continuelles et abondantes. Cette chaleur brûlante, et la sensibilité extrême de toutes les parties du corps, ne permettent à la malade d'être couverte qu'avec une ou deux serviettes, quelque temps qu'il fasse.

La malade continua à vivre dans cet état, offrant de temps en temps des redoublements pendant lesquels s'exaspéraient les symptômes ordinaires, tels que fièvre, oppression, toux convulsive, crachement de sang, douleurs générales ; ces redoublements survenaient surtout quand l'époque des règles approchait, ou lorsque cette excrétion avait cessé. Dans les derniers temps de la vie, on vit paraître de la surdité, une faiblesse de la vue avec larmoiement, une grande sensibilité du crâne et du cuir chevelu qui empêchait de peigner la malade ; accidents qui firent penser à Morand que les os de la tête étaient alors plus particulièrement affectés. On remarqua aussi que les pieds se rapprochaient de plus en plus de la tête, que les angles de la mâchoire inférieure s'affaissaient insensiblement, que le sacrum présentait une dépression dans son milieu, que le col maigrissait de jour en jour, et que la poitrine, ainsi que le reste du corps, semblait perdre ses dimensions. Les sueurs tachaient le linge, et les crachats faisaient également des taches qui ne disparaissaient point à la lessive et ressemblaient à celles que produit l'onguent mercuriel. Enfin, le 9 novembre 1752, cette pauvre femme mourut au milieu de douleurs excessives, à l'âge de trente-cinq ans; et l'ouverture de son testament fit voir qu'elle désirait, dans l'intérêt de la science et de l'humanité, que son corps fût ouvert et disséqué par M. Dupouy, son chirurgien ordinaire. En conséquence, l'autopsie fut faite, le 10 novembre, par Dupouy et par Sue, en présence de Ferrein, Petit, Hérissant, Benomont, Lafaye et Verret.

Voici le résultat du procès-verbal d'ouverture :

Les os du crâne avaient doublé de volume, et étaient tellement ramollis qu'on les coupait facilement avec le scalpel. Les deux tables étaient confondues; on n'y reconnaissait aucune trace de diploé, et, en les comprimant un peu, on en faisait sortir un suc très-aqueux dont ils étaient abreuvés. Les sutures étaient presque détruites. Les os mêmes de la base du crâne, ainsi que l'apophyse pierreuse des temporaux, et tous les os de la face, les zygomatiques moins que les autres, participaient de cette mollesse. Les dents seules avaient conservé leur solidité, quoique la malade ait prétendu qu'elles étaient ramollies, ce qui venait de la flexibilité des os maxillaires.

Les vertèbres étaient souples et molles au toucher, et le changement de configuration du rachis peu sensible dans la région cervicale, mais assez remarquable dans la région dorsale qui, dans sa moitié supérieure, se portait un peu à droite en s'avançant en dedans de la poitrine, vers l'appendice xyphoïde. Les vertèbres lombaires étaient aussi un peu contournées de gauche à droite.

Le sternum avait, comme tous les os celluleux et spongieux, conservé une solidité apparente, mais il se coupait fort aisément. Les côtes, quoique molles, étaient cassantes dans presque toute leur longueur; toutes, excepté la dernière droite et les deux premières gauches, avaient changé de direction, et formaient, par leur incurvation dans divers endroits de leur trajet, différents angles plus ou moins obtus, dont le sommet était à l'extérieur du thorax.

Les os du bassin étaient ramollis; la portion iliaque avait fort peu d'étendue, beaucoup d'épaisseur, et sa face interne offrait des saillies et des inégalités. Le petit bassin avait des dimensions très-petites.

Les clavicules étaient presque cartilagineuses. Les omoplates, plus épaisses qu'à l'ordinaire, avaient en même temps perdu de leur étendue et s'étaient racornies. Leurs épines formaient, en se rapprochant de la côte supérieure de l'os, une sorte de conduit; la côte inférieure était échancrée en deux endroits, et contournée en S romaine; les apophyses acromion et coracoïde se joignaient presque.

Les os des membres, généralement diminués dans leur longueur comme dans leur largeur, présentaient en outre un volume qui n'était pas le même dans tout leur trajet, et ressemblaient plutôt à des cordes charnues renflées par places qu'à des os. Leur mollesse n'avait non plus rien d'uniforme : souples et pliants dans quelques endroits, ils étaient dans d'autres cassants quoique flexibles. On pouvait, en les tirant par les extrémités, les ramener à la direction naturelle, mais ils se repliaient bientôt dans les endroits où ils étaient courbés auparavant. La diaphyse se laissait entamer par le bistouri, et la substance compacte n'offrait aucune résistance, ramollie qu'elle était dans toute son étendue, presque détruite dans quelques endroits, ayant beaucoup perdu de son épaisseur dans d'autres. Les extrémités des os longs, ou les os spongieux, tels que la rotule, étaient fort souples, quelquefois mous et crispés, cédaient aisément à la moindre pression, et paraissaient sous les doigts comme des morceaux d'éponge. A l'intérieur, la substance réticulaire qui traverse le milieu des os longs pour soutenir la moelle était presque oblitérée, et la cavité intra-osseuse était remplie d'une substance fort rouge, semblable à du sang caillé qu'on aurait mêlé avec de la graisse. Tous ces changements étaient surtout apparents et ont été constatés sur les grands os, tels que le fémur, l'humérus, le tibia. Quant à ceux de petites dimensions, comme les phalanges, ils n'avaient pas la même mollesse, et paraissaient à la simple vue exempts d'altération; mais, avec le scalpel, on les coupait fort aisément, et ils étaient souples et élastiques comme de la baleine. Les cartilages articulaires de toutes les parties du corps n'étaient changés en aucune manière, et avaient conservé leur blancheur, leur poli et leur élasticité. Le fémur offrait une particularité remarquable: c'est que son col avait perdu ses dimensions, était rétréci et fort court.

Le squelette de cette femme, qui de l'Académie de chirurgie a passé à la Faculté, puis dans le musée Dupuytren, est incomplet. Les parties qui manquent sont : 1° la moitié antérieure de la calotte du crâne, 2° la main droite, 3° le fémur gauche et les trois quarts supérieurs de la jambe gauche. En outre, les mains et les pieds sont privés de plusieurs doigts et orteils. Le squelette a été disposé dans l'attitude que la malade gardait à la fin de sa vie, et dont on peut prendre une idée par la description précédente, ainsi que par la gravure faite d'après nature et pendant la vie, sous la direction de Morand, gravure que nous avons fait placer sur le même plateau que la pièce et à côté d'elle.

Aux détails précédents, nous avons quelques remarques à ajouter :

1° Le poids du tronc (tête, rachis, thorax et bassin) est de neuf cent vingt-cinq grammes ; celui du membre supérieur gauche de cent cinq ; celui du membre supérieur droit, moins la main, de soixante-quatorze ; celui du membre inférieur droit, qui est complet, de cent huit grammes ; enfin, celui du pied gauche, avec une petite portion de la jambe, de soixante-neuf. Tout ce que nous possédons du squelette pèse donc ensemble un kilogramme deux cent quatre-vingt-un grammes. 2° Le crâne a conservé de bonnes dimensions. 3° La mâchoire inférieure ne porte plus que les quatre incisives, qui sont complétement déchaussées : dans le point qui leur correspond, le corps de l'os a conservé quelque hauteur ; mais, de chaque côté, ce même corps, privé de dents, est réduit à une tige osseuse, arrondie et peu forte, qui décrit une courbe à concavité inférieure, produite sans doute par la contraction des muscles masséter et ptérygoïdien interne, agissant sur ce levier flexible dont l'extrémité antérieure seule résistait au moyen des dents qui rencontraient la mâchoire supérieure. Celle-ci a conservé toutes ses dents, qui se dirigent en avant, ainsi que l'arcade alvéolaire, la portion de l'os sur laquelle elles s'implantent n'étant plus assez solide pour les soutenir et résister à l'impulsion de bas en haut qu'elles reçoivent pendant la mastication. 4° Plusieurs vertèbres dorsales et lombaires sont affaissées, et cet affaissement porte sur le corps seul, nullement sur les masses apophysaires. Il en résulte que ces deux régions décrivent une grande courbure générale à concavité antérieure. Les corps de vertèbres dont le diamètre vertical est diminué sont ceux des septième, neuvième et onzième dorsales, et des première, troisième, quatrième et cinquième lombaires : parmi eux, le plus amoindri est celui de la première lombaire, qui est réduit à quelques millimètres de hauteur. 5° Le bassin est d'une prodigieuse petitesse, car les divers diamètres de l'excavation varient entre six et sept centimètres; la hauteur de la symphyse pubienne est de vingt-un millimètres; celle du sacrum, de quatre à cinq centimètres, sans suivre les courbures; la distance de la tubérosité sciatique au rebord supérieur de la cavité cotyloïde ne dépasse pas quatre centimètres. 6° Quant aux côtes et aux os des membres, ils sont de la plus extrême irrégularité. La texture de ces os desséchés est d'autant plus difficile à apprécier qu'ils sont couverts d'une épaisse couche de vernis. En les coupant, on voit cependant que leur tissu est jaunâtre, semblable à du liége, et interrompu comme lui par des aréoles remplies d'une substance noirâtre. Le centre des os longs est creux et plein d'une matière brune qu'on prendrait pour du terreau.

CHAPITRE IX.

CANCERS, KYSTES, ET TUMEURS DIVERSES
DES OS.

Vingt-huit pièces desséchées, conservées dans l'alcool,
ou modelées en cire, forment la matière de ce chapitre,
qui renferme des altérations observées sur tous les points
du squelette et trop diverses pour qu'il y ait lieu d'établir
quelque loi générale.

N° 448. — Voûte du crâne, donnée par M. le professeur Cruveilhier.

Cette pièce a été recueillie sur une femme affectée d'un
cancer de la mamelle. Le frontal, le pariétal et l'occipital
sont percés d'ouvertures arrondies, remplies par du tissu
cancéreux, dont il est impossible de reconnaître la nature
aujourd'hui qu'il est desséché. Elles sont beaucoup plus
nombreuses sur le pariétal gauche que sur le droit; on
n'en voit que trois sur le frontal, et une seule sur l'occipital, mais c'est la plus grande de toutes : elle a vingt-
cinq millimètres de largeur. Ces ouvertures ont cela de
particulier qu'elles sont plus larges du côté interne que
du côté externe; quelquefois même, tandis qu'elles sont
complètes en dedans, elles ne sont à l'extérieur indiquées que par une lamelle osseuse, mince et criblée de

petits trous qui lui donnent l'aspect de la dentelle. Celles qu'on voit sur le pariétal gauche sont tellement rapprochées qu'elles se confondent à la partie interne et que là la table cérébrale de l'os est détruite dans une assez grande étendue. Si l'on en examine le pourtour, on voit qu'il est formé par toute l'épaisseur du crâne, et que le diploé est détruit plus loin que les deux tables, de sorte qu'il règne autour de chaque perforation une sorte de rigole circulaire, dont les bords, dirigés vers le centre, sont minces et tranchants; dans l'intervalle qui existe entre eux, s'insinue la substance desséchée qui remplit les ouvertures et tient la place du tissu osseux détruit. D'après cette disposition, il est probable que la dégénérescence cancéreuse a débuté par le diploé, et s'est étendue de là à l'extérieur, en usant les deux tables de l'os avec une vitesse inégale, et en se faisant jour vers l'intérieur plus vite que du côté des téguments. L'épaisseur des os de ce crâne paraît normale. Les sutures persistent. Les sillons de l'artère méningée moyenne sont bien développés.

N° 449. — Sous ce numéro sont rangées deux pièces, dont l'une est la figure en cire, moulée par Pinson, d'un rachis et d'un bassin carcinomateux, tandis que l'autre est le squelette même de ce rachis et de ce bassin, trouvés dans les amphithéâtres de la Faculté.

Le squelette desséché, conservé avec ses ligaments et avec les extrémités vertébrales des côtes, est dans un grand état de délabrement, cassé en deux endroits, et rattaché avec des fils de fer. Il appartient à un sujet encore jeune, car les trois portions de l'os iliaque ne sont pas soudées. Le rachis a été fendu verticalement sur la ligne médiane et en avant; la section a porté sur le corps seul des ver-

tèbres, et cependant le canal rachidien est largement ouvert, ce qui prouve que les pédicules étaient ramollis et
flexibles. On voit que le canal médullaire est conservé ;
mais l'inspection de la coupe des corps de vertèbres apprend peu de choses relativement à la nature de la lésion,
à cause du mode de conservation ; il est seulement évident
que le tissu osseux, extrêmement raréfié et réduit à quelques fibrilles mélangées avec une matière aujourd'hui
desséchée et noirâtre, est enfermé dans une espèce d'enveloppe formée par la lame extérieure, qui seule est conservée. Les lames et les masses apophysaires semblent
partager l'altération des corps. L'inspection de la pièce de
cire apprend que : 1º toutes les vertèbres sont affectées,
à l'exception des deux premières ; 2º les parties malades
ont pris une couleur rouge plus ou moins foncée et mar-
quetée de brun, qui contraste avec la blancheur des cartilages intervertébraux ; 3º les corps des septième, huitième,
neuvième et douzième vertèbres dorsales sont affaissés et
réduits à la moitié de leur épaisseur ordinaire.

Le sacrum et les os coxaux présentent des lésions analogues : ils paraissent vermoulus et creusés de cavités,
très-apparentes sur la face antérieure du sacrum, dans les
fosses iliaques externes, le long de la crête iliaque, et à
la face externe des branches ascendantes de l'ischion. L'os
coxal, du côté gauche, est même complétement perforé
dans plusieurs points. Ces excavations et ces perforations
sont dues sans doute au développement de la matière
cancéreuse, qui s'est desséchée et a laissé des vides à sa
place, et dont la présence est indiquée, sur le modèle en
cire, par la couleur rougeâtre des tissus. Ce qui reste des
os est d'ailleurs solide et non friable. La pièce entière pèse
cinq cent soixante-cinq grammes.

N° 450. — Les cinq vertèbres lombaires et le bassin d'un vieillard ; pièce donnée par M. Saussier, interne des hôpitaux.

Cette pièce, qui est fort bien préparée, a été recueillie sur un individu mort dans le service de M. Petit, médecin de l'Hôtel-Dieu. Elle offre un bel exemple de cancer, développé à la fois dans le corps de la deuxième vertèbre lombaire et dans deux points de l'os iliaque droit.

Le corps de la deuxième vertèbre lombaire est détruit en avant, mais ses parties postérieure et latérales persistent, ainsi que les pédicules, les lames et les apophyses articulaires : aussi le rachis n'a-t-il subi aucune déviation, et l'on ne remarque aucun changement dans la forme et les dimensions du canal rachidien et des trous de conjugaison. Les parties détruites ont laissé à leur place une cavité limitée en arrière par du tissu osseux raréfié. L'apophyse transverse droite de la même vertèbre et la gauche de la troisième ont aussi disparu, et l'on trouve dans le lieu sur lequel elles s'implantaient une surface érodée.

La lésion la plus remarquable se voit sur l'os iliaque droit, dont elle occupe presque toute la moitié inférieure. Cette portion de l'os est transformée en une masse spongieuse, irrégulièrement arrondie, plus grosse que le poing. Sa texture est fort curieuse : elle est composée de lamelles excessivement fines, juxtaposées, convergeant vers le centre de la tumeur, ayant par conséquent une disposition radiée, et laissant entre elles une quantité innombrable d'espaces, d'autant plus étroits qu'ils se rapprochent davantage du centre. L'épine et la tubérosité sciatiques, la portion d'os qui les supporte, le bord antérieur de l'échancrure sciatique, la branche ascendante de l'ischion et la descendante du pubis, sont perdus dans la tumeur, et l'on en retrouve à peine quelques traces : celle-ci s'étend à la fois derrière la cavité cotyloïde, du côté de l'excavation pelvienne, dans l'échancrure sciatique, dans le trou obturateur, et sous l'arcade pubienne qu'elle comble ou rétrécit. La cavité cotyloïde existe tout entière, mais son fond est divisé par une solution de continuité, dirigée obliquement de haut en bas et d'arrière en avant, et placée sur les limites de la maladie; une solution de continuité horizontale existe aussi vers l'union du corps du pubis avec sa branche descendante, et l'on en voit une autre verticale un peu en dehors de l'épine du pubis. Malgré ces désordres, la masse morbide se continue encore avec les portions d'os voisines.

Une altération analogue, beaucoup moins considérable, car elle n'a guère que le volume d'une petite pomme d'api, existe sur le même os, près des deux épines iliaques postérieures, et fait saillie en même temps dans la fosse iliaque externe et du côté des gouttières sacrées. Les lamelles radiées de ces tumeurs formaient une sorte de réceptacle pour la matière cancéreuse.

N° 451.— Portion inférieure d'un os iliaque droit, dont la portion moyenne était sans doute occupée par une tumeur cancéreuse. La moitié interne seule de la cavité cotyloïde subsiste encore, et l'on voit en dehors l'os se partager en plusieurs fragments, comme si ses parties constituantes eussent été écartées de force par quelque puissance agissant du centre à la circonférence.

N° 452. — Fragment d'un os coxal, qui forme la partie supérieure de l'ilion, et qui a été déformé, usé et détruit par une tumeur cancéreuse. Ce fragment osseux est perforé dans son milieu, usé sur sa face interne, qui ressemble à de la pierre ponce, couvert, du côté externe, par des végétations osseuses déliées, semblables à de l'amiante, et découpé à sa partie inférieure, qui décrit une arcade à double cintre. Il est probable que, dans ce point où l'os a évidemment subi une perte de substance, siégeait la tumeur cancéreuse qui a produit l'altération observée sur les deux faces de l'os, en se propageant de leur côté et s'étalant sur elles.

N° 453. — Cancer de l'os des iles et du sacrum, donné par M. le professeur Cruveilhier, et conservé dans l'alcool.

On voit que la portion pubienne est entièrement détruite, et que la surface interne est érodée, ainsi que la face antérieure du sacrum, comme si la maladie, ayant débuté par le pubis, s'était de là étendue dans l'excavation pelvienne.

N° 454. — Moitié antérieure du bassin, sur laquelle on voit une tumeur osseuse qui remplit presque complétement l'excavation pelvienne.

Les os iliaques ne présentent aucune déformation. La tumeur, qui paraît implantée sur la partie postérieure de la symphyse du pubis, des branches descendante du pubis et ascendante de l'ischion, et de la tubérosité sciatique, ainsi que sur la demi-circonférence interne du trou obturateur, naît sans doute du périoste. Son volume est celui d'une tête de fœtus à terme : en haut, elle ne monte pas jusqu'au niveau du détroit supérieur du bassin; mais, dans le sens opposé, elle se prolonge au-dessous de l'arcade pubienne et descend plus bas que les tubérosités sciatiques. Sa forme est celle d'une sphère irrégulière, partagée en plusieurs lobes que séparent des sillons peu profonds, et chacun des lobes est lui-même granuleux. Cette tumeur est composée d'une multitude de petites masses osseuses, agglomérées, et réunies au moyen d'une matière brune dont il est aujourd'hui impossible de reconnaître la nature : ce sont ces petits noyaux osseux qui donnent à la masse morbide son aspect granuleux.

Cette tumeur, très-intéressante sous le rapport de l'obstacle insurmontable qu'elle apporte à l'accouchement, a été représentée par M. le professeur Moreau dans le Traité qu'il publie en ce moment.

N° 455. — Portion de la paroi thoracique, donnée par M. le professeur Cruveilhier, et conservée dans l'alcool; pièce sur laquelle on voit plusieurs côtes qui ont été dénudées, usées, et fracturées, par suite d'une affection cancéreuse.

N° 456. — Paroi antérieure du thorax, avec les clavicules et les omoplates, et portion d'un tibia scié suivant sa longueur; pièce conservée dans l'alcool, et sur laquelle on voit une dégénérescence squirrheuse du tissu osseux.

Cette pièce a été donnée par M. Stanski, qui a inséré l'observation complète dans les Bulletins de la Société anatomique, et dans sa Thèse inaugurale (Paris, 1839).

Le sujet de l'observation est un ancien instituteur, nommé Ballesme, reçu à l'infirmerie de Bicêtre en 1834, à l'âge de cinquante-deux ans, pour une tumeur cancéreuse du sein droit. Cet homme, né de parents dont aucun n'a été affecté de maladie cancéreuse, s'était aperçu, six ans auparavant, que son mamelon droit saignait légèrement, sans qu'il eût ni douleurs ni cuissons. Un an plus tard, le même écoulement sanguin s'était renouvelé, accompagné cette fois de douleurs. Au bout d'une autre année, avait paru dans ce lieu une induration qui, pendant deux ans, fit très-peu de progrès. Alors la tumeur commença à augmenter, et les douleurs devinrent vives et lancinantes.

En 1834, elle avait environ trois pouces (huit centimètres) d'étendue transversale, sur un pouce et demi (quatre centimètres) de haut en bas, était mobile sur les parties sous-jacentes, mais adhérente à la peau qui était rouge et non ulcérée, et causait des douleurs atroces. Trois ganglions durs et assez douloureux à la pression se trouvaient dans l'aisselle droite, et d'autres se sentaient derrière le grand pectoral et autour des vaisseaux axillaires. Le 30 avril de la même année, ces diverses tumeurs furent extirpées. Celle du sein était formée d'une substance grisâtre ou d'un blanc mat, dure dans toute son étendue, parsemée de petites masses grosses comme un pois, jaunes et friables, et offrant vers la partie externe des stries fort nombreuses de substance noire. Parmi les ganglions, les uns étaient formés d'une matière squirrheuse blanchâtre, d'autres présentaient une matière un peu jaune comme celle du sein. L'opération eut un heureux succès; mais le malade revint sept à huit mois après pour une récidive. Cette fois, on voyait immédiatement au-dessus de la cicatrice trois ou quatre petites tumeurs du volume d'une lentille, mobiles sous la peau, ulcérées, et par lesquelles s'écoulait du sang. Les douleurs étaient insupportables.

Un jour le malade s'aperçut, en soulevant son bras droit, d'une vive douleur vers l'extrémité interne de la clavicule correspondante. On constata une fracture qui se consolida ; mais, à la place de la fracture, parut une tumeur considérable, douloureuse au toucher ; et une tumeur semblable ne tarda pas à se montrer sur l'autre clavicule. Des douleurs extrêmement vives s'étendaient à toute la paroi antérieure du thorax, surtout du côté du sternum, et l'on s'assura que cet os, ainsi que les clavicules, cédait sous le doigt à la manière des tissus élastiques. La face interne du tibia droit devint aussi le siége de douleurs aiguës, et l'on y observa de la rougeur et du gonflement. Le malade fut pris d'une toux sèche, très-pénible à cause des douleurs qu'elle provoquait dans les parois thoraciques. Durant les deux ou trois semaines qui précédèrent la mort, il se plaignait de souffrir par tout le corps et gardait le lit dans une immobilité parfaite, craignant de se casser les os, qui lui paraissaient très-fragiles. La mort arriva deux ans après l'opération.

Le cadavre présentait une maigreur considérable. Le thorax était aplati d'avant en arrière, et le sternum paraissait enfoncé par rapport aux côtes. Après avoir enlevé la peau, on vit dans la région du sein droit, au devant du sternum et autour des clavicules, une couche mince de substance blanche, lardacée, criant sous le scalpel ; et, au-dessous de cette substance, évidemment squirrheuse, on trouva des traces d'anciennes fractures de côtes et deux ou trois solutions de continuité récentes. De plus, les extrémités des sept premières côtes, de chaque côté, ainsi que leurs cartilages, le sternum et les clavicules parurent complétement transformés en squirrhe, de sorte qu'on n'y apercevait aucune trace de tissu osseux. Enfin, le tibia droit offrait une dégénérescence lardacée moins étendue. Le foie présentait quatre à cinq turbercules squirrheux, de la grosseur d'une noisette, Les autres organes et viscères étaient sains.

Les pièces étant placées dans un bocal, il est impossible de les examiner à fond : on voit seulement très-bien que les clavicules sont molles, flexibles, sans résistance, car elles sont contournées et pliées sur elles-mêmes.

N° 457. — Clavicule droite, d'origine inconnue.

De cet os, il ne reste que les deux extrémités; toute la partie moyenne est occupée par une poche à parois membraneuses, fusiforme, longue de huit centimètres, en ayant environ quinze de circonférence dans le point le plus renflé, et continue avec les portions de l'os demeurées saines. Ce kyste a été ouvert, par en haut, au moyen d'une incision pratiquée suivant sa longueur; sa cavité est vide, et l'on aperçoit les deux fragments dont les bouts érodés forment une légère saillie dans son intérieur. Quelle matière remplissait ce kyste et a déterminé la destruction complète du corps de la clavicule? C'est ce que nous ignorons. Quoi qu'il en soit, la paroi membraneuse de la poche est de loin en loin doublée par des particules osseuses inégales et fort minces.

N° 458. — Cancer encéphaloïde développé dans l'épaisseur de l'épine de l'omoplate, de l'apophyse acromion et de l'extrémité externe de la clavicule gauche; pièce provenant d'un sujet mort à l'hôpital des cliniques, dans le service de M. le professeur Cloquet, en novembre 1835, et préparée par M. Lenoir, agrégé de la Faculté.

Cette pièce, disséquée avec soin et conservée par la dessiccation, est d'ailleurs fort bien disposée. Elle se compose de la partie supérieure gauche du thorax, du squelette de l'épaule, de l'articulation scapulo-humérale, et de la moitié supérieure de l'humérus. Toutes ces parties sont maintenues dans leurs rapports naturels par les ligaments et par quelques muscles qui ont été gardés. Les artères et les veines ont été injectées et suivies jusque dans la tumeur. On voit que celle-ci, réduite par la dessiccation au volume du poing d'un enfant, est placée derrière l'épaule, et occupe en effet la place de l'épine de l'omoplate, de l'apophyse acromion, de l'extrémité externe de la clavicule qui sont détruites, ainsi qu'une petite portion des fosses sus et sous-épineuse. Les bords supérieur et axillaire de l'omoplate sont intacts et supportent l'apophyse coracoïde et la cavité glénoïde, de sorte que la position de ces parties n'est pas changée et que l'articulation scapulo-humérale subsiste dans un état parfait d'intégrité : on conçoit toutefois combien eût été facile la rupture de l'un de ces fragiles supports, ou de tous deux ; espèce singulière de fracture qui eût amené le déplacement de l'articulation en masse. Quoi qu'il en soit, la tumeur ne fait saillie qu'en arrière, et ne paraît point, malgré la destruction partielle de l'omoplate, s'étendre du côté de la fosse sous-scapulaire et de la paroi thoracique. Elle est pénétrée par une grande quantité d'artères assez grosses et flexueuses, provenant de la scapulaire supérieure, de l'acromiale, de la circonflexe, et de la scapulaire inférieure ou commune ; de grosses veines tortueuses, échappées de sa partie inférieure, vont se jeter dans le tronc axillaire : en somme, cette production morbide est très-vasculaire. Aussi offrait-elle, pendant la vie du malade, des mouvements alternatifs d'expansion et de resserrement isochrones aux battements du cœur.

A la pièce sont joints, sous le même numéro, 1° un modèle en plâtre, représentant la forme de l'épaule avant la dissection; 2° un dessin de la pièce disséquée et encore fraîche. Sur ce dessin, on peut constater le volume réel de la tumeur, qui est à peu près celui du poing d'un adulte, et prendre une idée de l'aspect lobulé qu'elle présentait.

N° 459. — Dégénérescence cancéreuse de l'humérus; pièce conservée dans l'alcool.

La masse morbide est plus grosse qu'une tête d'adulte, et la continuité de l'humérus est interrompue. La moitié supérieure de l'os paraît avoir été détruite. Quant à la nature du tissu qui compose la tumeur, il serait difficile d'en juger dans l'état où est aujourd'hui la pièce.

N° 460. — Dégénérescence cancéreuse de tout le corps de l'humérus, conservée dans l'alcool.

Cette pièce est beaucoup mieux disposée que la précédente. On voit très-bien que : 1° La tumeur excède le volume d'une tête d'adulte. 2° Elle est arrondie et un peu allongée de haut en bas. 3° Elle envahit la totalité du corps de l'humérus, dont on ne retrouve que la tête et la surface articulaire radio-cubitale, encore revêtues de leur cartilage diarthrodial, placées à chaque extrémité de la masse cancéreuse, et perdues dans la substance dont celle-ci est formée. 4° La tumeur est fendue, et l'on aperçoit dans son centre une cavité anfractueuse et irrégulière, tandis que sa coupe présente un tissu blanchâtre, comme fibreux, homogène dans certains points, constitué dans d'autres par des lamelles horizontales superposées et convergeant vers le centre.

L'avant-bras et la main ont été gardés aussi; il nous

semble que l'extrémité supérieure du cubitus est déformée, épaissie, et peut-être envahie par une altération du même genre.

No 461. — Tumeur cancéreuse, développée devant l'articulation huméro-cubitale droite et la moitié supérieure de l'avant-bras, maladie qui a nécessité l'amputation du bras à l'union de son tiers inférieur avec ses deux tiers supérieurs.

Cette pièce, qui a été donnée par M. le professeur Dupuytren sans autres renseignements, se compose de l'extrémité inférieure de l'humérus et du cubitus tout entier, maintenus en position par les ligaments et par la tumeur elle-même. Celle-ci est aplatie d'avant en arrière, volumineuse, partagée en plusieurs lobes, et semble naître des faces antérieure et externe du cubitus et peut-être aussi de la partie inférieure de l'humérus. Quant au radius, il ne se trouve plus sur la pièce, soit qu'il ait été envahi et détruit par la tumeur, soit qu'il ait été seulement refoulé par elle et luxé, ce qui nous paraît plus probable. Quelle est la texture de cette production pathologique? C'est ce qu'il nous serait impossible de déterminer, dans l'état où se trouve actuellement cette pièce; nous voyons seulement que la masse morbide s'appuie en arrière et en dehors sur des végétations osseuses nées du cubitus, et contient elle-même dans son épaisseur plusieurs noyaux osseux.

N° 462. — Squelette de la main gauche, sur lequel on voit une tumeur ostéo-sarcomateuse.

La tumeur dont il s'agit est placée entre les troisième et cinquième métacarpiens, et constituée principalement par du tissu osseux. Sa forme, assez irrégulière, est celle d'un 8 de chiffre, dont la partie rétrécie, d'ailleurs assez peu marquée, correspond à peu près au métacarpe, tandis que l'un des renflements s'étend en arrière vers le dos de la main, et que l'autre se prolonge en avant du côté de la paume. Le renflement postérieur forme, juste au niveau de la partie inférieure du carpe, une saillie globuleuse, un peu plus grosse que la tête de l'humérus d'un adulte vigoureux, assez lisse en haut et en arrière, mais offrant en bas une large ouverture par laquelle on pénètre dans une excavation profonde. Le renflement antérieur, presque aussi gros que l'autre et beaucoup plus irrégulier, résulte de l'agglomération d'une grande quantité de granulations et de petites masses osseuses unies encore par une substance interposée et desséchée, et laissant entre elles des aréoles, remplies sans doute dans l'état frais par des tissus morbides. Nous supposons que la cavité du renflement postérieur servait aussi de réceptacle à quelque production organique. Quoi qu'il en soit, la tumeur, en se développant, a écarté fortement l'un de l'autre les troisième et cinquième métacarpiens. C'est ce dernier surtout qui s'est déplacé : il a conservé, à la vérité, son articulation supérieure avec l'os crochu ; mais il se dirige tellement en dedans qu'il forme presque un angle droit avec la main. Quant au quatrième, qui se trouvait sur le lieu même où nous voyons maintenant la tumeur, il est refoulé en arrière et en dehors, luxé à son extrémité supérieure, et courbé dans son milieu ; il paraît d'ailleurs avoir avec la masse morbide les rapports les plus intimes, et peut-être même lui a-t-il servi de point de départ. Les doigts annulaire et auriculaire manquant entièrement, bien que les surfaces articulaires destinées à les supporter existent et soient libres et saines, on ne peut savoir si la lésion que nous venons de décrire avait exercé sur eux quelque influence.

N° 463. — Tumeur cancéreuse, développée dans l'épaisseur d'un doigt; pièce donnée par le professeur Thillaye et conservée dans l'alcool.

La tumeur, qui a été gardée avec la peau qui la recouvre, est plus grosse qu'un œuf, dont elle a la forme. On l'a ouverte sur le côté, et l'on peut voir que les os sont entièrement fondus dans la masse morbide; on retrouve seulement, à l'une des extrémités, le métatarsien, dont la surface articulaire revêtue de cartilage ne paraît pas avoir participé à la maladie, et, à l'autre, un bout de la phalange unguéale, encore recouverte de ses parties molles et de l'ongle qui lui appartient.

N° 464. — Extrémité supérieure du col du fémur, du côté droit; pièce donnée par M. Blandin, chef des travaux anatomiques, et sur laquelle la presque totalité du col du fémur et la partie voisine du corps sont enveloppés d'une tumeur cancéreuse grosse comme le poing. La partie interne du col et la tête sont intactes et non comprises dans la masse morbide. Cette altération s'est-elle étendue au tissu osseux? est-elle demeurée bornée au périoste? Pour décider cette question, il faudrait avoir scié le fémur, ce qui n'a pas été fait; toutefois, on peut voir que le grand trochanter est altéré et en partie détruit.

N° 465. — Fémur gauche, d'origine inconnue.

Le col du fémur et les trochanters sont intacts; mais la totalité de la diaphyse et l'extrémité inférieure sont malades. L'altération consiste en une quantité considérable de végétations osseuses qui environnent le fémur et sont particulièrement développées en arrière et sur les côtés. Les plus volumineuses se trouvent dans le premier sens et sur le trajet de la ligne âpre, où elles forment une série composée de masses irrégulières, anguleuses, de deux à trois centimètres de saillie, assez semblables pour l'aspect aux figures des chaines de montagnes représentées sur les cartes de géographie; d'autres, plus petites, se voient sur la face externe. En dedans et en avant, il en existe fort peu; mais le fémur est là recouvert d'une espèce d'écorce ou de couche mince, dont la surface présente des sillons verticaux et parallèles. La matière nouvelle, qui forme tant la couche antérieure que les végétations postérieures et externes, est d'un blanc grisâtre, friable, formée de lamelles ou de fibrilles entrecroisées dans différentes directions, parallèles, perpendiculaires, ou obliques par rapport au plan de l'os qui les supporte, et séparées par des canaux, des anfractuosités, des gouttières, des sillons de forme et de grandeur variées. Sous cette enveloppe, qui se détache par fragments comme de l'écorce pourrie, on aperçoit le fémur rugueux, dépoli, ou même érodé, et complétement privé de sa lame compacte. Le quart inférieur de l'os, tout à fait dépourvu de végétations nouvelles, offre au plus haut degré la dernière lésion dont nous venons de parler. Enfin, on ne trouve plus trace de l'extrémité articulaire et des condyles qui semblent s'être détachés dans l'interligne épiphysaire, et la portion d'os mise à nu par cette perte de substance présente à l'œil un tissu celluleux, raréfié, pareil à de la pierre ponce.

Nous pensons que le fémur était enseveli au centre d'une masse cancéreuse à laquelle les végétations osseuses servaient en quelque sorte de support. Nous sommes soutenu dans cette idée par la ressemblance frappante existant entre cette pièce et l'avant-bras décrit sous le n° 279, avant-bras qui se trouve par erreur au milieu des caries, et qui est bien réellement une variété d'ostéosarcôme, comme cela résulte d'une note remise par M. Ollivier (d'Angers), qui a lui-même observé la maladie et recueilli la pièce.

N° 466. — Les trois quarts supérieurs d'un fémur droit, présentant une altération qui, sans être absolument semblable à la précédente , offre cependant avec elle une certaine analogie.

La lésion est ici à la fois plus circonscrite et plus prononcée. A la partie interne et supérieure du corps du fémur , immédiatement au-dessous du petit trochanter , on aperçoit une masse osseuse considérable, de la forme d'une pyramide triangulaire , dont la base , qui n'a pas moins de douze centimètres d'étendue verticale, s'implante sur l'os, tandis que le sommet est libre. La hauteur de cette pyramide est de sept à huit centimètres ; son diamètre antéro-postérieur , dans sa partie la plus large , n'est pas moindre ; sa couleur est grise ; sa surface est très-irrégulière et parsemée d'éminences tantôt anguleuses , tantôt mamelonnées , séparées les unes des autres par des sillons, des gouttières étroites et profondes , des trous arrondis et infundibuliformes. Le tissu qui la constitue est un tissu celluleux, dont les aréoles sont bien apparentes, et la trame serrée , épaisse et résistante. Ce qu'il y a de fort remarquable, ce sont les canaux qui parcourent cette tumeur. Le plus considérable la traverse de haut en bas, dans son plus grand diamètre, parallèlement au fémur

dont il est éloigné de douze à quinze millimètres ; à s
partie supérieure en aboutissent cinq autres, qui tous s
portent en divergeant de haut en bas et d'arrière en avan
Tous ces canaux ont été indiqués sur la pièce, au moyen d
fils de laiton : nous supposons qu'ils logeaient l'artère fémo
rale profonde et des ramifications artérielles parties de c
tronc et allant se jeter dans la tumeur cancéreuse appuyé
probablement sur la base osseuse que nous venons de dé
crire. Quelques autres canaux perçaient encore la tumeu
dans diverses directions.

Les parties voisines du fémur sont couvertes d'un
croûte osseuse de nouvelle formation, très-épaisse au ni
veau des lignes inter-trochantériennes antérieure et pos
térieure et sur le grand trochanter lui-même. La tête d
fémur et une grande partie du col manquent, et semblen
avoir été détruits, si l'on en juge par l'état de la partie qu
persiste. Cette destruction tiendrait-elle à ce que la mala
die occupait l'os iliaque en même temps que le fémur? L
fait serait fort curieux ; mais malheureusement il es
impossible, faute de renseignements, de rien décider
cet égard.

N° 467. — Sous ce numéro figurent deux pièces : l'un
est un énorme ostéosarcôme de la partie inférieure d
fémur gauche ; l'autre est une figure en cire représentan
la même maladie avec les deux os de la jambe. Ces pièce
ont été données par le professeur Boyer, qui a consign
les détails relatifs à elles dans son Traité des maladie
chirurgicales (édition de 1822, tome III, page 600). Voic
un extrait de l'observation de Boyer.

Victoire-Marie Pellerin, âgée de trente ans, née de
parents sains, ayant des frères et des sœurs d'une bonne

,anté et d'une constitution robuste, est elle-même et a
oujours été bien portante. Mariée, elle a eu six enfants,
lont quatre sont vivants. Le père, les frères, les sœurs,
es neveux et les enfants de cette femme présentent tous,
lepuis leur tendre enfance, des tubercules osseux, à base
)eu étendue, à sommet conique et aigu, situés sur la face
:xterne des côtes moyennes ou à la partie supérieure de
a face interne du tibia. Ces tumeurs indolentes ne font
lucun progrès depuis très-longtemps. La malade elle-
nême porte des tubercules semblables à la partie supé-
'ieure de la face antérieure de l'humérus gauche, à la
)artie supérieure de la face interne du tibia droit, et à la
)artie inférieure et antérieure du tibia gauche. Depuis sa
eunesse s'est montré, sans cause connue, au milieu du
'émur droit, un de ces tubercules de forme oblongue,
)ccupant toute la circonférence du fémur, de trois pouces
le diamètre sur quatre de contour, dont le développe-
nent a été accompagné de douleurs assez vives, et qui
lepuis est demeuré indolent et stationnaire.

Dès l'âge le plus tendre, survinrent, vers le milieu de
a cuisse gauche, des douleurs obtuses ; puis l'on vit pa-
·aître dans le même lieu une tumeur médiocre, qui ne
it que des progrès lents pendant la jeunesse, et n'attei-
ʒnit guère que le volume du poing jusqu'à l'âge de vingt-
luit ans environ. Alors, elle commença à grossir de plus
ʒn plus rapidement, et donna lieu à des douleurs intolé-
rables. À l'époque où la malade entra à la Charité, la tumeur s'étendait depuis le milieu de la cuisse jusqu'au
genou inclusivement ; on distinguait au-dessous l'évasement des condyles du tibia, la tension du ligament inférieur de la rotule, et cet os lui-même appliqué au devant
de la tumeur et comme enseveli dans cette dernière. La

jambe était ordinairement dans une flexion médiocre
quelques mouvements de l'articulation du genou étaien
encore possibles; la marche était facile et non doulou
reuse, et, six semaines avant, la malade avait fait si
lieues à pied sur le pavé de Paris : elle pouvait mêm
frapper fortement le sol avec le pied du côté malade san
souffrir. La tumeur, dont la forme générale se rapprocha
de celle d'une sphère, présentait dans sa circonférenc
plusieurs grandes saillies coniques, à base très-large. S
consistance paraissait osseuse; quelques points des plu
saillants offraient de l'élasticité et de la résistance. La pea
qui la recouvrait, fort distendue, était parcourue pa
des veines très-dilatées, et elle n'était rouge que dans le
points sur lesquels elle reposait habituellement. La cir
conférence de sa partie moyenne avait trente pouces troi
lignes (quatre-vingt-trois centimètres) d'étendue; sa hau
teur était de dix pouces sept lignes (vingt-neuf cen
timètres). La tumeur, déjà si volumineuse, continuant
faire des progrès sensibles, Boyer se décida à pratique
l'amputation de la cuisse, qui ne présenta rien de parti
culier et qui eut une heureuse issue.

Aussitôt après l'opération, le membre retranché pesa
trente-six livres (dix-huit kilogrammes). Les muscles an
térieurs de la cuisse étaient amincis et élargis; l'artèr
fémorale et la poplitée, soulevées, distendues et apla
ties, mais sans altération; le nerf sciatique et ses deu
branches, repoussés en arrière, distendus et étalés: la ro
tule et son ligament inférieur, dans l'état naturel, sauf l
dépression et l'amincissement de son cartilage, d'ailleur
intact, dans quelques points correspondants aux saillie
de la surface de la tumeur.

Celle-ci, dépouillée des muscles, était formée par un

masse, couleur de perle, élastique, demi-transparente, se laissant pénétrer facilement, même avec l'ongle, mais point diffluente, quoique son aspect pût la faire juger gélatineuse. Elle pouvait être comparée, pour la forme, à une énorme pomme de terre, composée de quatre lobes principaux, et subdivisée à l'infini en un grand nombre de petits lobules. Un large sillon parcourait la face antérieure, et répondait à la place occupée par le tendon du muscle tri-fémoro-rotulien. Deux autres sillons étroits, mais profonds, parcouraient d'abord parallèlement la face postérieure, et s'écartaient ensuite en bas, en dessinant le trajet des deux lèvres de la ligne âpre et gardant avec les parties molles les rapports naturels de cette double crête. Tous ces détails peuvent être constatés sur le modèle en cire que possède le musée. On y voit aussi aux deux extrémités du tibia et du péroné, sur leurs faces antérieure et postérieure, plusieurs excroissances coniques, à sommet aigu, semblables pour l'aspect à celles qui ont été décrites n°ˢ 434 et 436, et formées d'une couche osseuse mince et tendre, et d'une substance intérieure cartilaginiforme, granulée, pareille à celle de la tumeur du fémur.

Le périoste, épaissi, plus consistant et donnant attache aux fibres charnues, passait directement de l'un à l'autre des lobules, et envoyait dans le fond de chaque sillon un prolongement fibro-cellulaire, consistant, comparable au prolongement de la pie-mère dans les anfractuosités cérébrales, et qu'on n'arrachait qu'avec peine.

Cette enveloppe membraneuse enlevée avec soin, la tumeur mise à nu offrait une structure et une consistance analogues à celles d'un cartilage encore mou et granulé, et, dans quelques points, après avoir entamé cette substance peu profondément, on découvrait dans son épaisseur des filets osseux nombreux, isolés, parallèles, incomplétement organisés et à demi solides. La lame d'un scalpel, plongée au milieu de cette masse, était arrêtée à une certaine profondeur par une substance osseuse dans laquelle elle s'engageait. Le bout du fémur, supérieurement, jusqu'à son immersion dans la tumeur, et la surface articulaire des condyles, depuis leur émersion, présentaient l'étendue, le diamètre, la direction, la forme et la structure naturelles. Les ligaments de l'articulation du genou étaient dans leur état normal. La membrane synoviale était injectée, épaissie et dure, surtout devant les ligaments croisés. La moitié inférieure du fémur avec la rotule et les deux os de la jambe, complétement dépouillés de parties molles et frais, pesaient dix-neuf livres (neuf kilogrammes et cinq cents grammes).

Fendu avec la scie, selon l'axe du fémur et dans l'intervalle des condyles, l'os a conservé sa forme et sa consistance jusqu'au tiers de la hauteur de la tumeur dont il est seulement embrassé. Les condyles et la portion d'os qui les surmonte immédiatement ne présentent non plus rien d'anormal. Dans l'intervalle de ces deux portions, les parois du fémur s'étaient généralement écartées de l'axe de la cavité médullaire, et en même temps les lames de la substance compacte s'étaient éloignées, isolées, déviées en dedans et en dehors, puis transformées en filets de plus en plus déliés, et avaient ainsi converti cette substance en un tissu aréolaire, surtout vers le centre de la dilatation. Dans ce même lieu, plusieurs points de la circonférence de l'os présentaient une interruption plus ou moins complète, et en même temps les parois du cylindre étaient déjetées en dehors, en sorte que l'os avait là quelque ressemblance avec un tuyau de métal qui aurait éclaté par une force agissant de dedans en dehors. Dans toute l'étendue du fémur, du reste, le tissu aréolaire central paraissait sain, et les aréoles n'étaient occupées par aucune partie molle d'apparence charnue ni par aucune matière puriforme ou autre. De toute la circonférence de cette portion dégénérée du fémur partaient des jetées plus ou moins volumineuses d'un réseau osseux, qui se portaient, en rayonnant et dans une direction excentrique, vers la périphérie de la tumeur, en se divisant et se subdivisant à l'infini et se confondant entre elles. C'étaient les dernières ramifications de ce réseau osseux qui fournissaient les filets osseux imparfaits que l'on trouvait sur la surface de la tumeur cartilagineuse. On peut constater l'exactitude de tous ces détails sur la pièce qui est entre nos mains, et qui n'est autre chose que la moitié externe de la tumeur en question. On y reconnaît de plus très-manifestement la coupe de plusieurs cavités à parois membraneuses.

Boyer fit macérer la moitié interne de la tumeur, et non l'externe, comme il le dit par inadvertance, et vit que le réseau extérieur était d'une texture particulière et tout à fait distincte de celle du réseau formé par la transformation des parois du cylindre médullaire, réseau dans lequel on reconnaissait la texture de l'os primitif. Des portions considérables du réseau extérieur se sont trouvées complétement isolées ; quelques-unes même étaient placées à une grande distance de l'os, et se sont séparées pendant la préparation. La plus grande partie de la tumeur était constituée par la substance cartilaginiforme ; celle-ci en formait la périphérie, et remplissait les intervalles nombreux et spacieux du réseau extérieur. Dans plusieurs points, cette substance était altérée, ramollie, rouge, et comparable, pour l'aspect seulement, à de la gelée de groseilles. Dans d'autres points, existaient des foyers contenant une matière sanguinolente. Vers la partie postérieure, on en voyait plusieurs autres, et notamment un capable d'admettre une noix, à parois irrégulières, grises ou jaunâtres, tapissées par une membrane accidentelle, contenant un ichor jaunâtre et fétide, et en tout semblables aux foyers cancéreux. Tous ces foyers étaient fort éloignés de l'os primitif, et sans aucun rapport avec le réseau osseux extérieur.

N° 468. — Moitié inférieure du fémur gauche; pièce donnée par la Société anatomique, et sur laquelle on voit des altérations que nous croyons devoir rapporter au développement d'une production cancéreuse dans le tissu même de cet os.

Ce fragment de fémur provient d'un jeune sujet, car l'extrémité épiphysaire n'est pas encore soudée. Presque toute la surface est recouverte d'une couche de matière osseuse nouvelle, blanche et mamelonnée, épaisse, surtout en arrière. La portion triangulaire de la face postérieure du fémur qui est interceptée entre les deux branches de bifurcation de la ligne âpre est seule dépourvue de ce dépôt osseux, et l'on y voit à nu la surface même de l'os creusée par des érosions très-irrégulières et comme déchiquetées; mais ce qui est le plus remarquable, c'est que l'os est traversé d'avant en arrière par une ouverture de deux centimètres de hauteur sur quinze millimètres de largeur, laquelle est située immédiatement au-dessus de l'espace inter-condylien, et résulte d'une perte de substance éprouvée par le fémur. Enfin, le cartilage d'incrustation des condyles est détruit dans une partie de son étendue, et la substance spongieuse de l'os est à découvert, ce qui semble indiquer que l'articulation fémoro-tibiale n'est point demeurée étrangère à la maladie.

Une section verticale et antéro-postérieure pratiquée sur l'os permet de constater que : 1° Les parois de l'excavation indiquée sont très-anfractueuses, irrégulières, et remplies d'une matière desséchée, dont la couleur est jaunâtre, et que nous supposons être le résidu d'une masse de tissu cancéreux développée dans le sein même de l'os. 2° Au-dessus de cette altération, point de départ de toutes les autres, le canal médullaire est bien développé et rempli par un tissu aréolaire, au centre duquel on aperçoit de distance en distance quelques petites cavernes, servant sans doute aussi de foyers à des noyaux de matière cancéreuse, indiquée par le même résidu jaunâtre dont il a été question plus haut. 3° La paroi du cylindre osseux est décomposée en deux portions : l'une, interne, compacte, qui semble nécrosée ; l'autre, externe, raréfiée, celluleuse, séparée de la précédente par un sillon, et recouverte elle-même de la couche nouvelle précédemment mentionnée, couche distincte de l'os primitif par la direction de ses fibres qui s'implantent perpendiculairement sur lui. Ces dernières lésions nous paraissent secondaires et déterminées par l'affection cancéreuse, qui est ici la maladie essentielle et primordiale.

N° 469. — Tumeur cancéreuse développée dans l'épaisseur du fémur ; pièce conservée dans l'alcool.

La tumeur est aussi grosse qu'une tête d'homme, bien qu'elle ait été divisée par le milieu, ainsi que l'os sur le trajet duquel elle est placée. La continuité de celui-ci est interrompue vers sa partie inférieure, et il semble que la production morbide s'insinue dans le canal médullaire de chaque fragment. L'articulation du genou paraît saine. La nature de la tumeur serait difficile à déterminer d'après la seule inspection ; cependant, comme son centre est creusé d'une vaste cavité, dont les parois ont conservé, malgré des lavages répétés, une coloration brunâtre qui indique la présence d'un épanchement sanguin, nous pensons qu'il s'agit ici d'un cancer encéphaloïde.

Nº 470. — Le tiers inférieur du fémur et la moitié supérieure de la jambe, du côté droit, maintenus en rapport au moyen des ligaments croisés du genou ; pièce sur laquelle on voit un ostéosarcôme développé aux dépens du tibia.

La tumeur occupe les deux cinquièmes supérieurs environ du tibia. Son volume, dans l'état de parfaite dessiccation où elle se trouve actuellement, est celui de la tête d'un enfant d'un an. C'est du côté externe surtout qu'elle s'est portée ; elle est irrégulièrement arrondie, bosselée, divisée en plusieurs lobes, et creusée d'excavations plus ou moins irrégulières, dont une très-vaste, ouverte du côté externe, se prolonge dans l'épaisseur même de l'os, au-dessous de la facette articulaire condylienne. Sa surface est en partie tapissée par une couche brune résultant de la dessiccation d'une substance, distincte de la trame osseuse, et dont il est impossible aujourd'hui de déterminer la nature. Dans les points où cette couche a été enlevée, on trouve au-dessous d'elle le tissu osseux disposé sous la forme de lamelles ou d'aiguilles rayonnées, entre lesquelles existent des espaces en forme d'alvéoles. Immédiatement au-dessous de la tumeur, le tibia paraît sain. En haut, celle-ci remonte jusque sur la limite de la surface articulaire, qu'elle déborde même en avant sous la forme d'un bourrelet peu saillant; mais elle ne pénètre pas dans l'articulation, dont les parties constituantes paraissent exemptes de toute altération. Bien qu'elle s'étende du côté externe, elle n'a pas envahi le péroné; elle l'a seulement repoussé en dehors, de telle sorte que l'espace interosseux est agrandi, et que le ligament latéral externe est fort allongé : de son côté, le péroné ayant opposé de la résistance, il en est résulté que la tumeur s'est creusée, au niveau de cet os, d'un profond sillon dans lequel il est comme enseveli, parfaitement sain du côté qui touche à la masse morbide, couvert en avant et en arrière de végétations osseuses qui tendent à se confondre avec elle.

Une double coupe verticale, pratiquée sur la partie du tibia qui est malade, fait voir que la tumeur a son origine dans le tibia. En bas, on aperçoit cet os sain, mais couvert d'une couche peu épaisse de matière osseuse nouvelle; à mesure qu'on s'élève du côté de l'articulation du genou, la lame compacte diminue, et, au contraire, la couche de nouvelle formation augmente d'épaisseur, et paraît formée par l'agglomération de fibres jaunâtres très-serrées et perpendiculaires au plan de l'os sur lequel elles s'implantent; plus haut, la lame compacte se perd entièrement, et les fibres qui constituent la production pathologique, plus distantes les unes des autres et plus longues, se portent dans toutes les directions en rayonnant et laissant ainsi entre elles des intervalles qui servaient de réceptacle à la matière cancéreuse qui faisait sans doute le complément de la production organique qui nous occupe. Le tissu osseux accidentel s'appuie donc en bas sur la lame compacte, tandis qu'en haut il se trouve, par suite de la destruction de cette lame, en connexion avec le tissu central du tibia.

Qu'on ne croie pas cependant pour cela qu'il y ait continuité et confusion entre les deux tissus : outre qu'ils se
distinguent par la différence de leur aspect, l'un étant
fibreux et l'autre celluleux ou aréolaire, il existe entre eux
un sillon bien prononcé. Indépendamment de cette disposition générale, on remarque encore, au sein de la masse
morbide, d'une part, des interruptions ou cavernes, très-
incomplétement remplies par une substance noirâtre et
desséchée, et, d'une autre part, des noyaux circonscrits
résultant de la condensation de la matière osseuse. Le
plus singulier de ces noyaux osseux forme le fond de l'excavation qui mine la facette condylienne externe. On dirait, à son aspect, à sa densité et à son isolement au
moyen d'un sillon périphérique, que c'est un de ces séquestres qui succèdent à l'infiltration tuberculeuse et
dont nous avons décrit plusieurs exemples dans le chapitre
consacré à la carie. S'il en était ainsi, on pourrait donc,
dans le tissu osseux comme dans les parties molles, observer à la fois les affections tuberculeuse et cancéreuse.

Nº 471. — Extrémité supérieure du tibia droit, qui a
probablement été affecté d'un ostéosarcome.

La portion d'os dont il s'agit représente un peu plus du
tiers de la longueur du tibia; elle est en quelque sorte
ensevelie sous une masse de végétations osseuses, plus
grosse que le poing, et développée surtout en arrière.
Cette masse osseuse est formée par une matière friable,
d'un gris blanchâtre, disposée en lamelles ou en filaments
légèrement courbés, couchés les uns à côté des autres,
inclinés sous divers angles, et s'insérant en général sur
le tibia, d'où ils s'écartent en rayonnant dans toutes les
directions. Sur la face externe, il y a un endroit où ces

fibres osseuses, à la fois courtes et très-déliées, repro-
duisent assez exactement la figure qu'on obtient en présentant un aimant à une masse de limaille de fer, ou
bien encore celle qu'on détermine en soufflant doucement
sur une peau d'animal garnie de poils fins, courts et soyeux.
Dans une certaine étendue de la face interne, le tibia est
entièrement à nu, et l'on aperçoit sa surface criblée de
trous et semblable à de la dentelle. En bas, cet os se
termine par plusieurs pointes aiguës, irrégulières, et
comme érodées, ce qui indique une solution de continuité,
conséquence manifeste de la lésion qui nous occupe. En
haut, on voit encore les cartilages articulaires, mais ils
sont rugueux et inégaux; d'une autre part, les facettes
condyliennes sont cernées de tous côtés, ou par des végétations osseuses, ou par du tissu celluleux érodé; elles
sont elles-mêmes altérées en arrière, et ont subi dans ce
sens une légère perte de substance. De plus, on aperçoit
à droite et à gauche deux cavernes anfractueuses, qui
minent les surfaces articulaires, et s'avancent assez loin
au-dessous d'elles.

Le sujet sur lequel cette pièce a été recueillie n'était
pas très-avancé en âge, car on reconnaît encore très-bien
l'interligne épiphysaire.

N° 472. — Sous ce numéro figurent deux pièces en cire,
données par le professeur Dupuytren, et qui représentent
un cancer développé dans la partie supérieure de la jambe,
maladie pour laquelle fut pratiquée l'amputation de la
cuisse.

Sur l'une de ces pièces, on voit la tumeur revêtue de
ses parties molles ; sur l'autre, on la voit disséquée et
fendue verticalement et d'avant en arrière : cette coupe

prouve que la tumeur est creusée de plusieurs cavités séparées les unes des autres par des cloisons osseuses.

N° 473. — Autre pièce en cire, modelée par M. J. Cloquet, en 1813, et représentant une masse cancéreuse développée à la partie supérieure du péroné.

La maladie a été observée par M. Cloquet lui-même : c'est une tumeur grosse comme la tête d'un enfant de trois mois, lobulée, d'une couleur violacée, qui paraît formée par du tissu encéphaloïde, couvre les faces postérieure et externe du tibia, et s'étend jusque derrière l'articulation du genou.

N° 474. — Cancer encéphaloïde, développé dans l'épaisseur du péroné gauche ; pièce donnée par M. le professeur Cruveilhier, et conservée dans l'alcool.

La tumeur, du volume d'un gros œuf, occupe l'extrémité inférieure de l'os et la malléole externe. En s'avançant du côté interne et en arrière, elle a déterminé l'usure du tibia. Elle a été fendue dans son milieu verticalement et d'un côté à l'autre, et cette coupe permet de constater que : 1° il ne reste pas de trace du péroné au niveau de la maladie ; 2° le centre de la tumeur est d'un blanc jaunâtre qui contraste avec la couleur brune, puis grise de la portion périphérique. Tout le reste de la jambe et du pied est exempt d'altération..

N° 475. — Modèle en cire, représentant une tumeur cancéreuse observée par M. Blancheton, et affectant à la fois la diaphyse du tibia et celle du péroné dans la plus grande partie de leur étendue.

CHAPITRE X.

PIÈCES DIVERSES.

Nous avons rangé dans ce chapitre plusieurs altérations qui ne peuvent être rapportées à aucune de celles qui ont été examinées et décrites jusqu'ici. Nous y avons aussi placé, dans une espèce de *post-scriptum*, toutes les pièces qui avaient été oubliées, ou qui ne nous sont parvenues qu'après l'impression des parties de cet ouvrage auxquelles elles se rapportent.

N° 476. — Voûte du crâne du nommé Julemier, idiot; pièce donnée par la Société anatomique.

La configuration extérieure du crâne de cet idiot rappelle la conformation du crâne de notre illustre Bichat. Le pariétal droit est très-bombé, et surpasse de beaucoup le niveau du pariétal gauche : près de la suture sagittale, vers le sinciput, ce pariétal droit forme une bosse assez considérable. L'état des sutures est remarquable. Le frontal, le pariétal gauche et l'occipital ne font plus qu'une seule pièce : le temporal de ce côté a été désarticulé, mais il n'a pu l'être qu'à l'aide de la scie et du marteau, comme le démontrent les traces laissées par ces deux instruments; de sorte que le pariétal gauche est soudé avec tous les os qui l'environnent, moins le pariétal droit. Celui-ci, au contraire, est libre de tous côtés, excepté dans le quart inférieur de la suture fronto-pariétale, qui est soudée : c'est probablement l'intégrité des sutures du côté droit qui a permis l'ampliation de la cavité crânienne de ce côté.

La surface interne de cette cavité est remarquable par le développement considérable de toutes les saillies qui s'y rencontrent. La protubérance occipitale interne, la crête occipitale interne, qui se prolonge supérieurement jusqu'à l'angle supérieur de l'occipital, font une saillie de près d'un centimètre. La gouttière longitudinale, très-marquée au niveau des pariétaux, s'efface peu à peu à mesure qu'elle approche de l'occipital, où l'on ne trouve plus qu'une trace légère des deux gouttières latérales. Les impressions digitales sont très-profondes. Les éminences mamillaires représentent assez bien les anfractuosités du cerveau; elles sont très-saillantes, et forment tantôt des lignes continues et diversement contournées, tantôt de gros mamelons séparés. Il semble que le cerveau, ayant longtemps fait effort contre la surface interne de ces os, ait fini par y laisser son empreinte profondément et solidement gravée.

Les dimensions de cette voûte du crâne sont les suivantes : De l'apophyse orbitaire externe d'un côté à celle du côté opposé, dix centimètres trois millimètres; de la ligne courbe temporale d'un côté à celle du côté opposé, au niveau des bosses frontales, dix centimètres. Hauteur verticale du front, de l'échancrure sus-orbitaire à la partie supérieure de la bosse frontale, quatre centimètres cinq millimètres. Dans ce point, la direction du frontal est parfaitement verticale; mais, immédiatement au-dessus des bosses frontales, le coronal s'aplatit, et sa direction

se rapproche de la ligne horizontale. Circonférence, quarante-huit centimètres. Diamètre antéro-postérieur, dix-
sept centimètres. Diamètre transversal, d'une bosse pariétale à l'autre, treize centimètres cinq millimètres.
Toutes ces mesures ont été prises à l'extérieur du crâne.

N° 477. — Tibia droit, d'origine inconnue.

A la face interne de ce tibia, vers l'union du tiers supérieur avec le tiers moyen, on voit un renflement à base
large, à surface lisse et semblable à celle du reste de
l'os avec laquelle elle se continue sans transition sensible. Ce renflement est assez considérable pour que le
tibia ait acquis, dans le point gonflé, plus de treize
centimètres de circonférence. Cependant, d'une part, le
poids de l'os est peu considérable eu égard à sa grandeur, puisqu'il a trente-six centimètres de long et qu'il
ne pèse que deux cent treize grammes ; d'une autre part,
si l'on percute l'endroit malade, on obtient un son clair :
il n'est donc guère possible de penser que le gonflement
soit dû à une hypertrophie. Pour éclaircir complétement
le fait, nous avons pratiqué une section verticale dirigée
d'avant en arrière, et nous avons ainsi acquis la certitude
que la texture de l'os n'est aucunement altérée au niveau
de l'endroit renflé ; la lame compacte légèrement amincie
s'écarte de l'axe du tibia, comme si celui-ci eût été soufflé
de dedans en dehors, et la cavité intérieure du cylindre
osseux, qui se trouve de cette façon élargie, est remplie
par un tissu celluleux dont les aréoles, bien développées, sont plus étendues en longueur que dans toute
autre dimension.

N° 478. — Squelette d'un pied gangrené ; pièce donnée

par M. Maunoury, interne des hôpitaux, et conservée dans l'alcool.

On voit qu'il n'est resté de ce pied que l'astragale, le calcanéum, et le cuboïde qui est très-déformé. Ces os, ainsi que ceux de la jambe et l'articulation tibio-tarsienne, paraissent altérés ; mais il est impossible, à cause du mode de conservation de la pièce, d'apprécier d'une manière exacte la nature de la lésion et d'en donner une description circonstanciée.

N° 479. — Figure en cire, exécutée par Pinson, et donnée par M. Ruffin, chirurgien de l'hôpital Saint-Louis.

Cette figure représente la main gauche d'un sujet scrofuleux, dont les doigts annulaire et médius sont déformés et déviés de leur direction normale, par suite du développement de cette maladie du tissu osseux que Boyer appelait encore spina ventosa des enfants et qui n'est autre chose que l'affection tuberculeuse des phalanges.

N° 480. — Autre modèle en cire, donné aussi par M. Ruffin, et représentant une main gauche de scrofuleux, dont les doigts médius et annulaire sont détruits, tandis que l'index et l'auriculaire sont considérablement écartés et qu'il existe entre eux une énorme plaie ulcéreuse, couverte de fongosités.

N° 481. — Squelette du thorax d'un jeune militaire atteint d'une plaie d'arme à feu, compliquée du séjour d'une balle dans la poitrine pendant plusieurs mois ; pièce donnée par M. le baron Larrey, qui a inséré dans ses Mémoires de chirurgie militaire (t. IV, p. 255) l'observation fort curieuse de ce fait.

« Un jeune voltigeur de l'ex-garde avait reçu un coup
« de feu au combat de Paris, au pied de la colline de
« Sèvres. La balle, qui avait porté de haut en bas, avait
« coupé comme avec un emporte-pièce la moitié supé-
« rieure de l'épaisseur de la quatrième côte, à un pouce et
« demi (quatre centimètres) environ de son cartilage ster-
« nal. Ce projectile s'enfonça dans la poitrine, traversa
« une partie de cette cavité, et vint sans doute frapper la
« colonne dorsale. Cette blessure fut accompagnée d'hé-
« morrhagie, d'épanchement sanguin, de faiblesses fré-
« quentes, d'oppression et de crachements de sang, et le
« malade fut en danger de mort.

« Transporté d'abord dans les ambulances établies aux
« abattoirs de Paris, il y resta jusqu'en avril 1814, époque
« à laquelle il fut transporté à l'hôpital du Gros-Caillou. Il
« offrait alors un empyème purulent, et, à la partie su-
« périeure et droite de la poitrine, une plaie fistuleuse par
« laquelle s'écoulait, à chaque pansement, une ou plu-
« sieurs palettes de pus, que le malade faisait sortir lui-
« même en se couchant sur le côté droit, ayant la tête et
« le corps inclinés. Pour connaître la direction et l'étendue
« de cette plaie, M. Larrey introduisit une algalie flexible
« et légèrement courbée dans la cavité de la poitrine : elle
« pénétrait sans effort jusqu'à la partie la plus déclive, et
« parcourait un grand espace de cette cavité, au fond de
« laquelle on sentait un corps dur et métallique, placé
« vers le lieu d'élection de l'opération de l'empyème, ainsi
« qu'on s'en assura à l'extérieur au moyen de la même al-
« galie. C'est là aussi que le malade rapportait la présence
« de la balle. D'après ces indices, M. Larrey jugea conve-
« nable de pratiquer une contre-ouverture au point du
« thorax le plus en rapport avec le fond du foyer, c'est-à-

« dire dans l'intervalle très-dilaté de la huitième à la neu-
« vième côte. Il s'écoula trois palettes de pus, et M. Larrey
« découvrit la balle, qui était aplatie, et qu'il tira facile-
« ment à l'aide d'une pince à polypes.

« La matière purulente cessa de passer par la plaie su-
« périeure, qui tarda peu à se cicatriser. Tous les jours
« l'écoulement par la plaie de l'opération diminuait; les
« fonctions se rétablissaient, et le blessé avait recouvré le
« sommeil et l'appétit. Le côté malade de la poitrine, qui
« était plus saillant que le côté opposé avant l'opération,
« s'affaissait sensiblement, et les côtes s'étaient rappro-
« chées les unes des autres, au point que l'intervalle de
« celle où avait été faite l'opération avait disparu avant la
« fin du troisième mois, et que le mamelon droit était
« descendu à deux travers de doigt plus bas que le gau-
« che. A cette époque, on pouvait à peine passer un sty-
« let dans la plaie, dont la suppuration était peu abon-
« dante et de bonne qualité; enfin, tout annonçait une
« guérison complète et prochaine, lorsque tout à coup ce
« jeune soldat, ayant fait un excès en eau-de-vie, fut pris
« d'une entérite aiguë qui causa sa mort, six mois après
« l'accident et environ cent jours après l'opération.

« A l'ouverture du cadavre, on trouva la plaie supé-
« rieure cicatrisée à l'extérieur, et remplie dans l'inter-
« valle des côtes par un tissu cellulaire serré; il n'y avait
« plus de communication avec le foyer de la maladie, qui
« se bornait à une très-courte distance de la plaie infé-
« rieure : celle-ci était considérablement rétrécie, et les
« deux côtes correspondantes étaient rapprochées de ma-
« nière à se toucher. La plèvre costale avait acquis une
« épaisseur prodigieuse; le médiastin était déprimé du
« côté malade; et le poumon, refoulé et atrophié, rem-

« plissait la partie supérieure de la cavité thoracique. »

Sur la pièce que nous avons entre les mains et qui consiste en un thorax complet et bien préparé, on voit parfaitement l'ouverture d'entrée de la balle, qui est en partie osseuse et en partie membraneuse ; et l'ouverture, résultat de l'opération par laquelle on l'a retirée, est indiquée à l'encre et avec un ruban rouge. Le thorax paraît également développé des deux côtés ; mais, ce qui est bien remarquable, c'est que toutes les côtes du côté malade , à l'exception des deux premières et de la dernière , sont affectées d'un épaississement considérable , et ont pris une forme triangulaire dont la base est tournée en dehors tandis que le sommet correspond à la cavité thoracique.

N° 482. — Rachis , os iliaque , fémur et péroné d'un individu d'une taille gigantesque.

Ces os appartiennent à un jeune sujet , puisque les épiphyses ne sont pas encore soudées et ont été perdues ; ils ont des proportions vraiment gigantesques. Pour en faire juger, il nous suffira d'indiquer ici quelques mesures. Le corps de la dernière vertèbre lombaire a six centimètres et demi d'étendue transversale , et quatre centimètres et demi d'avant en arrière. Sur l'os coxal , on trouve vingt-six centimètres de l'épine du pubis au milieu de la crête iliaque , sans suivre les courbures de l'os. Le trou sous-pubien a sept centimètres quatre millimètres dans son diamètre vertical , et quatre centimètres quatre millimètres dans son diamètre transversal. Le fémur , dépourvu de ses extrémités épiphysaires , n'a cependant pas moins de cinquante-six centimètres de longueur , et son poids est de six cent vingt-deux grammes. Le péroné , également privé de ses épiphyses, a cependant encore quarante-deux centimètres de long.

Plusieurs pièces, nous étant parvenues trop tard, n'ont pu trouver place dans cette description; mais elles ont été rangées dans le musée près des pièces avec lesquelles elles présentent le plus d'analogie, et désignées par le même numéro, auquel on a seulement ajouté une lettre *a. b. c.*, etc. Nous allons indiquer ici les principales de ces pièces :

N° 2 *a.* — Région lombaire du rachis; pièce sur laquelle existe une fracture par écrasement de la troisième vertèbre lombaire.

N° 27 *a.* — Portion de la voûte du crâne d'un enfant de six ans; pièce donnée par M. Blandin, chef des travaux anatomiques de la Faculté, et sur laquelle on voit une fracture comminutive avec enfoncement des fragments et hernie du cerveau à travers les intervalles qui existent entre les pièces osseuses déprimées.

N° 48 *a.* — Voûte du crâne donnée par la Société anatomique; pièce sur laquelle on aperçoit les traces d'une solution de continuité produite par un instrument qui a porté son action sur le milieu du frontal. Un morceau de la table interne éclatée a été légèrement enfoncé du côté du cerveau, et cependant la cicatrisation s'est effectuée.

Nº 53 *a*. — Tête sur laquelle se voient des fractures multiples des os du crâne et des mâchoires supérieure et inférieure; pièce donnée par M. Pasquier, interne des hôpitaux, et que nous plaçons ici, non qu'elle offre de la ressemblance avec celle qui est décrite n° 53, mais parce que nous avons cru convenable de ranger après les fractures du crâne et de la face une tête sur laquelle se trouvent rassemblées ces deux espèces de fractures.

Nº 247 *a*. — Sous ce numéro et à la suite des fractures, figurent sur un même plateau plusieurs os fracturés recueillis sur des animaux, et dont quelques-uns ont été décrits et gravés dans les Mémoires de l'Académie de chirurgie.

Nº 260 *a*. — Fragment de la colonne vertébrale et du sacrum, sciés verticalement sur la ligne médiane; pièce donnée par M. le professeur Cruveilhier, et conservée dans l'alcool, sur laquelle on trouve une destruction du corps de la deuxième vertèbre lombaire, et des cavernes creusées dans la partie postérieure de celui des première et troisième vertèbres de la même région; altérations déterminées par la présence de tubercules enkystés développés au sein du tissu osseux.

Nºˢ 267 *a*, 267 *b*, 267 *c*, 267 *d*. — Quatre squelettes, dont un a été donné par Dupuytren, et un autre par M. le professeur Breschet, et sur lesquels existent des gibbosités considérables et plus ou moins anciennes, suites de caries ou de tubercules, et situées dans les régions dorsale ou lombaire du rachis.

Nº 291 *a*. — Tibia droit sur lequel on voit un gonflement considérable borné à la moitié supérieure, avec plusieurs cavernes intra-osseuses, de petites dimensions ; désordres dus à l'affection tuberculeuse.

N° 292 *a*. — Extrémité supérieure du tibia gauche, offrant un gonflement limité et une large caverne tuberculeuse, ouverte à l'extérieur par un orifice étroit.

N° 292 *b*. — Squelette de la jambe gauche, sur lequel on voit une double caverne qui reconnaît sans doute la même origine; pièce qui provient de la collection du professeur Dupuytren.

N° 292 *c*. — Tibia droit donné par M. le docteur Barth ; pièce qui présente une altération du même genre, plus marquée encore que toutes les autres. La cavité intra-osseuse a douze centimètres de longueur sur quatre de largeur.

N° 384 *a*. — Modèle en plâtre d'une tête qui probablement offrait des dépôts osseux analogues à ceux qui se rencontrent sur la pièce décrite sous le n° 384. Ce modèle a été offert en 1829 à la Faculté par M. Delestre.

N° 452 *a*. — Squelette du bassin donné par M. le docteur Durand-Fardel, membre de la Société anatomique ; pièce sur laquelle manque l'os iliaque gauche, la tête du fémur du même côté, et une partie du sacrum, détruits par un ostéosarcôme. Le canal sacré est largement ouvert.

CHAPITRE XI.

RACHITISME.

La collection des os rachitiques est très-nombreuse ; mais presque tous n'appartiennent qu'à la première période de cette maladie. Ces os sont naturellement divisés en deux groupes : l'un composé d'os détachés , et l'autre de squelettes plus ou moins complets.

SECTION PREMIÈRE.

La première section se compose d'os détachés qui n'ont d'importance que par les formes plus ou moins bizarres qu'ils ont pu prendre , et qui par cela même ont fixé l'attention des personnes qui les ont donnés. Des os de la tête manquant, ces os ont été séparés en trois ordres : premier ordre, os du tronc, comprenant : premier sous-ordre, os de la colonne vertébrale et des côtes; deuxième sous-ordre, os du bassin, comprenant toutes les viciations du bassin causées par le rachitisme; enfin le deuxième ordre comprend des os détachés des membres; le premier sous-ordre comprend des os détachés du membre supérieur, et le deuxième sous-ordre, des os du membre inférieur.

Ordre Ier. — *Déformation du tronc.*

Sous-ordre Ier. — *Colonne vertébrale et côtes.*

N° 483. — La pièce se compose de douze vertèbres dorsales, d'un fragment de la lombaire, de sept fragments des dernières côtes gauches, et de quelques fragments plus courts des côtes droites.

Cette pièce est apte à démontrer que l'ankylose devance les années ; car les épiphyses semi-lunaires sont à peine soudées que déjà un grand nombre de vertèbres sont réunies entre elles.

On peut aussi remarquer l'ordre dans lequel se forme cette soudure. Ainsi, des douze vertèbres, deux seulement ne sont pas soudées, les plus supérieures. Dans celles qui sont réunies, les lames et les surfaces articulaires sont les premières ankylosées; celles de la concavité sont celles sur lesquelles le travail est le plus avancé. Pour les corps, ce sont ceux qui correspondent à la concavité antérieure ou latérale qui se soudent les premiers, et dans l'endroit où la courbure est le plus prononcée.

On peut voir aussi, sur cette colonne, que la torsion est d'autant plus prononcée que des vertèbres appartiennent à des régions où se trouvent des côtes sternales.

Les côtes qui sont dans la concavité sont plutôt soudées que celles dans la convexité, et cela se conçoit, par suite de leur immobilité.

Les côtes inférieures, par suite de leur courbure antéro-postérieure, ont une tendance à s'imbriquer en avant des supérieures, comme les feuilles d'un éventail, mais cela seulement à partir de l'angle de la côte ; car, jusqu'à ce point, elles sont presque placées les unes au-dessus des autres, tellement qu'elles sont soudées par leur col, au niveau de la huitième et de la neuvième côte. On voit une articulation au niveau de la huitième avec la septième.

C'est toujours la partie la plus mobile qui présente la surface articulaire la plus étendue.

La hauteur totale de la pièce est de vingt centimètres : il est assez difficile d'apprécier la flèche de ces diverses courbures, la position de la colonne ne pouvant être déterminée.

N° 484. — Sept vertèbres dorsales, avec cinq côtes au côté gauche, et trois au côté droit; pièce donnée par M. Cruveilhier.

Les sept vertèbres forment une courbure à convexité droite, à concavité gauche dans l'arc, à quarante-cinq millimètres de flèche. La quatrième vertèbre dorsale, sur laquelle nous avons mesuré la flèche, est à la fois la vertèbre qui a éprouvé la plus grande déformation et la plus grande rotation ; les vertèbres sont soudées, surtout par leurs corps, dans toute l'étendue qui correspond à la concavité. Au contraire, des espaces assez larges séparent les vertèbres du côté de la convexité. Les lames des quatre vertèbres inférieures sont soudées entre elles ; mais les supérieures le sont avec les côtes.

Les cinq côtes sont réunies du côté droit, au niveau de leurs angles, par des dépôts osseux ; les trois inférieures sont arrachées de leur articulation avec les vertèbres. Ces trois côtes paraissent plus allongées que les deux autres. Aussi présentent-elles quatre courbures alternativement convexes en dedans, concaves immédiatement en avant de la côte, et de nouveau convexes au milieu du corps de l'os, pour reprendre la disposition concave normale.

Considérées à la partie postérieure, elles semblent n'appartenir qu'à trois courbures, dont celle à concavité externe correspond au milieu de la côte.

Pour les trois côtes du côté droit, imbriquées les unes sur les autres à leur origine, au niveau de leur angle, elles sont à peu près à une distance normale l'une de l'autre.

Très-convexes à leur origine, elles sont un peu concaves en dehors à leur extrémité.

Si les côtes du côté gauche sont atrophiées, celles du côté droit sont hypertrophiées, et considérablement augmentées en largeur.

Nº 485. — Partie d'une colonne vertébrale, se composant de neuf vertèbres dorsales : dans ce nombre, il reste seulement les débris des corps de six vertèbres seulement ; dans les autres, elles ont été détruites, et les lames seules sont restées pour témoigner de la place qu'occupait chacune de ces vertèbres. Toutes les lames soudées ensemble forment une gouttière continue. Tandis que les corps, à leur partie antérieure, sont séparés les uns des autres, les côtes sont au nombre de huit, ankylosées avec les apophyses transverses.

Les côtes, soudées et confondues dans l'étendue de cinq centimètres, sont tellement pressées les unes contre les autres, que la matière osseuse, comme comprimée, fait des espèces de bourrelets saillants en avant, entre chacune d'elles.

Dans leur ensemble, les côtes forment d'abord un plan convexe, puis concave; enfin, encore une fois convexe, au milieu de la longueur de quelques côtes.

Considérées les unes par rapport aux autres, ces côtes sont très-curieuses, en ce que les trois inférieures sont remontées les unes au-devant des autres, les plus inférieures étant les plus changées de place et devenues les plus antérieures. Ces côtes sont concaves en avant, convexes en arrière, dans leur plus petit diamètre, qui est le vertical, et elles sont disposées les unes par rapport aux autres comme des feuilles engaînantes; la plus postérieure porte en outre une surface articulaire alternativement convexe et concave, destinée à se réunir avec une facette placée sur la côte plus élevée.

Enfin, la quatrième côte, en partant d'en bas, s'articule à la fois par une facette avec celle que je viens de décrire, et en haut, avec la cinquième côte par une facette analogue.

La première par en haut présente aussi deux facettes, l'une en haut et l'autre en bas, mais moins marquées que celles que nous avons décrites dans des côtes inférieures.

N° 486. — Thorax, colonne vertébrale incomplète, et bassin d'un rachitique.

La colonne vertébrale se compose de la septième cervicale, de douze dorsales et de quinze lombaires.

La colonne vertébrale de la septième cervicale à la première lombaire présente vingt-six centimètres; la colonne porte une courbure dorsale droite, ayant une flèche de cent trente-cinq millimètres prise au niveau de la huitième dorsale. Outre cela, la colonne a deux courbures secondaires : une cervicale qui, de la septième cervicale à la sixième dorsale, présente une convexité gauche ayant vingt-sept millimètres de flèche, au niveau du milieu du corps de la troisième dorsale ; une seconde courbure lombaire à convexité gauche, ayant quarante-trois millimètres de flèche au niveau du corps de la deuxième lombaire.

Au côté droit, il n'y a plus que huit côtes couchées obliquement par rapport à l'apophyse transverse. Cette direction est d'autant plus marquée que les côtes sont plus inférieures. La première n'a pas une obliquité très-marquée ; celle de la partie moyenne fait un angle de quarante-cinq degrés avec l'apophyse transverse ; celles de la partie inférieure sont beaucoup plus inclinées encore.

La cinquième et la sixième sont appliquées sur la colonne vertébrale, et de là toutes ces côtes se dirigent directement en avant, convexes d'abord, très-légèrement concaves en dedans, pour devenir convexes ensuite près de leur réunion au sternum.

Comme la convexité que présente leur bord inférieur est très-augmentée, elles deviennent ensuite concaves en bas, pour redevenir enfin convexes en avant, près de leur soudure avec le sternum.

La poitrine, du côté gauche, offre une direction bien plus singulière que du côté opposé. Les côtes, dans leur ensemble, forment, d'avant en arrière et en haut, d'abord un plan convexe, puis concave, et enfin convexe ; en bas et en arrière, toutes les côtes, à partir de la quatrième dans leur longueur, sont d'abord convexes en dehors et en arrière, concaves au milieu, et convexes de nouveau en avant : toutes, depuis la quatrième jusqu'à la dixième, sont concaves par leur bord inférieur, et convexes par leur bord supérieur ; les trois dernières sont ondulées sur leurs bords. Les septième, huitième et neuvième sont placées les unes derrière les autres , sur le même plan, à partir de l'apophyse transverse , de manière que la plus inférieure est aussi la plus antérieure. Les septième , huitième, neuvième et dixième sont unies entre elles par de fausses articulations.

Le sternum est bombé en avant, et oblique de gauche à droite.

Le bassin a conservé la dimension normale d'un bassin de femme très-bien développé.

SOUS-ORDRE IIe. — *Des déformations du bassin.*

Toutes les déformations du bassin ont été produites sous l'influence du rachitisme. On peut les diviser d'après les viciations que les divers diamètres du bassin ont éprouvées. Nous les classerons donc :

Première espèce. En bassins dont , tous les diamètres étant diminués, un seul cependant est plus sensiblement diminué , sans augmentation des diamètres opposés.

Deuxième espèce. Bassin dont un diamètre s'est accru aux dépens de ceux qui lui sont opposés.

La première espèce comprend deux variétés.

La première variété, des bassins diminués dans tous les diamètres , dans lesquels le diamètre sacro-pubien est le plus petit.

Deuxième variété, des bassins dans lesquels les diamètres sacro-cotyloïdien et sacro-pubien sont le plus diminués.

Enfin la deuxième espèce comprend deux variétés.

Première variété. Bassin dans lequel les diamètres inférieurs sont augmentés aux dépens des supérieurs.

Deuxième variété. Bassin dans lequel les diamètres antéro-postérieurs sont augmentés aux dépens des diamètres transverses.

PREMIÈRE ESPÈCE. — *Bassins dont, tous les diamètres étant diminués, un seul cependant est plus sensiblement diminué, sans augmentation des diamètres opposés.*

Première variété. — Bassins diminués dans tous les diamètres, dans lesquels le diamètre sacro-pubien est le plus petit.

Première variété, dans laquelle le diamètre sacro-pubien présente une diminution l'emportant sur les autres diamètres, et remarquable en ce qu'il affecte un aspect triangulaire ou cordiforme.

Le diamètre transverse ne semble pas augmenté d'étendue tout d'abord, mais cela dépend de ce que, comme tous ces bassins n'ont pas pris tout leur développement, et, par suite, leurs dimensions naturelles, l'affaissement que l'os iliaque a éprouvé près de son articulation sacrée, en augmentant l'étendue du diamètre transverse, ne fait que les rapprocher des dimensions normales, et, par cette forme angulaire qui brise la ligne de contour du détroit supérieur, lui donne l'aspect triangulaire. C'est par le même mécanisme que les dimensions normales semblent rendues au détroit inférieur par le redressement du sacrum, qui devient ou plus droit, ou même incliné en avant et en haut, et rapproche ainsi les diamètres du détroit inférieur de leurs dimensions normales.

N° 487. — Bassin présentant une forme triangulaire, dans lequel le diamètre sacro-pubien est diminué, sans altération très-notable des autres diamètres.

Sa forme, bien que triangulaire, est cependant peu marquée, parce que la ligne des contours du détroit supérieur n'est pas brisée brusquement.

Les diamètres du bassin diffèrent peu des dimensions normales, et son développement en volume est presque régulier, quoique l'individu portât une courbure à convexité latérale et dorsale droite.

Le diamètre transversal (bi-iliaque) est de deux cent quarante-cinq millimètres; le diamètre du détroit supérieur sacro-pubien est de soixante-seize millimètres; le diamètre transverse (bi-cotyloïdien) est de cent trente-cinq millimètres; le sacro-cotyloïdien gauche est de douze centimètres; le sacro-cotyloïdien droit est de cent dix-sept millimètres; le coccy-pubien présente cent cinq millimètres; le bi-sciatique présente cent vingt-cinq millimètres de diamètre.

N° 488. — Bassin présentant une forme triangulaire, et une diminution dans le diamètre sacro-pubien, sans altération très-notable des autres diamètres.

Ce bassin est très-sensiblement triangulaire dans sa forme, parce que la ligne des contours du détroit supérieur est brisée beaucoup plus brusquement que sur le bassin précédent au niveau de l'articulation de l'os iliaque avec le sacrum.

Le diamètre bi-iliaque est de vingt-quatre centimètres ; le diamètre transverse est de cent trente - un millimètres ; le diamètre sacro-pubien est de sept centimètres. Il est diminué à la fois par l'inclinaison du sacrum devenu droit, et dont la partie antérieure s'est rapprochée du pubis, par l'affaissement de la courbure du pubis, et de plus, par l'ossification du fibro-cartilage de la symphyse pubienne.

Le diamètre sacro-cotyloïdien gauche est de cent vingt-deux millimètres ; le sacro-cotyloïdien droit est de cent treize millimètres.

Les diamètres du détroit inférieur n'ont pas pu être appréciés. Le sacrum n'existant qu'à sa partie supérieure, nous n'avons à noter que le diamètre transverse bi-sciatique, qui a neuf centimètres.

N° 489. — Bassin présentant un aspect cordiforme, dans lequel le diamètre sacro-pubien est diminué, sans altération très-notable des autres diamètres.

Ce bassin présente un aspect cordiforme dû principalement à la saillie de la première pièce du sacrum. Si, dans les deux premiers cas, l'affaissement de la partie antérieure du bassin détermine à la fois le rétrécissement du diamètre antéro-postérieur et la forme triangulaire, à la saillie du sacrum paraît seulement dû le rétrécissement du détroit supérieur, et sa forme en cœur.

Le diamètre bi-iliaque est de vingt-quatre centimètres ; le diamètre sacro - pubien est de soixante - huit millimètres ; le diamètre sacro-cotyloïdien droit est de cent quinze millimètres ; le diamètre sacro-cotyloïdien gauche est de cent dix-huit millimètres ; le diamètre coccy-pubien est de cent douze millimètres. Le coccyx est comme luxé en avant, et soudé avec la partie antérieure du sacrum, car la facette du sacrum qui s'articule ordinairement avec le coccyx fait saillie entre les deux grandes cornes. Le diamètre bi-sciatique est de cent dix-huit millimètres.

N° 490. — Bassin offrant un aspect cordiforme dû principalement à la saillie du sacrum; le sujet auquel appartenait ce bassin portait une courbure dorsale à convexité droite.

Tous les diamètres sont sensiblement diminués : le diamètre bi-iliaque ne présente que deux cent vingt-trois millimètres; le diamètre sacro-pubien n'a que soixante-deux millimètres; le sacro-cotyloïdien droit présente cent quinze millimètres; le sacro-cotyloïdien gauche, cent dix-sept millimètres; le coccy-pubien est de huit centimètres; le diamètre bi-sciatique est de cent treize millimètres.

N° 491. — Bassin à la fois cordiforme et triangulaire, sur lequel on a pratiqué l'opération de la symphyse.

Ce bassin provient d'une femme portant une courbure latérale droite à convexité droite, et a été donné par Laennec, à l'effet de faire voir les différences qui peuvent survenir dans les diamètres du bassin après la symphyséotomie.

Le bassin est rétréci par l'affaissement de la symphyse, par la brisure que forme la ligne du contour du détroit supérieur à l'endroit où l'os iliaque s'articule avec le sacrum, et de plus, par la saillie du sacrum en avant.

Le diamètre bi-iliaque est de deux cent vingt-deux millimètres avant l'opération de la symphyse, et après, de deux cent trente-huit; le diamètre sacro-pubien, de sept centimètres avant l'opération, est de soixante-quinze millimètres à gauche, et de soixante-dix-huit au niveau de la symphyse du côté droit.

Le diamètre bi-sciatique est de cent vingt-sept millimètres avant la section, et de cent trente-deux après. Le diamètre coccy-pubien est de quatre-vingt-cinq millimètres, et après, de quatre-vingt-huit.

Deuxième variété. — Bassins dans lesquels le diamètre sacro-cotyloïdien est plus diminué que les autres diamètres.

Dans tous ces bassins, la ligne du détroit supérieur présente la forme d'un cœur, dont un des lobes est plus développé que celui du côté opposé.

Dans la plupart, cette disposition est due à une rotation des pièces du sacrum analogue à celle que l'on remarque sur les corps des vertèbres du côté correspondant à la convexité de la courbure de la colonne. Tantôt cette déformation a lieu sans la participation des os iliaques (n° 493); tantôt les os iliaques, par leur déformation, concourent à donner au bassin l'aspect irrégulièrement cordiforme, soit en courbant à angle la ligne des contours du détroit, d'un seul côté (n° 494), ou des deux côtés (n°s 495, 496); enfin, le bassin peut avoir une ligne encore bien plus brisée dans son parcours, par toutes ces causes, jointes à la saillie des deux cavités cotyloïdes en dedans (n° 497).

N° 492. — Déformation du bassin dans les diamètres sacro-cotyloïdien et sacro-pubien, par rotation simple du sacrum. L'individu est rachitique, comme le montrent ses fémurs et sa colonne vertébrale, dont la courbure était convexe à droite.

Le sacrum est un peu basculé en avant; outre cela, naturellement le promontoire fait saillie en avant, il regarde aussi à droite. La forme du détroit est en cœur, mais le lobe gauche est plus étendu que le lobe droit, et le sacrum se rapproche de la cavité cotyloïde droite, sans que les os iliaques concourent à déformer l'ouverture du détroit supérieur. Le diamètre bi-iliaque est de deux cent trente-deux millimètres; le diamètre antéro-postérieur sacro-pubien est de sept centimètres; le diamètre sacro-cotyloïdien gauche est de cent quinze millimètres; le diamètre sacro-cotyloïdien droit est de cent dix millimètres; le diamètre coccypubien est de soixante millimètres; le diamètre bi-sciatique est de cent millimètres.

N° 493. — **Déformation du bassin dans ses diamètres sacro-cotyloïdien et sacro-pubien, par rotation du sacrum, avec brisure de la ligne du détroit supérieur sur l'os iliaque gauche.**

Ce bassin provient d'une femme rachitique portant une courbure dorsale à convexité droite: le bassin a un aspect irrégulièrement cordiforme dû à la saillie du sacrum, dont la face se dirige à droite. Les fosses iliaques sont très-relevées; l'os iliaque du côté gauche est plié sur lui-même, à deux centimètres de son articulation iliaque.

Le diamètre bi-iliaque est de deux cent quinze millimètres; le diamètre sacro-pubien est de cinquante-cinq millimètres; le sacro-cotyloïdien gauche est de cent dix millimètres; le diamètre sacro-cotyloïdien droit est de quatre-vingt-quinze; le diamètre coccy-pubien est de cent millimètres; le diamètre bi-sciatique est de cent cinquante millimètres.

N° 494. — Déformation du bassin dans ses diamètres sacro-cotyloïdien et sacro-pubien, par rotation du sacrum et brisure de la ligne du contour du détroit supérieur sur les deux os iliaques, et dans des points symétriquement placés.

Le bassin provient d'une femme rachitique portant une courbure dorsale à convexité droite; le bassin a un aspect irrégulièrement cordiforme dû à la saillie du sacrum, dont la face se dirige à droite. Les deux os iliaques sont repliés sur eux-mêmes à peu près à deux centimètres de l'articulation sacro-iliaque. Les fosses iliaques sont peu relevées.

Le diamètre bi-iliaque est de deux-cent quarante-cinq millimètres; le diamètre sacro-pubien est de soixante millimètres; le diamètre sacro-cotyloïdien gauche est de cent vingt millimètres; le sacro-cotyloïdien droit est de cent dix millimètres; le diamètre coccy-pubien est de quatre-vingts millimètres; le diamètre bi-sciatique est de onze centimètres.

N° 495. — Bassin de la fille Moselle, d'Épinas, ayant subi l'opération césarienne, donné par M. Thiriat.

Déformation du bassin dans ses diamètres sacro-pubien et sacro-cotyloïdien gauche, par rotation du sacrum et brisure de la ligne des contours du détroit supérieur sur les deux os iliaques, et dans des points qui ne sont pas symétriquement placés. Ce bassin provient d'une femme rachitique, portant une courbure à la fois antéro-postérieure et dorsale droite. Les fémurs sont très-contournés.

Le bassin a une forme irrégulièrement cordiforme. Le diamètre transverse l'emporte sur tous les autres diamètres, de telle sorte que les cavités cotyloïdes regardent directement en avant. Toute la partie antérieure est atrophiée, et réduite à des lames de substance compacte très-fragiles. Le sacrum, dans sa partie supérieure et inférieure, est aussi frappé d'atrophie. Les deux os iliaques sont irrégulièrement pliés sur eux-mêmes, celui du côté gauche, immédiatement au niveau de son articulation sacro-iliaque ; celui du côté droit, à deux centimètres de son articulation. La fosse iliaque gauche est très-déclive, et, par suite, très-profonde du côté droit ; l'os iliaque a presque sa direction normale.

Le diamètre bi-iliaque est de vingt et un centimètres ; celui du sacro-pubien est de quarante-sept millimètres ; celui du sacro-cotyloïdien gauche est de dix centimètres ; celui du sacro-cotyloïdien droit est de cent treize millimètres ; celui du coccy-pubien est de cinquante-cinq ; celui du bi-sciatique est de cent cinquante-cinq.

N° 496. — Déformation du bassin, donnée par M. Paul Dubois, professeur de la Faculté.

Déformation du bassin dans ses diamètres sacro-pubien et sacro-cotyloïdien gauche, par rotation des pièces du sacrum et brisure de la ligne du contour du détroit supérieur sur les deux os iliaques, dans des points non symétriques, près de l'articulation sacro-iliaque, et au niveau des deux cavités cotyloïdes.

Cet os provient d'une femme rachitique, et présente une courbure dorsale gauche. Les deux os iliaques sont repliés sur eux-mêmes, à un centimètre cinq millimètres de l'articulation sacro-iliaque à gauche, et l'autre, le droit, à peu près à trois centimètres de cette articulation ; de plus, la cavité cotyloïde regarde en avant, et a déprimé sa ligne de contour en dedans, mais plus sensiblement à gauche qu'à droite. Toute la partie antérieure des os du bassin est atrophiée. Le diamètre bi-iliaque est de deux cent quarante-cinq millimètres ; le diamètre sacro-pubien est de soixante-quinze millimètres ; le diamètre sacro-cotyloïdien gauche est de onze centimètres ; celui du sacro-cotyloïdien droit est de douze centimètres ; le diamètre coccy-pubien est de cent millimètres ; le diamètre bi-sciatique est de cent quinze millimètres.

DEUXIÈME ESPÈCE. — *Bassins dans lesquels un diamètre est augmenté aux dépens des autres.*

Première variété. — Bassin dans lequel les diamètres inférieurs sont augmentés aux dépens des diamètres supérieurs.

N° 497.— Ce bassin a appartenu à une femme rachitique, présentant une courbure à convexité lombaire gauche. Le bassin, dans son ensemble, est un peu moins développé que dans l'état normal. Les fosses iliaques sont un peu plus relevées que de coutume. Le sacrum est oblique d'avant en arrière et de haut en bas. Enfin, dans son ensemble, le bassin représente un cône dont le sommet correspond au détroit supérieur, et à la base, aux tubérosités sciatiques, et au coccyx, au détroit inférieur. Le diamètre bi-iliaque est de deux cent quinze millimètres ; le diamètre sacro-pubien est de soixante-quinze millimètres ; le diamètre sacro-cotyloïdien gauche est de cent seize millimètres : le diamètre sacro-cotyloïdien droit est de cent onze millimètres; le diamètre coccy-pubien est de cent vingt-cinq millimètres; le diamètre bi-sciatique est de cent vingt-neuf millimètres.

Deuxième variété. — Bassin dans lequel les diamètres antéro-posté-rieurs sont augmentés aux dépens des diamètres transverses.

N° 498. — Pièce donnée par M. Breschet. Les fosses iliaques sont très-relevées et rapprochées l'une de l'autre; les deux tubérosités sciatiques sont placées, l'une par rapport à l'autre, sous un angle moins ou vert. Les deux os sont pliés sur eux-mêmes, sous un angle de quarante-cinq degrés, de telle manière que la partie articulaire de la symphyse regarde en avant. La branche descendante de l'os pectiné est parallèle à celle du côté opposé. A la moitié postérieure externe, les os pectinés sont inclinés, l'un par rapport à l'autre, sous un angle de quatre-vingt-dix degrés.

Le diamètre bi-iliaque est de cent trente-huit milli-mètres; le diamètre sacro-pubien est de cent quinze milli-mètres; le diamètre sacro-cotyloïdien gauche est de dix centimètres; le diamètre sacro-cotyloïdien droit est de quatre-vingt-quatorze millimètres; le diamètre coccy-pubien, pris au niveau de la première pièce du coccyx, est de douze centimètres; le diamètre bi-sciatique est de soixante-quinze millimètres.

Ce bassin a été classé parmi les bassins rachitiques. La femme était-elle vraiment atteinte de cette affection? c'est ce que l'on ne peut déterminer d'après l'aspect des par-ties d'os restantes. Cette affection est-elle dépendante de l'ostéomalacie? c'est ce qui ne paraît pas probable; car les os auraient conservé une organisation qui rappelle-rait cette mollesse de carton mouillé que présentent les os atteints d'ostéomalacie. Nous pensons donc que c'est un rachitisme local, comme on voit dans les os des membres une partie d'un os se ramollir, se courber, pour prendre ensuite une consistance égale, quelquefois même plus grande que le reste des os environnants.

Nº **498** *bis*. — Le même bassin, modèle en plâtre.

ORDRE IIᵉ. — *Membres.*

SOUS-ORDRE Iᵉʳ. — *Os détachés du membre supérieur.*

Nº 499. — Humérus gauche. Adulte.

Toute la moitié inférieure ou sous-deltoïdienne (au-dessus de l'empreinte du muscle deltoïde), n'offre qu'un état très-régulier ; la moitié supérieure, au contraire, doit attirer l'attention. A deux travers de doigt au-dessus du col chirurgical de cet os, on remarque une forte courbure, dont la convexité est antérieure et donne insertion aux muscles grand pectoral, dorsal, rond, point où l'os présente une augmentation d'épaisseur et une surface assez raboteuse. La concavité est en dedans et un peu en arrière : aussi la tête est-elle dirigée de ce côté, et peut-être un peu abaissée, en raison de l'inflexion, et la petite tubérosité est-elle relevée. Les trous nourriciers, en grand nombre, ont des orifices extérieurs très-larges ; la même observation peut être faite pour l'extrémité articulaire inférieure.

Couleur : blanc opaque.

Poids : quatre-vingt-deux grammes.

Longueur : trois cents millimètres.

Courbure postéro-antérieure : concavité antérieure, sens de la flexion, trente millimètres; mesurée, l'os reposant sur un plan horizontal par la tête et la face postérieure de son extrémité antibrachiale.

N° 500. — Deux humérus avec arrêt de développement.

L'humérus droit présente vingt centimètres de hauteur; l'os est convexe en dedans, concave en dehors; il présente trois centimètres de flèche, mesuré au niveau de la concavité de l'extrémité supérieure. La tête est aplatie, et forme un rebord en dedans et en bas; de plus, elle est atrophiée, et l'os, à la partie supérieure au col chirurgical, est réduit à sa lame externe, qui est molle comme du carton. L'extrémité inférieure, quoique n'étant pas déformée, présente une structure à peu près semblable.

Le point d'insertion du deltoïde est marqué à la partie externe de l'os par une espèce de tubérosité.

N° 500 *bis*. — Un humérus droit avec arrêt de développement.

Cet os présente vingt et un centimètres de hauteur; la concavité en dehors est moins bien marquée que sur l'os précédent; il est presque droit en dedans. La tête est atrophiée et a pris une forme ovale, au lieu d'être sphérique comme à l'état normal. Le col s'est évasé pour soutenir la tête; une dépression considérable sur le trajet du col anatomique sépare la tête de la grosse tubérosité. L'extrémité inférieure ne présente rien de bien remarquable, si ce n'est la saillie considérable de l'épitrochlée. Le corps de l'os, très-grêle à son extrémité inférieure, est très-volumineux à la partie supérieure, et dans ce point, la ligne antérieure et externe est augmentée de volume et très-rugueuse.

N° 501. — Radius droit. Adulte.

Toutes les particularités anatomiques de cet os se réduisent à ceci : une courbure antéro-postérieure à la réunion du tiers supérieur avec le tiers moyen, au-dessous de la tubérosité bicipitale, à convexité postérieure, sens de l'extension, au même point : augmentation de volume, inégalité de surface. Le bord interne, qui donne attache au ligament interosseux, semble détaché du corps de l'os, et forme un petit point osseux de la longueur de quelques lignes; les extrémités articulaires n'ont rien, si ce n'est toujours une grande dilatation des trous nourriciers.

Couleur : rien à noter.

Poids : quarante-six grammes.

Longueur : deux cent cinquante-cinq millimètres.

Courbure : trente millimètres, l'os reposant sur un plan horizontal, par le côté antérieur de ses deux extrémités.

SOUS-ORDRE IIe. — *Os détachés du membre inférieur.*

N° 502. — Cas de rachitisme avec arrêt de développement.

Les os longs du membre inférieur, dans leur ensemble,

Ces os ont une longueur de quatre cent huit millimètres de hauteur. Le fémur ne présente pas plus de quinze centimètres de hauteur, tandis que le tibia présente deux cent cinquante-huit millimètres. Le fémur représente une courbure à convexité externe et antérieure qui forme un arc de l'extrémité de la tête au condyle externe du fémur, présentant cinquante-cinq millimètres de flèche.

Le tibia et le péroné ont des courbures inverses à celles du fémur. De la tubérosité externe au niveau de la malléole externe, le tibia présente une courbure à convexité interne, ayant un arc dont la circonférence est de cent quatre-vingt-cinq millimètres, et soixante-quinze millimètres de flèche. Le péroné a un arc de dix-neuf centimètres, et cinquante-trois millimètres de flèche. Sa malléole a pris un développement plus considérable qu'à l'état normal.

No 503. — Un fémur droit ayant trente-trois centimètres de hauteur. Son condyle interne descend beaucoup plus bas que l'externe ; la tête est rapprochée du grand trochanter, et le col du fémur a perdu de sa longueur en haut. Le fémur est courbé à la réunion du tiers de sa partie supérieure avec ses deux tiers inférieurs ; il est aplati de dehors en dedans, et il présente, dans le diamètre antéro-postérieur dans sa partie la plus large, quarante-sept millimètres. En faisant partir une ligne de l'extrémité de la tête au condyle interne, on a la corde d'un arc dont la flèche a quarante-cinq millimètres.

N° 504. — Cette portion de fémur gauche présente un développement qui indique l'âge mûr du sujet auquel il appartenait.

Toute l'extrémité supérieure offre une conformation entièrement normale, seulement le tête de l'os se porte plus en avant que d'ordinaire; le col est peut-être un peu plus mince vers la portion qui supporte la tête qu'il ne devrait l'être.

La moitié supérieure du corps du fémur, la seule qui existe, présente un aplatissement très-remarquable, dans le sens antéro-postérieur, au point qu'il n'offre plus que quinze millimètres dans le point de sa moindre épaisseur, et le canal paraît complétement effacé dans ce point. Au-dessus et au-dessous, cette épaisseur atteint vingt-deux millimètres; inférieurement le canal existe. La forme est ovalaire dans le sens transversal; le poids de cet os est très-probablement le même que s'il reprenait sa forme et ses dimensions naturelles. Ce que le corps de l'os a perdu dans le sens antéro-postérieur, il le regagne dans le sens transversal; au niveau de l'endroit où il est le plus mince, il a une largeur de quarante-huit millimètres; tout à fait en bas, au niveau de la section, nous trouvons trente-trois millimètres, et immédiatement au-dessous du petit trochanter, il y a quarante-trois millimètres. Ajoutons que le canal médullaire nous a donné, dans le même point, quinze millimètres pour diamètre antéro-postérieur, et dix-neuf millimètres dans le sens transversal; et l'épaisseur de ses parois, en dedans et en dehors, sur les bords, est égale à sept millimètres pour le bord externe et pour le bord interne; tandis que l'épaisseur de ces parois, en avant et en arrière, n'est que de deux millimètres pour chacune, le diamètre transversal étant de vingt et un millimètres extérieurement. Partout la substance compacte offre une grande densité. Le poids de la pièce est de cent quatre-vingts grammes; ce qui est approximativement le poids d'un os sain , d'un volume et d'un développement pareils.

La courbure de cette moitié supérieure de fémur est assez forte, et a lieu dans le sens de la plus grande largeur de cet os, et se trouve toujours dans une relation directe avec l'augmentation de largeur, comme on l'observe presque constamment.

La courbure en dehors est, pour la seule portion que nous ayons , de quatre-vingt-quinze millimètres.

N° 505. — Fémur du côté droit.

Cet os, à en juger d'après son ensemble, appartenait à un sujet âgé d'environ vingt-cinq à trente ans. La tête manque dans sa moitié postérieure , et semble avoir été affaissée par pression, et non détruite par un travail morbide. L'ongle s'enfonce avec la plus grande facilité dans son tissu, mais en arrière , où elle paraît avoir été malade ; le col qui la supporte est fort court, et forme un angle droit avec la verticale. Il en résulte que le grand trochanter s'élève notablement au-dessus de son niveau , et que le petit trochanter est placé sur une ligne horizontale qui passerait immédiatement au-dessous d'elle.

Le corps est courbé fortement en arrière , et forme un arc assez régulier, dont pourtant la courbure est plus forte près de la partie inférieure , vers l'union des deux tiers supérieurs avec l'inférieur. La hauteur de cette courbure , les deux extrémités appuyant sur un plan horizontal, est de quatre-vingt-dix-huit millimètres , à partir du bord convexe, et de soixante-dix millimètres, à partir du bord concave. Le corps semble avoir éprouvé une torsion sur son axe , de telle sorte que le condyle externe qui se trouve sur le prolongement , à la convexité de la courbure , est porté tout à fait en avant ; la longueur de

la courbure est, sur la convexité, de trente-trois centimètres, à partir du sommet du grand trochanter
jusqu'au point où repose le condyle externe sur le plan
horizontal, et de vingt-trois centimètres sur le bord concave, à partir du centre de la tête de l'os jusqu'au point
le plus déclive du condyle interne; la différence entre les
cordes des deux arcs, convexe et concave, est de cinquante-
neuf millimètres. La corde de l'arc convexe est de deux
cent deux millimètres; celle de l'arc concave, de cent
quarante-trois millimètres.

On retrouve encore la forme prismatique triangulaire
naturelle à la diaphyse du fémur; puis inférieurement,
la face antérieure est devenue un peu interne, en raison
de la torsion que nous avons indiquée.

Il existe néanmoins un aplatissement transversal assez
marqué, surtout dans les deux tiers supérieurs; l'épaisseur
est de dix-sept millimètres au milieu, sur une largeur, d'arrière en avant, de vingt-six millimètres; l'épaisseur et la
largeur sont les mêmes au-dessous du petit trochanter.

Cet os est opaque; la substance compacte est solide; le
poids est de cent soixante-trois grammes : c'est à peu près
ce qu'il serait dans l'état sain.

N° 506. — Fémur du côté droit.

Tissu compacte, solide, couleur blanc mat, point de
transparence.

D'après l'examen du volume de la tête, du corps et de
l'extrémité inférieure de cet os, il serait peut-être permis
de penser qu'il appartient à un sujet de l'âge de dix-sept ans,
bien que la longueur ne soit pas en proportion du volume.
Une mesure prise du sommet du grand trochanter à la
face articulaire du condyle externe donne deux cent

soixante-quatre millimètres. Une autre, prise de la face supérieure de la tête à la face articulaire du condyle interne, donne deux cent trente-quatre millimètres. Le condyle interne descendant moins bas que l'externe de quinze millimètres, lorsque, au contraire, dans l'état normal il devrait descendre plus bas que l'autre, la différence est donc de trente millimètres. Il faut remarquer que le grand trochanter est considérable, qu'il s'élève aussi haut que la tête. Le petit trochanter lui-même est plus saillant que de coutume ; quant à la tête, elle est ordinaire : la diaphyse est grosse, elle présente un aplatissement latéral. Excès de courbure à sa convexité antérieure et externe. La plus grande largeur du corps de l'os, deux travers de doigt au-dessous du petit trochanter, est de trente-deux millimètres dans le sens oblique, d'avant en arrière et un peu de dehors en dedans. Sommet de la courbure exagéré ; pour le tiers inférieur, la courbure est naturelle, de vingt-six millimètres.

Les condyles se font remarquer par la dilatation de leurs conduits nourriciers, assez nombreux ; l'interne forme surtout un relief en arrière et en dedans, ce qui augmente la concavité interne de l'os.

Un fil rectiligne, étendu de la dépression de la tête au tuberculé du troisième adducteur, donne la longueur de dix-huit millimètres.

Si l'on fait reposer sur un plan horizontal le fémur par les points précédents (tête et condyle interne), on observe que le degré de la courbure, au point où elle est le plus forte (partie supérieure), est de quatre vingt-dix-huit millimètres.

Poids : cent quatre-vingt-trois grammes.

N° 507. — Tibia du côté gauche. Adulte.

L'extrémité supérieure ne présente de particulier qu'une certaine mollesse dans le tissu spongieux superficiel de l'os, surtout pour le condyle interne; les parois cellulaires se laissent affaisser sous la pression : y a-t-il moins d'éléments calcaires?

Corps. Il est insolitement très-arqué, et en dedans, à concavité externe. La face interne est très-convexe, surtout vers son milieu; la face externe très-excavée; la face postérieure, au lieu d'être plane, est arrondie, de telle sorte que le corps de l'os a moins la forme triangulaire.

Extrémité inférieure conforme à l'état normal; encore l'observation d'une diminution de résistance : aussi est-elle écornée.

L'épaisseur n'est point augmentée.

Longueur : trois cent quarante-huit millimètres (suivant les courbures).

Couleur : un peu de cire jaunie, un peu transparente.

Poids : cent vingt-cinq grammes.

Degré de courbure. Quand l'os repose sur un plan horizontal par son condyle externe et le côté correspondant de son extrémité inférieure, le bord interne de l'os est éloigné de ce plan, à son summum d'incurvation, de soixante-deux millimètres.

N° 508. — Tibia du côté droit; dix-sept ans environ.

Les deux extrémités régulières, quant aux dispositions générales ; cependant, les formes géométriques sont moins bien arrêtées; les bords, au lieu d'être nets, sont gros, ondulés, arrondis, mal moulés ; il est encore possible d'enfoncer la lame compacte, qui est mince.

Corps : à signaler d'abord une courbure latérale, simple, à concavité externe et postérieure ; puis une autre, en quelque sorte double, et suivant la face interne de l'os, à concavité interne dans la moitié supérieure et dans la moitié inférieure (au-dessous du tiers inférieur), à convexité antérieure ; la face externe est moins large, et est devant presque partout.

Longueur de l'os (suivant les courbures) , cent quarante millimètres.

Poids : cent vingt grammes.

Couleur : aspect jaune, cireux ; on voit dans certaines places du tissu vraiment compacte (os gras) pour l'aspect, la consistance.

Épaisseur : dans un sens oblique, d'arrière en avant et de dehors en dedans, vers le tiers moyen (même avec tiers supérieur), un millimètre.

Largeur : dans le même point , vingt-trois millimètres.

Au milieu de la longueur les deux dimensions sont égales , vingt millimètres.

Hauteur de la courbure générale et latérale, à convexité externe , soixante-quinze millimètres.

Courbure particulière du tiers inférieur , trente-cinq millimètres.

Courbure du tiers supérieur , trente-huit millimètres.

N° 509. — Tibia de la jambe gauche. Adulte (vingt-trois ans approximativement).

1° Extrémité supérieure : le condyle interne est de bonne dimension ; mais l'externe est presque de moitié moindre en volume.

Le diamètre antéro-postérieur de la surface articulaire interne est de quarante-deux millimètres ; l'externe de trente millimètres ; rien de plus à remarquer.

2° Diaphyse. Courbure à angle très-obtus d'avant en arrière, vers la réunion du tiers moyen avec le tiers inférieur ; elle est telle que la surface articulaire tibiale inférieure regarde en arrière, son bord antérieur en bas, le bord postérieur en haut ; la déviation a lieu du côté des muscles fléchisseurs : il devait en résulter un raccourcissement de la jambe en particulier, car le tiers inférieur de l'os, qui est presque horizontal (oblique en bas et en arrière), a la longueur suivante, quatre-vingt-six millimètres ; et il ne s'en faut que de trente-cinq millimètres pour que le sommet de la courbure touche le même plan horizontal que le bord antérieur du tibia (devenu inférieur). La diaphyse est aplatie latéralement ; l'épaisseur est de neuf millimètres au milieu de la longueur ; un peu plus considérable à la partie convexe de la courbure (crête du tibia, huit millimètres) ; ailleurs, la largeur est de quinze millimètres ; au niveau de la tubérosité de la face interne et à la face postérieure de l'os, vingt et un millimètres ; pour l'épaisseur de la crête au bord interne, trente-quatre millimètres. Au même point la largeur de l'os est augmentée aussi (trente-six millimètres); le bord convexe de la courbure est représenté par le bord antérieur de l'os, et sa partie concave, par son bord interne. A la partie concave, la face postérieure est réduite à quelques lignes ; le bord antérieur qui donne insertion au ligament interosseux est très-rapproché du bord interne.

3° L'extrémité inférieure est normale, seulement la direction de ses différentes faces est changée de ce qu'elle doit être quand l'os n'est pas dévié, justement en raison de cette déviation.

La gouttière de torsion est très-marquée.

Les caractères physiques de l'os sont normaux. Couleur blanc mat, opaque, sans transparence.

Poids : cent cinquante grammes.

N° 510. — Péroné du côté gauche.

Cet os, dont l'ensemble fait soupçonner qu'il a appartenu à un sujet adulte, quoique la longueur soit moindre que ce qu'elle serait dans l'état sain, nous offre une courbure anormale, à concavité postérieure et externe, par conséquent en sens à peu près inverse de la courbure naturelle. Les deux quarts moyens de la diaphyse sont notablement élargis dans le sens oblique, d'avant en arrière et de dedans en dehors; son épaisseur n'est, dans ce point, que de cinq millimètres, et sa largeur la plus grande, de vingt-cinq millimètres.

Le bord interne de l'os est fort convexe et extrêmement saillant, surtout au-dessous de la partie moyenne, en arrière de lui, et à l'union du quart inférieur et des trois quarts supérieurs. Le poids est de trente-sept grammes. On remarque une sorte de végétation osseuse, dont la surface, tournée en arrière et un peu en dedans, est légèrement concave, et allongée de haut en bas. Cet os est jaunâtre, sec et sans aucune transparence. Ce péroné appuyait certainement, dans ce point, sur le bord externe du tibia correspondant, et sans doute qu'il y avait tendance à la soudure de ces deux os.

La hauteur de la courbure, à partir de la convexité, est de quarante-cinq millimètres, et, par conséquent, de vingt millimètres à partir du bord concave, puisque la largeur est là de vingt-cinq millimètres.

N° 511. — Un péroné droit.

Il présente deux cent quatre-vingt-cinq millimètres de hauteur, trente-cinq millimètres de largeur; et de plus, une courbure à convexité interne, à la réunion des deux tiers supérieurs avec le tiers inférieur, ayant quatre centimètres de flèche.

Il ne présente que deux faces, l'une supérieure, parcourue dans toute sa longueur par une ligne qui se trouve dans la partie la plus large du péroné, à la réunion des deux tiers externes avec le tiers interne.

L'os a été scié, et l'on voit l'épaisseur considérable qu'a prise l'os dans ses bords interne et externe, qui est beaucoup plus considérable au niveau de la concavité que de la convexité, et plus prononcée là où la courbure est plus marquée.

L'on peut étudier aussi les changements survenus dans le tissu réticulaire, qui est devenu lamelleux dans les endroits où l'os a le plus de largeur.

N° 512.—Le péroné droit au-dessous de la partie moyenne présente une forte inflexion vers le côté externe ; l'angle qui en résulte est très-ouvert. Dans toute sa longueur, hors à ses deux extrémités, le péroné offre un élargissement trois fois plus grand que peut-être le diamètre transverse naturel. Cette augmentation de largeur est plus marquée au sommet de la courbure; elle diminue successivement vers le haut et vers le bas; elle est, dans ce point, de trente-quatre millimètres. Sa diminution vers le haut et le bas est graduelle; l'arc du péroné a cinquante-cinq millimètres, près de son bord externe; celle de l'arc, pris au bord interne, est de quatre-vingt-neuf millimètres.

L'épaisseur de cet os, de huit millimètres, au niveau de

sa plus grande largeur ; la crête de la face interne, qui doit donner insertion au ligament interosseux, que l'on n'aperçoit ni sur l'une ni sur l'autre face, me semble avoir pris un développement excessif, et former le bord interne de la pièce osseuse ; on trouve, sur la face antérieure et sur la postérieure, des arêtes légères qui me semblent être les bords antérieur et interne de l'os ; le bord externe est seul resté dans sa position naturelle, et forme le bord concave de la courbure.

Cet os est gros, a une couleur jaune et une légère transparence.

SECTION II.

Les squelettes rachitiques sont très-nombreux, et renferment des exemples des plus rares. On peut les diviser en plusieurs groupes, et, en suivant les classifications faites par les orthopédistes, prendre la direction de la colonne vertébrale pour mettre un ordre dans ces pièces. Cependant quelques-uns de ces squelettes ne tirent pas leur importance de cette courbure de la colonne vertébrale, et ferons-nous un ordre à part, embrassant des squelettes qui tirent tout leur intérêt de l'époque à laquelle le rachitisme s'est développé, et des formes particulières qu'il a prises?

ORDRE Ier.

Le premier ordre comprend donc deux exemples de rachitisme congénial sur des fœtus à terme : l'un avec développement normal des os , l'autre avec hypertrophie rachitique ; le troisième cas est un exemple de rachitisme compliqué d'inflammation locale et de fracture des os chez un enfant de sept ans.

N° 513. — Fœtus de huit mois, né avec un rachitisme des membres inférieurs.

La hauteur totale de l'individu est de trente-sept centimètres.

Les membres inférieurs sont affectés de rachitisme à un degré très-avancé , tandis que les membres supérieurs ne sont pas atteints de cette maladie. Par suite d'une mauvaise dessiccation, la face antérieure regarde en dehors , et la postérieure en dedans.

Il y a une remarque à faire sur ces os : c'est qu'ils sont plus courbés que dans l'état normal, que cette courbure répond à la flexion ;

Que , de plus , ils ont une forme prismatique triangulaire très-marquée, et plus prononcée que chez le fœtus, chez lequel les os sont ordinairement cylindriques , et même plus prononcée que chez l'adulte.

Du reste , ces trois plans de l'os correspondent parfaitement aux trois plans de muscles formés par les abducteurs, adducteurs et extenseurs.

La courbure générale d'avant en arrière du fémur est déterminée par les muscles fléchisseurs allant du bassin sur le tibia.

Les os des membres ont leurs diaphyses courbées d'avant en arrière et de dedans en dehors.

Pour les tibias, ils sont infléchis d'avant en arrière : cela semble être leur seule courbure ; mais en examinant avec plus de soin, on s'aperçoit qu'ils commencent à s'infléchir un peu de dehors en dedans.

Dans cette courbure générale, les péronés ont éprouvé cette légère inflexion d'avant en arrière et de dedans en dehors ; mais encore ils ont éprouvé déjà une espèce de luxation sur le tibia, ce qui est cause que l'espace interosseux est beaucoup plus considérable en haut qu'en bas.

Pour les pieds, le mauvais état de conservation dans lequel ils se trouvent ne permet de rien statuer sur leur déformation.

Les extrémités supérieures sont très-peu déformées ; ce n'est même qu'en examinant avec beaucoup de soin que l'on peut remarquer que le cubitus, et surtout du côté droit, est plus courbe que dans l'état normal, d'avant en arrière et de dedans en dehors.

Scapulum : pas de déformation.

Comme la tête du fémur n'est pas encore ossifiée, il en résulte que les os du bassin ne sont pas encore déformés, parce qu'ils n'ont pas trouvé un point d'appui sur lequel les muscles aient pu agir pour enfoncer la cavité cotyloïde.

La tête est remarquable par la multitude des os vormiens qu'elle présente au niveau de chacune des fontanelles.

La colonne vertébrale ne présente pas d'altération, soit dans sa forme, sa direction, sa structure ou son développement.

Les côtes et le sternum ont pris leur développement régulier ; celui du sternum est même assez avancé.

N° 514. — Un fœtus à terme, affecté d'hypertrophie

rachitique. La hauteur du squelette est de trois cent cinquante-cinq millimètres.

La tête est très-volumineuse; elle représente le tiers de la hauteur de l'individu, car elle a cent vingt millimètres de hauteur; la circonférence de la tête est de trois cent trente millimètres.

La colonne vertébrale est régulièrement développée; les côtes sont très-courtes, mais elles ont acquis une épaisseur considérable : la clavicule est très-longue ; elle n'est ni déformée, ni hypertrophiée.

Tous les os des membres sont hypertrophiés et arrêtés dans leur développement, et de plus ont acquis une forme plus ou moins triangulaire , et sont infléchis dans le sens de la flexion et de l'adduction.

Le scapulum est hypertrophié , et a trois millimètres d'épaisseur dans l'endroit où il est le plus fort.

L'humérus a vingt-deux millimètres de longueur, et de largeur treize millimètres au niveau des épiphyses, et huit millimètres dans le milieu de la diaphyse.

Le cubitus a vingt-cinq millimètres de longueur; le radius a quinze millimètres de longueur.

Les os du métacarpe et les phalanges sont ossifiés, et leur largeur égale la moitié de leur longueur.

Les os du bassin ne sont qu'en partie ossifiés, et présentent de quatre à cinq millimètres d'épaisseur dans les endroits où ils sont le plus hypertrophiés.

Le fémur a vingt-huit millimètres de longueur; dans sa partie la plus large , en bas, il présente quinze millimètres de largeur ; il n'est pas un seul endroit de sa longueur où il ne présente au moins dix millimètres de largeur.

Le tibia présente dix-huit millimètres de hauteur, et le

péroné seize millimètres. Ce dernier os est convexe en dehors, contrairement à ce que l'on remarque ordinairement; reste à savoir si cela dépend du mauvais état de dessiccation.

Les os du métatarse sont aussi hypertrophiés tellement dans quelques-uns, que la largeur l'emporte sur la longueur.

Nº 515. — Modèle en plâtre du fœtus auquel appartenait le squelette précédent. On peut voir, d'après les formes monstrueuses du fœtus, que les parties molles partageaient l'état d'hypertrophie dont a été atteint le squelette.

Nº 516. — Rachitisme avec complications locales dans certains os.

Squelette d'un enfant âgé de six à sept ans ; car commence à apparaître la première grosse molaire, dent de la deuxième dentition.

La hauteur totale de l'individu est de soixante-dix-neuf centimètres.

Du tronc. — Le tronc est dirigé de telle manière, que la base de la poitrine regarde à droite, et le sommet à gauche.

Cela est dû à une courbure générale de la colonne vertébrale, dont la convexité regarde à droite, et la concavité à gauche.

La hauteur totale de la colonne vertébrale est de trente-six centimètres, et le sinus de la flèche du sinus verse est de un centimètre, pris sur une corde partant du milieu de la première cervicale à la cinquième lombaire.

Les vertèbres sont beaucoup moins hautes du côté droit

que du côté gauche, ce qui est beaucoup plus sensible à la région lombaire que partout ailleurs.

Du bassin. — Le bassin est considérablement altéré dans sa direction et dans sa forme.

Dans sa direction ainsi il forme : avec la colonne vertébrale, un angle de cent vingt degrés avec la colonne vertébrale.

La plus grande déformation dans les diamètres porte principalement du côté droit, où la tête semble avoir enfoncé la cavité cotyloïde; l'os iliaque est replié sur lui-même, de telle sorte que la fosse iliaque externe n'existe pas, et qu'elle est convexe au lieu d'être concave. La fosse iliaque interne a diminué dans son diamètre antéro-postérieur, et a augmenté dans son diamètre vertical.

L'os pectiné est dirigé presque d'arrière en avant, et sa face antérieure regarde en dehors. La face antérieure de l'os ischion regarde aussi en dehors.

Tout l'ensemble de l'os se trouve placé plus haut que celui du côté opposé.

L'os iliaque du côté opposé est moins altéré, cependant la convexité de l'iléum est augmentée aux dépens de la fosse iliaque externe qui n'existe plus; le pectiné et l'ischion regardent un peu plus en dehors que dans l'état normal. Le sacrum présente aussi une altération notable dans sa direction : ainsi, au lieu d'être droit, il est oblique de haut en bas et de droite à gauche.

Les côtes présentent des altérations toutes particulières; elles sont beaucoup plus rapprochées du côté droit, côté de la concavité, que du côté gauche, côté de la convexité.

Mais elles présentent en avant une altération commune : c'est que après avoir été convexes en arrière et en dehors, elles sont concaves en devant et en dehors, ce qui donne à la poitrine un aspect de poitrine dite en *carène*.

Le sternum a subi aussi une altération : ainsi, il est oblique de haut en bas, et de gauche à droite, de manière que l'articulation sterno-claviculaire droite correspond parfaitement au niveau de l'appendice xiphoïde.

Les membres sont les parties les plus altérées, quoique toutes les parties du squelette portent l'empreinte du rachitisme. Mais ce squelette se recommande à l'attention, non-seulement par les déformations rachitiques, mais encore par une maladie concomitante, dont sont affectées, à un degré différent, les parties osseuses. Ces diverses phases sont faciles à apprécier. Ainsi, dans l'étendue de l'humérus, des radius, de la ligne âpre du fémur, du péroné, dans la partie antérieure du tibia, on rencontre une usure superficielle plus ou moins étendue, avec augmentation plus ou moins considérable de volume.

Affectant une direction transversale de l'os, et n'attaquant qu'une partie de sa circonférence, on croirait, de prime abord, que c'est une rupture incomplète des fibres constituantes de l'os ; mais si l'on pousse plus loin l'examen, on voit qu'il n'y a pas rupture, mais une espèce d'absorption de l'os. C'est une véritable inflammation plus ou moins circonscrite de l'os, qui a pu augmenter le volume de l'os, mais diminuer la cohésion, de sorte qu'ils ont été plutôt susceptibles de plier dans cet endroit, au lieu de céder uniformément, comme cela arrive dans les fractures ; et, du reste, il est facile de démontrer qu'il n'y a pas eu fracture, car, dans ces cas, l'action physiologique eût entraîné certains déplacements qui sont nécessairement la conséquence des fractures, tandis que les rapports naturels de l'os sont conservés.

En résumé, les os des membres du bassin, du scapulum, des côtes, et même du crâne à la partie postérieure du pariétal droit, et au milieu de l'occipital, portent les traces d'une affection concomitante du rachitisme, qui semble le rapprocher beaucoup des caractères de la périostéite plutôt que de toute autre affection. Les variations en forme et en étendue qu'elle présente sur les divers os du corps tendraient à prouver que les os n'augmentent en volume qu'en perdant de leur solidité.

Membres supérieurs. L'humérus, le radius du côté droit, comme du côté gauche, ne sont pas affectés, les cubitus des deux côtés sont seuls déformés; et ils sont convexes en dehors, et concaves en dedans, ce qui est en rapport avec les déformations rachitiques; ils ne diffèrent seulement de cette affection qu'en ce qu'il y a deux altérations dans la structure de l'os, avec augmentation en volume et déformation dans la direction de l'os, l'une dépendante du rachitisme, l'autre de l'inflammation survenue consécutivement. Le siége de cette altération diffère peu dans son siége, dans le côté droit et le côté gauche; seulement à gauche, elle se trouve à la réunion des trois quarts inférieurs, avec le quart supérieur, et dans le bras gauche, à la réunion des deux tiers inférieurs avec le tiers supérieur.

Les scapulum ne présentent pas d'altération sensible, si ce n'est peut-être que l'ossification a été un peu entravée, et qu'elle présente un aspect grenu, au lieu d'être fibreuse comme dans l'état normal.

Les clavicules présentent aussi une altération notable, en rapport avec ce que nous avons remarqué aux cubitus. Ainsi, à la réunion des deux tiers externes avec le tiers interne, l'on trouve une déformation qui porte sur le volume devenu plus considérable, et sur la direction de l'os, qui est convexe en avant, au lieu d'avoir une direction rectiligne.

Le péroné est très-grêle, mais un peu aplati, comme cela se voit dans les affections rachitiques franches. Malgré cela, dans sa courbure il a suivi la même loi de formation : ainsi il est accolé au tibia en bas, et s'en éloigne davantage que dans l'état normal ; en haut, la tête semble même luxée.

Les pieds n'ont subi aucune altération.

Une remarque générale à faire sur le membre inférieur droit, c'est que les courbures sont toutes à convexité antérieure, autrement dit, les os sont courbés dans la flexion, dans le sens où la contraction musculaire est le plus énergique.

Membre gauche. La hauteur totale du membre, prise de la partie inférieure du calcanéum à la tête du fémur, est de trente-six centimètres ; la hauteur du fémur est de vingt centimètres ; la flèche du sinus verse de la courbure à convexité antérieure est de un centimètre huit millimètres.

La hauteur perpendiculaire du tibia et du péroné réunis est de douze centimètres cinq millimètres ; la flèche du sinus verse de la courbure à convexité interne et antérieure est de trois centimètres cinq millimètres.

Les membres inférieurs sont beaucoup plus affectés que les supérieurs ; leur forme même indique que depuis que l'individu est affecté de rachitisme, il ne se servait pas de ces membres pour la progression, le bassin ne pouvant leur transmettre le poids du corps et la direction des bras de leviers qu'ils présentent ne les rendant pas aptes à la sustentation, en leur offrant une base placée en dehors du centre de gravité.

La hauteur totale du squelette, prise de la partie inférieure du calcanéum du membre droit, est de trente-huit centimètres à la tête du fémur. La hauteur du fémur est de dix-neuf centimètres; la flèche du sinus verse de la courbure à convexité intérieure, est de deux centimètres cinq millimètres.

Le tibia et le péroné réunis présentent onze centimètres cinq millimètres de hauteur verticale; et la flèche du sinus verse de la courbure de ces deux os, à convexité antérieure, est de cinq centimètres.

Les épiphyses sont encore presque entièrement cartilagineuses. Les fémurs ne sont pas aussi courbés qu'on les rencontre ordinairement, et pas aussi uniformément; car c'est à la réunion des quatre cinquièmes supérieurs, avec le cinquième inférieur; et cependant, dans cet endroit, l'os est plus volumineux que partout. Les épiphyses sont presque entièrement cartilagineuses : une seule de l'extrémité inférieure du péroné paraît très-développée.

Le fémur, à sa partie inférieure, est alternativement convexe et concave, et cependant dans cet endroit l'os est plus volumineux que partout ailleurs.

Le tibia et le péroné sont convexes en avant et en dedans; les deux os ont suivi une déformation uniforme, sont aplatis d'avant en arrière; un espace plus considérable les sépare plus en haut qu'en bas.

Le pied ne présente aucune déformation remarquable : peut-être sa voûte est-elle un peu effacée, et le calcanéum est-il un peu porté en dehors, ainsi que la face plantaire.

ORDRE IIe.

Dans cette classe se trouvent les squelettes rangés d'après leurs courbures à la colonne vertébrale. Il comprend cinq sous-ordres.

Le premier sous-ordre montre la corrélation qui existe entre les courbures de la colonne vertébrale et celles des membres.

Le deuxième sous-ordre comprend les courbures de la colonne vertébrale à convexité dorsale droite.

Le troisième sous-ordre renferme les courbures de la colonne vertébrale à convexité dorsale gauche.

Le quatrième sous-ordre contient les courbures de la colonne vertébrale à convexité dorsale postérieure.

Le cinquième sous-ordre se compose d'une seule pièce, sur laquelle existe une courbure de la colonne vertébrale mixte, à convexité latérale gauche dorsale, et à la fois antéro-postérieure.

SOUS-ORDRE Ier.

Le premier sous-ordre comprend deux espèces.

Première espèce : une pièce présentant un changement dans la direction normale de la colonne vertébrale, sans courbure des membres.

Deuxième espèce : cette pièce porte une courbure des membres sans changement de direction de la colonne vertébrale.

PREMIÈRE ESPÈCE.

N° 516. — Rachitisme des membres et du tronc, sans courbure des membres ; courbure dorsale gauche ; pièce donnée au musée Dupuytren par M. Orfila.

La nommée Honorine, âgée de vingt-quatre ans, a subi l'opération césarienne à la maison d'accouchement. Toutes les épiphyses sont soudées.

Le trou sous-pubien et la direction de la branche de l'ischion indiquent assez que c'est une femme.

La hauteur totale de l'individu, du sommet de la tête à l'extrémité de la dernière phalange, le pouce et le membre inférieur étant étendus, est de quatre-vingt-huit centimètres.

La colonne vertébrale présente une hauteur générale de trente-quatre centimètres.

Elle présente une courbure principale à convexité gauche, et un peu antéro-postérieure. La flèche de son sinus, sur une ligne partant du milieu de l'atlas, et tombant sur le milieu de la cinquième lombaire, est de cent quinze millimètres.

Cette courbure en forme deux, une supérieure et une inférieure.

La première courbure cervicale est à convexité gauche et à concavité droite : elle part de la cinquième cervicale, et comprend les sixième et septième, les première et deuxième dorsales ; la flèche du sinus verse est de cinq millimètres.

La deuxième dorsale, à convexité droite, part de la

cinquième cervicale à la huitième dorsale, et présente une flèche de trente-sept millimètres pour le sinus verse.

Lá courbure inférieure comprend les quatre dernières lombaires, et présente une convexité droite ; le sinus verse, pris au milieu du corps de la troisième lombaire, est de trente millimètres.

Vu par la partie postérieure : la courbure vertébrale dorso-cervicale, de la première cervicale à la huitième dorsale, le sinus verse est de deux centimètres huit millimètres.

La deuxième comprend depuis la sixième dorsale jusqu'à la troisième lombaire ; sa convexité est à gauche ; la flèche du sinus verse est de vingt-deux millimètres.

La troisième courbure comprend les trois dernières lombaires et le sacrum ; le sinus verse de la courbure latérale à convexité droite est de cinq millimètres ; de plus, elle a une courbure à convexité antérieure de trois centimètres huit millimètres.

Bassin. — Le bassin forme avec la perpendiculaire un angle de cent cinq degrés.

Il est aussi un peu incliné dans le sens horizontal ; il est un peu plus penché à gauche qu'à droite.

Le détroit supérieur bi-iliaque est de cent quinze millimètres ; l'antéro-postérieur, de soixante-quinze millimètres ; de l'articulation sacro-iliaque droite à la cavité cotyloïde gauche, cent huit millimètres ; de l'articulation sacro-iliaque gauche à la cavité cotyloïde droite, cent huit millimètres.

Le détroit inférieur, du sacro-coccygien au pubis, est de quatre-vingt-deux millimètres ; le bi-sciatique, de soixante-douze millimètres.

Le détroit abdominal, d'une épine iliaque antérieure supérieure à l'autre, est de vingt-deux centimètres.

La fosse iliaque du côté gauche est plus large que celle du côté droit, qui en revanche est plus creuse.

Le sacrum est plus large du côté gauche que du côté droit; il décrit une très-légère courbure à convexité gauche, ce qui fait que l'extrémité du coccyx regarde à droite.

Les branches descendantes des pubis et ascendantes des ischions sont très-minces.

De la tête. — Elle est remarquable en ce que, sur un aussi faible corps, elle a conservé les dimensions normales d'un adulte, sans être atrophiée ou hypertrophiée.

Le diamètre antéro-postérieur est de seize centimètres; le diamètre transverse, de treize centimètres; la hauteur générale de la face réunie au crâne est de dix-neuf centimètres cinq millimètres : ainsi elle représente à peu près le quart de la hauteur de l'individu, au lieu d'en présenter le septième, comme dans l'état normal.

Des côtes. — La poitrine est très-déprimée à droite, et présente une voussure très-marquée à gauche.

Les côtes du côté **droit**, à partir de la tubérosité, décrivent une courbure à convexité supérieure et concavité inférieure, de sorte que ces courbures sont concentriques les unes aux autres; les trois premières côtes finissent par se toucher.

Les cinquième, sixième, septième et huitième, de plus, présentent une légère courbure, dont la partie moyenne, la convexité, regarde en dedans, et la concavité en dehors.

Celles du côté gauche sont remarquables en ce que leur angle s'est effacé pour agrandir la courbure générale des côtes : les trois dernières fausses côtes ont seulement conservé leurs angles; mais elles ont été aplaties dans cette partie sur la colonne vertébrale.

Du sternum. — Le sternum est convexe en avant, et oblique de droite à gauche ; son appendice xiphoïde correspond à l'articulation sterno-claviculaire gauche. Les pièces du sternum ne sont pas toutes réunies entre elles, et à la réunion de l'apophyse xiphoïde avec la dernière pièce du sternum, on aperçoit une voussure très-remarquable, formée par les cartilages des fausses côtes.

Les membres supérieurs et inférieurs sont très-peu développés : l'état de demi-flexion dans lequel ils se trouvent ne permet pas de bien apprécier la longueur de leur ensemble.

Membre supérieur. Je vais donner la longueur de chaque section du membre : la clavicule et l'omoplate ont presque leur étendue ordinaire, tandis que l'humérus, le cubitus et le radius ne sont guère plus grands que la clavicule.

Ainsi la clavicule a douze centimètres de longueur ; elle est grêle et peu déformée.

L'omoplate qui correspond à la gibbosité ne présente que dix centimètres, à cause de sa courbure ; l'autre, onze centimètres.

Les humérus ne présentent que treize centimètres cinq millimètres.

Les saillies deltoïdiennes sont très-marquées, et les extrémités, relativement au reste du volume de l'os, ont un volume considérable.

Le radius et le cubitus ont neuf centimètres de longueur ; pour les métacarpiens, ils sont augmentés de volume relativement à la longueur ; du reste, la main, qui bien que de très-petite dimension, est assez bien proportionnée.

Les membres inférieurs ne sont pas beaucoup plus

longs que les membres supérieurs : ils présentent, de l'extrémité du grand trochanter à la surface des condyles des fémurs , dix-huit centimètres.

Le col a entièrement disparu ; la tête semble s'être aplatie dans la cavité cotyloïde , qui elle-même est considérablement élargie ; le grand trochanter est très-volumineux.

La courbure de la diaphyse est peu marquée ; elle semble s'être aplatie d'avant en arrière, surtout celle du côté gauche. Le tibia présente quinze centimètres de hauteur ; le péroné , treize centimètres ; la rotule, contrairement à ce que l'on remarque chez les rachitiques , qui ont des courbures très-marquées des membres , dans ce cas particulier, est à l'état rudimentaire.

Les pieds ont éprouvé une espèce de courbure à convexité externe , par une luxation de la tête de l'astragale en dedans , tandis que le scaphoïde a glissé en dehors : il en est résulté consécutivement une légère déformation dans les os du métatarse.

DEUXIÈME ESPÈCE.

N° 517. — Rachitisme des membres sans courbure de la colonne vertébrale chez un individu adulte.

L'individu a atteint l'âge adulte , comme le montre la soudure de toutes les épiphyses, et l'apparition des dents permanentes.

La forme droite du sacrum, la largeur du grand bassin, la forme triangulaire du trou sous-pubien, indiquent assez que ce squelette est celui d'une jeune fille.

La hauteur totale de l'individu est d'un mètre onze millimètres.

La colonne vertébrale présente une rectitude anormale due au mauvais état de dessiccation. La poitrine et les côtes n'offrent rien de remarquable. Cette absence de déformation du torse est ce qu'il y a de notable dans ce squelette , les membres étant affectés d'un rachitisme assez avancé.

Du bassin. — Le bassin forme, avec la perpendiculaire, un angle de cent quarante-cinq degrés.

. Il est aussi un peu incliné dans le sens horizontal ; il est un peu plus bas du côté droit que du côté gauche.

Détroit supérieur bi-iliaque : deux cent vingt-deux millimètres ; antéro-postérieur , soixante-quinze millimètres ; sacro-iliaque droit, à cotyloïde gauche , cent treize millimètres ; sacro-iliaque gauche, à cotyloïde droite , cent treize millimètres ; sacro-iliaque transverse, cent vingt-sept millimètres.

Détroit inférieur sacro-coccygien au pubis : quatre-vingt-neuf millimètres ; sacro-bi-sciatique, quatre-vingt-quinze millimètres.

La fosse iliaque est un peu plus profonde du côté gauche que du côté droit.

La tête ne présente aussi rien de remarquable : de la bosse frontale à la bosse occipitale, l'on trouve deux cent trente millimètres , en passant sur les os temporaux ; la mâchoire ne présente rien qui s'écarte de l'état normal.

Les membres supérieurs sont peu affectés de rachitisme ; la troisième section du squelette, les avant-bras, sont seuls affectés de cette maladie, et à peu près à un même degré.

Du côté droit, la hauteur du cubitus est de seize centimètres sept millimètres , alternativement convexe en dehors et en haut, et en bas, concave, ayant un centimètre huit millimètres de flèche en haut, et cinq millimètres en bas.

1.   45

Le radius a la direction presque normale; il est un peu convexe en dehors et en haut. Il a dix-sept centimètres six millimètres de longueur.

Le cubitus du côté gauche a dix-huit centimètres, alternativement convexe en dehors et en haut, concave en bas, ayant dix-huit centimètres de flèche en haut et huit en bas.

Le radius du côté gauche a cent soixante-seize millimètres; il est plus convexe en haut et en dehors que celui du côté opposé.

Les os du carpe et du métacarpe ne présentent rien de particulier, ainsi que les phalanges.

Les omoplates et les clavicules ne présentent rien de spécial.

Membres inférieurs. Les deux membres ne paraissent pas rachitiques au même degré; celui du côté gauche paraît plus court et plus incarné.

Membre droit. Le fémur présente deux cent quatre-vingt-quatre millimètres de hauteur verticale; il est un peu aplati d'avant en arrière et en haut.

Il est courbe d'avant en arrière, et en même temps en dedans.

Du grand trochanter au condyle externe, la flèche est de trois centimètres.

Le grand trochanter est au niveau de la tête du fémur; le condyle externe est un peu plus bas que l'interne.

Le fémur gauche présente une hauteur perpendiculaire de deux cent vingt-trois millimètres. Le fémur est aplati en haut, et il présente deux courbures : l'une, à convexité externe, est de quarante-huit millimètres de flèche; l'autre, à convexité antérieure, est prise du grand trochanter au condyle externe ; elle a juste vingt-huit millimètres de flèche.

Du tibia et du péroné. Le tibia droit a deux cent trente-huit millimètres de hauteur, de la tubérosité externe à la malléole externe, et présente soixante et un millimètres de flèche. Le péroné a vingt-huit centimètres de hauteur, et présente quarante-cinq millimètres de flèche.

Les plans antérieur et externe se sont fondus, surtout à la partie moyenne du tibia. Le péroné, comme le tibia, conserve à sa partie supérieure sa conformation normale ; mais c'est la diaphyse qui est principalement altérée, surtout à sa réunion des deux tiers supérieurs avec le tiers inférieur. Le plan externe s'est fondu avec le plan antérieur : aussi le péroné a-t-il, dans cet endroit, vingt-huit millimètres de diamètre. L'espace interosseux a presque disparu à sa partie inférieure, tandis qu'il est augmenté à sa partie supérieure.

Le pied est appuyé sur toute la plante, de sorte qu'il est un peu valgus. Du reste, il n'y a rien de bien notable dans sa conformation.

Le tibia et le péroné sont plus courts que ces mêmes os du côté droit ; le tibia a deux cent trois millimètres, du condyle externe à la malléole externe : il présente une courbure à convexité externe et antérieure ayant cinquante-six millimètres de flèche : le péroné présente cent quatre-vingt-seize millimètres de longueur, et une flèche de quarante-huit millimètres.

Le tibia présente les trois plans à la partie supérieure ; mais à la partie inférieure, le plan antérieur s'est fondu avec le plan externe, de sorte qu'il y a deux plans, l'un interne, l'autre externe.

Le péroné présente, à la réunion des deux tiers supérieurs avec le tiers inférieur, un diamètre de trois centimètres ; l'espace interosseux a entièrement disparu en bas ; le tibia s'est soudé avec le péroné.

Le tarse et le métatarse forment une voûte très-marquée, de telle sorte qu'ils présentent la disposition d'un pied équin. Du reste, il n'y a pas de déformation bien remarquable.

———

SOUS-ORDRE IIe.

Le deuxième sous-ordre embrasse tous les squelettes présentant une courbure à convexité droite dorsale. Ces courbures peuvent se présenter avec des nuances particulières : il peut n'exister qu'une courbure dorsale légère ; la courbure dorsale peut égaler la courbure lombaire ; enfin, elle peut l'emporter sur la courbure lombaire, comme cette dernière peut l'emporter sur la courbure dorsale.

PREMIÈRE ESPÈCE. — *Rachitisme ; hypertrophie des membres ; incurvation de la colonne vertébrale ; courbure latérale droite dorsale légère.*

N° 505. — La partie du squelette que nous avons à observer est celle d'un individu qui a dépassé l'âge de trente ans, car le coccyx paraît soudé.

Le sexe de l'individu est déterminé par l'étendue considérable des diamètres du bassin, dans lesquels ceux qui sont transversaux ont une étendue considérable.

La colonne vertébrale et une partie des côtes restent seulement.

La colonne vertébrale a une hauteur de cinquante-sept centimètres.

Sa courbure principale est dorsale droite; une ligne passant au milieu de la première vertèbre cervicale viendrait tomber sur le niveau de l'épine iliaque antérieure et inférieure.

Courbure cervicale. De la première cervicale à la partie inférieure de la première dorsale, on trouve une élévation perpendiculaire de quinze centimètres, et une courbure dont la flèche est de cent quatre-vingt-trois millimètres, prise sur le milieu du corps de la partie supérieure de la cinquième cervicale : la convexité de la courbure est à droite.

Courbure dorsale. De la partie inférieure de la première dorsale à la partie inférieure de la deuxième dorsale, on trouve cent quatre-vingt-deux millimètres de hauteur, et une flèche de quarante-sept millimètres. La courbure est encore à droite.

La troisième vertèbre est plus basse du côté droit que du côté gauche : seize millimètres du côté droit, vingt-trois millimètres du côté gauche.

La cinquième présente une disposition inverse : elle est plus haute du côté droit, plus basse du côté gauche; vingt-trois millimètres du côté droit, seize millimètres du côté gauche.

La sixième présente vingt-trois millimètres du côté droit, quinze millimètres du côté gauche.

La septième présente vingt-trois millimètres du côté droit, et dix-huit millimètres du côté gauche.

De cette déformation de la troisième vertèbre dorsale en sens inverse des trois autres résulte une courbe dorso-cervicale, à convexité du côté gauche, comprenant la septième cervicale et les cinq premières dorsales, ayant cent trois millimètres de hauteur, et treize millimètres de flèche, prise au niveau de la partie inférieure du corps de la deuxième dorsale.

La première cervicale, les première, deuxième et troisième dorsales regardent à gauche, par suite de la rotation opérée sur elles-mêmes.

Courbure lombaire. Enfin, il existe une dernière courbure lombaire, à convexité gauche, ayant deux cent quatorze millimètres de hauteur, formée par la dernière dorsale et les cinq lombaires : les deuxième, troisième, quatrième lombaires regardent à gauche, tandis que la cinquième regarde à droite; la flèche de cette courbure est de vingt-huit millimètres, prise au niveau de la troisième lombaire.

Enfin, la deuxième et la troisième lombaires sont plus basses à droite qu'à gauche : la deuxième présente vingt-huit millimètres à droite et trente-quatre millimètres à gauche; la troisième présente vingt-huit millimètres à droite, et trente-six millimètres à gauche.

Enfin, on trouve encore un commencement de courbure lombaire tournée à droite, et déterminée par l'affaissement des quatrième et surtout cinquième lombaires, qui présentent trente-sept millimètres de hauteur à droite et seulement vingt-trois millimètres à gauche.

Cette pièce est donc très-importante en raison des courbures nombreuses qu'elle présente : ainsi, outre une courbure dorso-cervicale et une courbure cervico-dorsale et dorso-lombaire, dans des rapports anormaux pour la région cervicale, puisqu'elle a sa convexité du même côté que la région dorsale, on rencontre encore deux courbures, l'une à convexité cervico-dorsale, et l'autre lombo-sacrée, à convexité droite.

Courbes des apophyses épineuses. De la première à la deuxième dorsale, quatre millimètres de flèche ; de la deuxième dorsale à la deuxième lombaire, vingt-huit millimètres de flèche ; de la dixième dorsale à la cinquième lombaire, sept millimètres.

Du bassin. — Le bassin, à n'en pas douter, est celui d'une femme, à son aspect lisse, au renversement des fosses iliaques, à la position plus antérieure que latérale des cavités cotyloïdes, à la longueur des os pectinés, au renversement des branches ascendantes de l'ischion ; mais cependant l'os pectiné a plus de hauteur que d'ordinaire ; la symphyse pubienne est plus proéminente, et les trous sous-pubiens ont un aspect moins triangulaire que dans l'état normal.

Le bassin forme, avec la perpendiculaire, un angle de cent trente degrés.

De plus, il est un peu incliné sur le côté gauche ; sa crête iliaque remonte un peu plus haut du côté gauche que du côté droit.

Détroit supérieur. Grand bassin : d'une épine iliaque à l'autre, l'on trouve vingt-sept centimètres de diamètre. Le détroit supérieur est vicié dans son diamètre antéro-postérieur, par la saillie du promontoire ; il n'a que quatre-vingt-treize millimètres. Le diamètre transverse est de cent quarante-sept millimètres. Sacro-iliaque droit, à la cavité cotyloïde gauche, cent trente-cinq millimètres. Sacro-iliaque gauche, à la cavité cotyloïde droite, cent vingt-deux millimètres.

Cette différence tient à ce que la pièce du sacrum

est beaucoup plus large du côté droit que du côté gauche, et de plus, à ce que le sacrum regarde à droite, et que la partie droite est plus éloignée de la symphyse que la partie gauche.

Détroit inférieur. Le diamètre de la symphyse pubienne à l'articulation coccygienne est de cent vingt-deux millimètres. D'une tubérosité à l'autre, le diamètre est de cent huit millimètres.

Côtes. — Les côtes présentent un aplatissement général du côté droit. Les septième, huitième, neuvième et dixième côtes dorsales sont plus rapprochées les unes des autres. La neuvième et la dixième présentent même une largeur considérable. L'extrémité des côtes supérieures est inclinée beaucoup plus que du côté opposé.

Les côtes à droite regardent, pour le plus grand nombre, en haut ou en dehors, forment un angle moins aigu avec la colonne vertébrale, et sont plus régulièrement espacées.

Il ne reste des membres que les fémurs : à leur aspect seul il demeure constant que l'individu était rachitique. Leur longueur est disproportionnée avec celle de la colonne vertébrale, qui a une hauteur très - considérable.

Si l'on est frappé de leur petitesse, on ne l'est pas moins de leur volume, car, au lieu d'aller, en décroissant de volume, des extrémités vers la partie moyenne, ils présentent partout à peu près le même diamètre, et de plus ils sont comme aplatis d'avant en arrière.

Les extrémités ont aussi subi des altérations dans leur forme et leur volume : ainsi, les condyles du côté gauche sont bien moins volumineux que ceux du côté droit.

La forme du col du fémur est aussi très-changée : c'est à peine s'il existe, tant il est affaibli, ou il forme un angle presque droit, avec le reste du fémur. Le grand trochanter se trouve-t-il placé au-dessus de la tête du fémur et de la cavité cotyloïde ?

DEUXIÈME ESPÈCE.

La courbure dorsale peut égaler la courbure lombaire, et présenter plusieurs variétés.

Première variété : Le squelette a pris son développement normal.

Deuxième variété : Le squelette a été frappé d'arrêt de développement.

Troisième variété : Le squelette a été atteint d'hypertrophie, les os ayant leur développement normal.

Quatrième variété : Le squelette a été affecté d'hypertrophie et d'arrêt de développement.

Cinquième variété : Le squelette est atrophié. quoique les os aient leur développement normal en longueur.

Sixième variété : Le squelette est à la fois atrophié et atteint d'arrêt de développement.

Première variété. — Courbure dorsale droite, avec développement normal.

N° 520. — Squelette donné par M. Dupuytren.

La hauteur est de cent onze centimètres quatre millimètres.

Le sujet est arrivé à un âge assez avancé, si l'on en juge par l'état des maxillaires supérieur et inférieur, sur lesquels a disparu en partie la trace des alvéoles; de plus les sutures sont aussi presque effacées.

Le peu d'aspérité que présentent les os, et de plus la conformation du bassin, indiquent que ce squelette est celui d'une femme; le trou sous-pubien est triangulaire; la symphyse pubienne est aussi peu élevée, et présente peu d'épaisseur.

Du tronc. — Une normale partie de la partie antérieure de l'atlas vient tomber au milieu de la partie antérieure de la cinquième lombaire. La colonne vertébrale, dans son ensemble, représente une courbe dont une ligne étendue de cinquante-deux centimètres serait la corde; et la flèche de son sinus verse est de quatre-vingt-quinze millimètres. De la première à la cinquième cervicale, toutes les vertèbres sont droites, regardant en avant.

De la quatrième vertèbre cervicale à la deuxième dorsale inclusivement, on trouve une courbure à convexité gauche dont la flèche du sinus verse, au niveau de la septième cervicale, est de quatre millimètres.

Du milieu de la partie supérieure de la deuxième dorsale au niveau du milieu du corps de la première lombaire, on trouve une courbure à convexité droite, dont la flèche du sinus verse est de soixante-dix-neuf millimètres, pris au niveau de la huitième dorsale.

Du milieu de la deuxième lombaire, au milieu du sacrum, la flèche est de dix-huit millimètres au niveau de la troisième lombaire.

Les corps des vertèbres de la région dorsale et lombaire ont éprouvé une torsion considérable; celles du milieu de la région sont celles sur lesquelles cette torsion est la plus marquée.

Région postérieure de la première à la deuxième apophyse épineuse cervicale. L'on trouve une courbure dont la flèche du sinus verse est de sept millimètres.

De la première dorsale à la douzième dorsale, on trouve une flèche du sinus verse de trente-deux millimètres, pris au niveau de la huitième dorsale.

De la douzième dorsale à la première pièce du sacrum, une flèche du sinus verse de onze millimètres, pris au niveau de la troisième lombaire.

Enfin, de la première pièce du sacrum à la dernière pièce du coccyx, une courbure à convexité droite, de onze millimètres de flèche pour le sinus verse, pris au niveau de la troisième pièce.

Du bassin. — Le bassin forme, avec la normale, un angle de cent cinquante degrés dans son inclinaison d'arrière en avant, par rapport à un plan horizontal, et n'a pas très-sensiblement dévié, quoique la fosse iliaque soit plus profonde du côté droit et plus large du côté gauche.

Le bassin est celui d'une femme, comme le démontre le peu d'élévation de la symphyse des pubis, la longueur de l'os pectiné, et la forme triangulaire du trou souspubien.

Les diamètres du bassin ne sont pas très-viciés.

Détroit supérieur : bi-iliaque, deux cent trente millimètres ; antéro-postérieur, soixante-dix-sept millimètres. De la symphyse sacro-iliaque gauche à la cavité cotyloïde droite, cent dix-huit millimètres ; sacro-iliaque droite à la cavité cotyloïde gauche, cent dix millimètres.

Détroit inférieur : de la symphyse sacro-coccygienne à la symphyse pubienne, quatre-vingt-deux millimètres ;

d'une tubérosité sciatique à celle du côté opposé, cent soixante-deux millimètres.

Les fosses iliaques diffèrent entre elles par leur profondeur : si la fosse iliaque droite est plus élevée, c'est aux dépens de la fosse iliaque externe, qui est moins profonde, tandis que, du côté gauche, les fosses iliaques sont plus étendues, et dans des rapports de profondeur qui s'approchent plus de la disposition normale.

Au niveau de la symphyse, l'os pectiné est très-diminué d'épaisseur ; la branche ascendante de l'ischion est très-mince, et regarde, par sa face, directement en avant ; les tubérosités de l'ischion sont sur un plan plus antérieur que dans l'état normal, et comme conséquence, les cavités cotyloïdes regardent plus directement en avant.

Le sacrum, relativement à sa direction, est un peu plus incliné en avant que dans l'état normal, de sorte que les diamètres inférieurs sont élargis aux dépens du rétrécissement des diamètres supérieurs. Cette inclinaison est en rapport avec l'inclinaison en arrière de la colonne vertébrale. De plus, dans la ligne que décrivent ces corps de vertèbres, il y a une légère courbure à convexité droite et à concavité gauche.

Le corps du sacrum, au niveau de son articulation vertébrale, a une largeur beaucoup plus considérable à droite qu'à gauche : ainsi, du premier côté, il a quarante-trois millimètres, et, de l'autre, seulement vingt-sept millimètres.

Tête. — La tête a peu changé de volume ; la mâchoire seule est remarquable en ce que, bien que l'individu ne soit pas très-avancé en âge, comme l'indique l'aspect des sutures, cependant la mâchoire forme un angle très-ouvert, et son volume est considérablement diminué; toutes les dents ont disparu. On peut en dire autant de la mâchoire inférieure, dont le bord alvéolaire a entièrement disparu.

Des côtes. — Les côtes, à droite, sont plus larges, et plus courtes; à gauche elles sont plus longues et plus minces.

A droite, elles sont presque toutes coudées à angle droit, au niveau de la réunion de la grande courbure avec la petite courbure; cet angle, dans ce cas particulier, a lieu à égale distance de la colonne vertébrale pour toutes les côtes, tandis qu'ordinairement on l'observe d'autant plus loin de la colonne vertébrale, que l'on observe des côtes plus inférieures. Les côtes sont aussi régulièrement espacées les unes par rapport aux autres.

De cette disposition résulte un aplatissement général du côté droit.

A gauche, au contraire, les côtes ont une disposition inverse : elles sont disposées en éventail, de manière que celles qui se trouvent à la partie moyenne sont les plus longues, comme se trouvant dans un même plan dans toute leur étendue; elles sont même disposées de telle sorte, qu'elles s'articulent les unes avec les autres, ou glissent les unes derrière les autres, comme les feuilles d'un éventail. Il en résulte aussi que si les côtes inférieures sont plus courbées sur leur angle, les plus supérieures font avec la colonne vertébrale un angle inverse de celui qui est normal, et même que l'angle de la côte a une tendance à se former dans une direction opposée à celle qui lui est ordinaire.

Le sternum est grêle: sa partie antérieure regarde en avant, et son appendice xiphoïde correspond avec l'articulation sterno-claviculaire droite.

Les clavicules sont plus longues, plus droites, plus grêles que dans l'état normal.

Le scapulum droit reposerait sur une surface moins courbe que le gauche, qui correspond à la partie de la poitrine la plus bombée.

Membres. — Les membres supérieurs sont peu rachitiques relativement aux membres inférieurs.

Humérus. La diaphyse présente peu de différence dans ses plans. Celui du côté gauche présente une courbure dont la convexité regarde en dedans et la concavité en dehors; la flèche du sinus verse a vingt-trois millimètres, et cependant il présente quatorze millimètres de plus en longueur que l'humérus du côté opposé.

Les radius sont tous les deux convexes en dehors; mais cette courbure n'est pas plus considérable d'un côté que de l'autre. Les deux radius ont une crête plus marquée que dans l'état normal. Au niveau du ligament interosseux, le radius du côté droit a sept ou neuf millimètres de plus que celui du côté gauche; mais celui-ci est plus courbe. Le cubitus du côté droit a quatre millimètres de plus que du côté gauche, et il présente une courbure en haut, à convexité externe plus marquée que celle du côté gauche.

Le carpe et le métacarpe ne présentent rien de spécial, ainsi que les phalanges.

Les membres inférieurs sont rachitiques, à un degré beaucoup plus avancé que les membres supérieurs. Leur hauteur totale est de cinquante-six centimètres huit millimètres; celui du côté droit est plus court de vingt-sept millimètres.

Membre droit. La hauteur du fémur droit est de dix-neuf centimètres; la flèche du sinus verse, de la tête au

condyle interne du fémur, est de soixante-quatre millimètres.

Sa diaphyse est aplatie de dedans en dehors ; dans son
plus grand diamètre, il présente vingt-sept millimètres à
la partie supérieure, et d'avant en arrière, à sa partie
antérieure : de sorte que la ligne âpre de haut en bas
forme la partie la plus interne des deux plans dont est
composé l'os, et que la ligne externe qui part du grand trochanter pour se rendre au condyle externe est alternativement externe antérieure et interne. Cette courbure
à convexité antérieure et externe fait que la surface articulaire inférieure regarde en dedans ; mais cette inclinaison est déterminée par la courbure générale du fémur,
car son inclinaison est toujours normale par rapport à
l'axe de l'os.

Sa surface articulaire inférieure est moins volumineuse
que dans l'état naturel. Les condyles présentent moins de
hauteur, parce que la partie spongieuse qui formait les
tubérosités a en partie disparu.

L'extrémité supérieure du fémur est aplatie d'arrière
en avant ; il présente plus de hauteur, mais il forme
un angle moins obtus avec le corps et le grand trochanter, qui est presque au niveau de la tête du
fémur.

Tibia. De la tubérosité interne du tibia à la malléole
interne, on trouve deux cent quatre-vingt-trois millimètres de hauteur ; la flèche du sinus verse, à convexité
interne, est de soixante-huit millimètres. La diaphyse du
tibia est aplatie d'avant en arrière ; la trace des trois
plans dont se compose ordinairement le tibia ne se
retrouve qu'à la partie supérieure et inférieure de l'os :
il présente vingt-sept millimètres de diamètre à sa partie

moyenne, où la fusion entre le plan externe et interne est entièrement faite. Si les condyles sont un peu aplatis de haut en bas et d'arrière en avant, les surfaces articulaires du tibia sont un peu obliques d'avant en arrière et de bas en haut; l'extrémité inférieure est atteinte de cette même altération de forme, mais à un moindre degré.

Le péroné présente deux cent cinquante millimètres, et la flèche du sinus verse est de trente-sept millimètres, et il présente trente-sept millimètres de diamètre à sa réunion des deux tiers supérieurs avec le tiers inférieur. La diaphyse est aplatie dans toute sa longueur, et une ligne longitudinale servant d'insertion au ligament interosseux la sépare dans toute sa longueur, à la partie antérieure.

Le col de la tête du péroné est aplati d'avant en arrière; la tête a subi seulement un léger affaissement à la partie supérieure, ce qui lui donne plus de largeur; l'extrémité inférieure est la partie de l'os la moins déformée.

Les os du tarse et du métatarse n'ont pas subi de déformation; le pied est appuyé un peu à plat sur le sol.

Membre gauche. Le fémur gauche présente deux cent trente millimètres de hauteur verticale. Le sinus verse de la courbure droite par le fémur est de quarante-cinq millimètres. Le fémur est moins aplati que celui du côté droit; dans l'endroit où la diaphyse est la plus étendue, l'on trouve un diamètre de vingt-sept millimètres. Sa diaphyse est moins aplatie; les plans sont plus distincts dans toute leur étendue que du côté opposé.

Le col du fémur est oblique, et plus court que celui du côté opposé. Le grand trochanter est plus bas que la tête du fémur.

La courbure à concavité postérieure seule est augmentée. A la partie antérieure, comme dans l'état normal, la diaphyse est alternativement convexe à sa partie moyenne, et concave aux extrémités ; sa convexité est seule augmentée.

La surface, les condyles du fémur sont aplatis et forment, avec le corps du fémur, un angle de cent dix degrés. De plus, la surface articulaire est comme aplatie, et dépasse en forme de lames minces les condyles du fémur.

Le tibia et le péroné sont concaves en dehors ; et en dedans, alternativement convexes à la partie moyenne, et concaves aux extrémités. De plus, ils sont concaves en avant et en arrière alternativement ; convexes à la partie moyenne en arrière, et concaves aux extrémités.

Le tibia présente deux cent soixante-dix-huit millimètres de hauteur, et cinquante-quatre millimètres pour la flèche du sinus verse.

La diaphyse est aplatie à la partie moyenne, et est triangulaire aux extrémités ; elle présente un diamètre de vingt-sept millimètres.

Le péroné a deux cent quarante millimètres de hauteur et trente-quatre millimètres de diamètre ; l'espace interosseux est augmenté en haut, et disparu au milieu et diminué en bas ; la flèche du sinus verse est de quarante et un millimètres.

Le pied est aplati ; la concavité et la convexité sont diminuées, et, au lieu de reposer sur le bord externe, s'appuie sur la surface inférieure tout entière.

Deuxième variété. — Courbure latérale droite dorsale, avec arrêt de développement.

N° 521. — L'individu est adulte, comme le montre l'apparition complète des dents permanentes, et a même vingt ans, comme le prouve la dernière molaire.

Malgré la déformation considérable du bassin, l'ouverture triangulaire et non ovalaire du trou obturateur, l'écartement considérable des deux branches ascendantes des pubis, le peu d'élévation en hauteur de la symphyse, donnent à penser que c'est un squelette de femme.

L'élévation totale de l'individu, prise depuis le sol sur lequel s'appuie le pied droit jusqu'au sommet de la tête, est de quatre-vingt-dix centimètres.

Du tronc. — Le tronc présente deux courbures latérales; cette pièce même est un très-beau type de cette variété. La colonne vertébrale présente deux courbures: l'une dorsale, à droite; l'autre lombaire, à gauche; chacune d'elles embrasse, dans sa courbure, un grand nombre de vertèbres.

La hauteur verticale de l'apophyse basilaire, du crâne au sacrum, est de trente-huit centimètres huit millimètres.

De la première à la cinquième cervicale, on trouve une hauteur perpendiculaire de sept millimètres. Toutes ces vertèbres sont sur le même plan horizontal; la cinquième seulement, à sa partie inférieure, semble se diriger à droite.

De la cinquième cervicale à la neuvième dorsale inclusivement, on trouve une hauteur de deux cent trois millimètres; la flèche est de sept cent cinquante millimètres.

La sixième cervicale et la première dorsale regardent seules en avant; les quatrième, cinquième, sixième et septième sont directement dirigées à droite.

La deuxième courbure est à gauche; sa hauteur perpendiculaire est de cent quarante-deux millimètres; la flèche, au niveau de la réunion de la première et de la deuxième lombaires, est de cinquante-quatre millimètres; la dixième vertèbre cervicale seule et la première lombaire regardent en avant.

Cette courbure, pour en mesurer toute l'étendue, comprend les trois dernières dorsales, toutes les vertèbres de la région lombaire, et les deux premières vertèbres du sacrum, de sorte que ces deux courbures comprennent chacune dix vertèbres, tandis que celle du sacrum n'en comprend que cinq et demie.

Du bassin. — Le bassin est vicié dans sa position, sa forme et ses diamètres.

Dans sa position verticale, le bassin fait, avec la perpendiculaire, un angle de cent trente degrés.

De plus, il est incliné horizontalement, de telle manière qu'il présente un angle de cent dix degrés.

Le diamètre du bassin, d'une épine iliaque à l'autre, est de cent quatre-vingt-dix millimètres.

Détroit supérieur : de l'angle sacro-vertébral à la symphyse, soixante-huit millimètres; le diamètre d'une cavité cotyloïde à l'articulation sacro-iliaque du côté opposé est de quatre-vingt-quinze millimètres.

Détroit inférieur : de l'articulation du coccyx à la symphyse des pubis, quatre-vingt-dix millimètres; d'une tubérosité sciatique à l'autre, quatre-vingts millimètres.

Description. — La symphyse des pubis regarde à droite

ainsi que la crête du sacrum ; le promontoire regarde à gauche. L'obliquité du bassin est telle que la symphyse des pubis correspond à la symphyse sacro-iliaque, qui, elle-même se trouve sur le trajet d'une ligne perpendiculaire, partant du milieu de la première vertèbre cervicale ; mais un plan horizontal irait correspondre, de la partie supérieure des pubis, à la réunion de la deuxième avec la troisième pièce du sacrum.

L'ouverture du grand bassin est très-viciée par la déformation des os iliaques, dont celui du côté droit semble avoir été tiré en arrière, tandis que l'os iliaque du côté gauche paraît avoir été entraîné en avant. Tous deux sont en quelque sorte repliés sur eux-mêmes, de sorte que les deux tiers de la fosse iliaque formant la paroi la plus extérieure du bassin, il n'y a plus de fosse iliaque externe ; elle se lève comme perpendiculairement, en formant un angle presque droit avec le reste de la fosse iliaque.

De cette direction prise par ces os au niveau de la cavité cotyloïde résulte une disparition presque complète de cette cavité, et la tête du fémur paraît seulement être juxtaposée au bassin ; elle a même déterminé une espèce de voussure intérieure, de sorte que le détroit supérieur, plus grand du côté droit, est ondulé, et présente une viciation dans ses diamètres, due d'abord à l'obliquité du sacrum et au talus que l'on rencontre au niveau des cavités cotyloïdes.

Le sacrum, presque droit dans son diamètre vertical, présente latéralement une courbe dont la convexité est à droite, de sorte que l'extrémité coccygienne regarde à droite. La flèche de cette courbe est de trente-trois millimètres, et s'étend de la première pièce du coccyx au milieu de la première vertèbre lombaire.

Des côtes. — La poitrine est aplatie du côté droit et saillante du côté gauche. Du côté droit les côtes sont assez régulièrement espacées, formant un angle de cent trente à cinquante degrés avec la colonne vertébrale. L'angle de la côte est très-bien marqué; il est même exagéré dans les côtes supérieures.

Du côté gauche, au contraire, l'angle de la côte n'existe plus; les côtes n'appartiennent plus qu'à une courbure sur le même plan, si l'on en excepte les trois dernières côtes. Mais, cependant, on retrouve bien deux courbures; mais la première, formée par le col, qui, au lieu d'être concave en avant, est convexe, et de plus, se trouve sur le même plan que l'autre courbure de la côte. Il en résulte que, dans son ensemble, la côte, en dehors comme en dedans, est alternativement convexe et concave.

De plus, toutes les côtes qui, par suite de cette disposition, et par leur position se rapprochent de la première côte à l'état normal : ainsi, toutes les côtes regardent en dehors et en haut; ce n'est que par leurs extrémités antérieures qu'elles regardent en dehors.

En dedans, elles sont tellement rapprochées les unes des autres qu'elles se touchent, et présentent des surfaces articulaires étendues; tandis qu'en avant les espaces intercostaux sont très-élargis, et même présentent en avant une séparation plus grande que celles du côté opposé.

Ainsi, du côté convexe, séparation des côtes, intervalle entre les côtes de dix-neuf à vingt-trois millimètres dans l'espace le plus écarté au milieu des côtes; décroissance de trois millimètres en haut comme en bas à chacun des espaces intercostaux.

Poitrine : espaces intercostaux sensiblement égaux à la partie antérieure et postérieure; amincissement considérable des côtes, surtout en haut.

Du côté concave, rapprochement des côtes en arrière, séparées en avant; poitrine présentant plus de voussure, parce que les côtes ne sont plus obliques; par suite de leur superposition, déformation, mais pas d'altération dans la nutrition.

Du sternum. — Il est convexe en avant, et de plus un peu incliné de droite à gauche, tellement que l'articulation sterno-claviculaire gauche correspond à l'articulation sterno-xyphoïdienne. De plus, le sternum regarde à droite par sa partie antérieure.

Membres. — Les membres supérieurs et inférieurs sont courbés dans leur longueur, mais à un moindre degré : ainsi, les membres supérieurs le sont beaucoup plus que les membres inférieurs; l'humérus présente une hauteur perpendiculaire de deux cent dix-sept millimètres, et une courbure à convexité externe, ayant treize millimètres de flèche. Le radius a de longueur cent vingt-neuf millimètres, et sa courbure à convexité antérieure a vingt millimètres de flèche. Le cubitus a cent cinquante et un millimètres de longueur, et sa courbe à convexité extérieure a dix millimètres de flèche. Les articulations ne sont pas changées dans leur direction.

Du côté gauche l'humérus a cent soixante et onze millimètres de longueur et trente-six millimètres de flèche. La convexité étant tournée en dehors, la surface de l'extrémité inférieure de l'humérus regarde en dedans. Le radius a cent cinquante-sept millimètres de longueur, et sa convexité externe et postérieure a onze millimètres de flèche. Le cubitus a cent soixante-deux millimètres de longueur ; sa convexité externe et postérieure a seize millimètres de flèche.

Le scapulum du côté droit est très-concave , et répond à la convexité de la poitrine ; celui du côté gauche est peut-être plutôt aplati , et en rapport avec la forme de la paroi thoracique.

Membres inférieurs. Le fémur gauche a cent soixante-deux millimètres de longueur , et sa courbure à convexité antérieure et externe a soixante-dix-sept millimètres ; le tibia a cent cinquante-quatre millimètres de longueur , et soixante-quatre millimètres de flèche pour sa courbure à convexité interne. Le péroné a quatre-vingt-huit millimètres de longueur , et soixante-dix millimètres de flèche pour sa courbure à convexité interne.

Le fémur droit a cent quatre-vingt-dix millimètres de longueur, et sa courbure a soixante-huit millimètres de flèche. Le tibia a cent soixante-douze millimètres de longueur, et quatre-vingts millimètres de flèche. Le péroné a quatre-vingt-quinze millimètres de longueur et quatre-vingt-huit millimètres de flèche.

Les fémurs ont une direction telle que leur tête et les condyles regardent tous deux en dedans et sur le même plan.

La tête et le grand trochanter sont sur le même plan.

Le condyle interne est au même niveau que la tête ; mais le condyle externe, bien que sur le niveau du grand trochanter, se trouve placé beaucoup plus bas que l'interne.

Aussi, mesuré au rapporteur, il montre une inclinaison sur l'axe du fémur, d'un angle de cent dix degrés.

Le col du fémur, au lieu de former avec le fémur un angle très-obtus, forme un angle plus droit.

Les courbes et les lignes du fémur se sont exagérées, mais toujours par comparaison à l'état normal : ainsi, la courbure à convexité antérieure est la plus augmentée : nous en avons donné la flèche. Les plans du fémur sont beaucoup plus déterminés que dans l'état normal : ainsi, deux plans latéraux forment un angle très-aigu en arrière, au niveau de la ligne âpre. C'est à cette disposition que le fémur emprunte sa forme aplatie généralement. Le troisième plan correspond à la partie antérieure : peu étendu en haut, il est plus large en bas, et à mesure qu'il augmente de largeur, on voit la courbure à convexité antérieure s'accroître.

Le tibia et le péroné sont encore plus déformés que tous les autres os du corps ; ils ont conservé, comme les autres os du corps, leur forme régulière aux extrémités, c'est-à-dire, prismatique. Les extrémités supérieures du tibia sont un peu aplaties en avant, concaves en arrière ; l'extrémité inférieure du côté droit est comme résorbée, réduite au périoste, tandis que celle du côté gauche paraît avoir été intacte : pour le péroné, il est intact. C'est surtout à la partie moyenne que ces os sont déformés : ainsi ils en sont presque exactement réduits à une face antérieure et postérieure. C'est le plan externe qui a entièrement disparu. Ce n'est guère qu'aux extrémités que l'on peut apercevoir les vestiges de ces plans. De cet aplatissement de la partie moyenne, et de la confusion du plan antérieur interne avec le plan antérieur externe, il résulte que l'os a une largeur relative plus considérable, et sur le péroné cette largeur est même absolument plus grande. Dans cette disposition même, le péroné s'est placé dans la partie la plus courbe, derrière le tibia, de sorte qu'il décrit un arc encore plus considérable que celui du tibia.

L'espace interosseux est nul à la partie moyenne, et plus considérable que dans l'état normal aux extrémités.

Une remarque assez singulière, c'est que bien que l'on se figure d'abord que les muscles deviennent les cordes des arcs des os, cependant, les os, mobiles comme la rotule, ne changent pas de rapport, eu égard à la situation respective des condyles et des tubérosités du tibia.

Une remarque importante à faire, c'est que les deux os de la jambe ne présentent pas seulement une courbure à convexité interne, que nous avons décrite, mais encore ils ont une direction très-compliquée : ainsi, l'on y remarque trois courbures, contrariées dans leur convexité : l'une, dont la convexité regarde en arrière, et correspond au tiers moyen de la longueur de l'os ; les deux autres, supérieure et inférieure, correspondent au tiers supérieur et inférieur de l'étendue de ces deux os.

Le pied a été soumis à une déformation assez remarquable, en ce que le calcanéum se porte en dehors, tandis que le reste du pied se porte en dedans, comme pour élargir la base de sustentation. La direction prise par le péroné fait qu'il se trouve dans les mêmes conditions que s'il était fracturé à l'articulation ; étant plus largement ouverte, il s'opère une espèce de luxation en dehors ; la tête de l'astragale presse en dedans, ce qui donne lieu probablement à cette disparition d'une partie de l'extrémité inférieure du tibia.

Troisième variété. — Courbure dorsale droite, hypertrophie, avec développement normal.

N° 522. — Hauteur de l'individu : cent trente centimètres cinquante-quatre millimètres.

Le sujet est adulte, il est âgé de trente ans environ ; il n'a pas dépassé cette époque de sa vie, si on en juge par l'absence de réunion du coccyx avec le sacrum ; les sutures ne sont pas réunies dans aucune partie du crâne.

Les aspérités nombreuses des os, la hauteur assez considérable du bassin, la forme courbée du sacrum, l'aspect ovalaire plutôt que triangulaire du trou souspubien, sa hauteur considérable, la symphyse des pubis, donnent à penser que l'individu est du sexe masculin.

Du tronc. — Une perpendiculaire, abaissée du milieu de la première cervicale, vient tomber au milieu de l'espace compris entre la dernière vertèbre lombaire et l'articulation sacro-iliaque.

La hauteur de la colonne vertébrale est de quarante-quatre centimètres sept millimètres.

La colonne présente une courbure dorsale droite.

Les deux premières cervicales sont seules droites.

La première courbure est à convexité droite, elle embrasse de la troisième cervicale à la troisième dorsale. Sept vertèbres forment cette courbure ; la septième verticale est celle sur laquelle la torsion à droite est la plus manifeste, puis, commence à partir de là une torsion en sens inverse, tellement que la troisième cervicale regarde directement en avant.

Cette courbure a dix-huit millimètres de flèche pour le sinus verse, au niveau de la septième cervicale.

De la deuxième à la onzième dorsale, les vertèbres décrivent une courbure dont la convexité regarde à droite, prise au niveau de la huitième dorsale. Le sinus verse est de cinquante-cinq millimètres. De la troisième dorsale à la huitième dorsale, il s'est formé une rotation telle, que la huitième est transversale et que la convexité de son corps regarde à droite, tandis que son apophyse épineuse est dirigée à gauche. A partir de cette vertèbre, les corps éprouvent une rotation inverse et se trouvent de plus en plus à gauche, tellement, même que la onzième dorsale regarde directement en avant.

De la douzième à la cinquième lombaire, il se forme une courbure opposée à la précédente, dont la convexité regarde à gauche. Six vertèbres concourent à former cette courbure. A partir de cette vertèbre, jusqu'à la deuxième vertèbre lombaire inclusivement, il y a une rotation telle que le corps regarde à gauche, et l'apophyse épineuse à droite; et à partir de la troisième, quatrième, cinquième lombaire, la rotation est inverse, au point que la dernière regarde presque directement en avant. La flèche du sinus verse de cette courbure, prise à la réunion de la troisième et quatrième lombaire, est de dix-huit millimètres.

En arrière de la première cervicale à la première dorsale, on trouve une courbure à convexité gauche, dont la flèche du sinus verse est de onze millimètres.

De la première dorsale à la onzième, on trouve une courbure à convexité droite, dont le sinus verse est de cinquante-quatre millimètres.

De la douzième dorsale à la cinquième lombaire, on trouve une autre courbure à convexité gauche, dont le sinus verse est de onze millimètres.

Du bassin. — Le bassin présente des altérations peu notables : à l'évasement des fosses iliaques, on serait tenté de croire que le sujet est mâle; l'aspérité de ces os, et surtout la hauteur des pubis et la forme ovalaire du trou sous-pubien, indiquent que le squelette est celui d'un homme.

Le bassin forme, avec la perpendiculaire, un angle de cent trente-cinq degrés, dans le plan antéro-postérieur.

De plus, avec le plan horizontal, il fait un angle de quatre-vingt-quinze degrés.

Les diamètres sont, pour le détroit supérieur : d'une épine iliaque à l'autre, deux cent soixante-quatre millimètres ; le diamètre antéro-postérieur, quatre-vingt-deux millimètres ; le diamètre bi-cotyloïdien droit, cent neuf millimètres ; le diamètre sacro-iliaque, à cavité cotyloïde gauche, cent vingt-deux millimètres, le diamètre sacro-iliaque gauche, à cavité cotyloïde droite, cent quinze millimètres.

Détroit inférieur : de l'articulation sacro-coccygienne à la symphyse, quatre-vingt-quinze millimètres ; d'une tubérosité sciatique à l'autre, quatre-vingt-quinze millimètres. Les deux épines sciatiques sont très-rapprochées et ne présentent que quatre-vingts millimètres.

Le sacrum est plus large du côté de la courbure dorsale que du côté opposé. Ainsi, l'on trouve quarante-cinq millimètres de l'articulation vertébrale à l'articulation iliaque droite, et seulement à gauche trente-quatre millimètres.

Tête. — Le volume de la tête est celui que l'on observe dans l'état normal ; son poids seulement est un peu plus considérable.

Le développement des dents indique que l'individu est au moins âgé de trente ans : la mâchoire n'a pas subi cette déformation que l'on rencontre ordinairement chez les rachitiques ; le corps et la branche de la mâchoire

sont assez développés , mais ils ne forment pas un angle
plus ouvert que d'habitude ; et cependant la mâchoire inférieure proémine sur la supérieure , de manière que les
dents inférieures enveloppent les supérieures. L'état des
sutures indique que le sujet a au moins trente ans ; il
n'a pas de beaucoup dépassé cet âge.

Des côtes. — Inclinées au niveau de l'angle ; la courbure sternale forme un angle moins ouvert avec la courbure vertébrale. C'est la variation de cet angle qui donne
à la poitrine la forme aplatie qu'elle présente. Les côtes
sont régulièrement espacées et présentent un intervalle
intercostal aussi considérable à la région antérieure qu'à
la région postérieure.

De plus , les côtes à droite sont beaucoup plus volumineuses que celles qui sont à gauche.

Celles qui sont à gauche sont très-rapprochées au niveau de la concavité , et s'éloignent en se rapprochant du
bord sternal , de sorte que dans leur ensemble elles ont
la disposition des arêtes d'un éventail , et nulle part cette
comparaison n'est plus juste que sur cette pièce, car les
quatrième , cinquième , sixième , septième , huitième ,
ont chevauché les unes sur les autres , comme les branches d'un éventail, tellement que les plus inférieures sont
les plus antérieures et se trouvent presque sur le même
plan horizontal que les postérieures : de sorte que les
bords supérieurs de ces côtes regardent en avant et les
inférieurs en arrière.

De plus celles de ces côtes qui se trouvent placées dans
l'endroit le plus concave de cette courbure sont alternativement convexes à la partie interne, et concaves à la partie
externe , la convexité générale de la côte regardant en
arrière.

Il résulte aussi de cette disposition que les côtes les plus supérieures regardent en dehors et en bas, tandis que les plus inférieures regardent en dehors et en haut, disposition inverse à celle que l'on remarque dans l'état normal.

Du sternum. — Le sternum est parfaitement développé, seulement il est oblique de gauche à droite, de telle manière que l'appendice xyphoïde se trouve en dehors de l'articulation sterno-claviculaire droite.

Sa face antérieure regarde à droite.

Membres. Les membres supérieurs sont peu affectés de rachitisme. Le membre gauche est plus long que le membre droit : le premier a trois cent trente millimètres; le second trois cent dix-huit millimètres.

La diaphyse du membre droit s'écarte peu de l'état normal; celle du membre gauche est convexe en dedans et concave en dehors, à la réunion des deux tiers supérieurs avec le tiers inférieur.

Le radius et le cubitus sont beaucoup plus arqués du côté gauche que du côté droit; pour les mains il n'y a pas de déformation sensible.

Le scapulum du côté droit est aplati, tandis que celui du côté gauche est plus convexe. Du reste, l'altération de la forme et de la structure de ces os est peu notable.

Les membres inférieurs sont rachitiques et un degré plus avancé que les membres supérieurs : leur hauteur totale est de sept cent quarante-cinq millimètres, pour le membre droit; et de sept cent dix, pour le membre gauche.

Membre droit. Le fémur a trois cent soixante-six millimètres de hauteur; la flèche du sinus verse, prise sur la corde étendue du condyle interne du fémur à la tête du fémur, est de soixante-quinze millimètres.

La diaphyse est aplatie de dedans en dehors à la partie supérieure, et d'avant en arrière à la partie inférieure; son diamètre, à l'endroit où il est le plus considérable, est de cinquante millimètres, de sorte que la ligne âpre du fémur forme la ligne la plus interne des deux plans dont est composé l'os, et que la ligne externe part du grand trochanter pour se rendre aux condyles externes, et par conséquent, est alternativement externe antérieure et externe. De cette courbure, à convexité antérieure et externe, résulte que la surface articulaire inférieure regarde en dedans; mais cette inclinaison résulte seule de la courbure de la diaphyse; mais la direction des condyles est toujours la même par rapport à l'axe de l'os.

La surface articulaire inférieure est sensiblement moins volumineuse que celle dans l'état normal, et même elle est moins volumineuse que celle du côté opposé sur laquelle le rachitisme a fait des progrès moins avancés. C'est surtout dans le diamètre transversal que cette différence est le plus marquée.

L'extrémité supérieure est remarquable en ce que son col est aplati d'avant en arrière; le grand trochanter est aplati à la face postérieure, et se trouve comme couché sur le col. Il se trouve, du reste, remonté, et sa partie la plus supérieure se trouve à la même hauteur que la tête du fémur.

Tibia. La hauteur perpendiculaire du tibia est de trois cent dix millimètres : il décrit une courbure opposée à celle du fémur, qui est interne et postérieure, tandis que celle du fémur est externe et antérieure. La flèche du sinus verse de la courbure décrite par le tibia est de soixante-six millimètres.

La diaphyse est aplatie d'avant en arrière et de dehors en dedans ; une ligne indique la trace de la fusion du plan antérieur avec le plan externe.

L'extrémité inférieure n'est pas sensiblement altérée : pour l'extrémité supérieure, il n'en est pas de même ; elle a sensiblement diminué dans son diamètre antéro-postérieur, tellement que la surface articulaire du péroné, ordinairement externe, est demeurée posté-rieure.

Le péroné a deux cent quatre-vingt-quatre millimètres de hauteur ; la flèche du sinus verse est de cinquante-deux millimètres ; le péroné se trouve placé derrière le tibia ; la diaphyse présente vingt-sept millimètres de diamètre. C'est surtout à la réunion des deux tiers supérieurs avec le tiers inférieur qu'il présente le plus d'étendue : elle est courbée en dedans et en arrière ; les plans se trouvent marqués davantage que dans tout autre os.

L'extrémité inférieure n'est pas déformée, mais l'extrémité supérieure est aplatie d'avant en arrière ; sa face articulaire est antérieure, et un prolongement osseux se trouve au niveau de l'insertion du ligament latéral externe.

Les deux os de la jambe, outre la courbure à concavité externe générale, qui, vue en dehors, est alternativement convexe à la partie moyenne, et concave aux extrémités ; de plus, vus en avant, ils sont concaves à la partie anté-rieure, et alternativement convexes à la partie moyenne postérieure, et concaves aux extrémités.

Le pied ne présente rien de particulier ; sa direction seule a un peu varié : le calcanéum se dirige un peu en arrière et en dehors, et la pointe en dedans, de manière que le centre de gravité passe sur le milieu de la voûte du pied.

Le fémur gauche a trois cent quatre-vingts millimètres perpendiculairement. La flèche du sinus, prise sur la ligne des condyles internes du fémur à la tête, est de soixante-huit millimètres.

La diaphyse est aplatie de dedans en dehors à la partie supérieure, et d'avant en arrière à la partie inférieure; son diamètre le plus considérable se trouve à la réunion du tiers supérieur avec les deux tiers inférieurs. Le fémur présente quarante-sept millimètres.

La ligne âpre forme la ligne la plus interne des deux plans que représente le fémur; et la ligne externe part du grand trochanter pour se rendre au condyle externe : de cette courbure de la diaphyse résulte que la face articulaire inférieure regarde en dedans.

La surface articulaire ne présente pas de différence bien notable.

L'extrémité supérieure n'est pas très-déformée; le grand trochanter se trouve un peu plus bas que la tête; le col est aplati d'avant en arrière; le grand trochanter se trouve un peu incliné sur lui, mais pas d'une manière aussi notable que du côté opposé.

Le tibia présente trois cent soixante et un millimètres de hauteur; la flèche du sinus verse est de quarante-trois millimètres; la diaphyse a conservé sa forme triangulaire dans toute son étendue; les diamètres ne sont pas augmentés. L'extrémité supérieure est seulement altérée dans sa forme; son diamètre transverse l'emporte de beaucoup sur le diamètre antéro-postérieur.

Le péroné a trois cent quarante-trois millimètres de hauteur, et une flèche de vingt-trois millimètres.

La diaphyse présente plus d'altération dans ses diamètres que le tibia, dont les plans, malgré tout, sont conservés.

Le pied n'offre rien de remarquable.

Quatrième variété. — Courbure latérale droite de la région dorsale. Hypertrophie, arrêt de développement.

N° 523. — Le squelette est d'un individu qui a dépassé l'âge adulte, comme le montre la disparition des dents. Le bassin, par ses diamètres, par la forme des pubis et du trou obturateur, indique assez que nous avons sous les yeux le squelette d'une femme.

L'élévation totale du squelette est d'un mètre cent quatre-vingt-dix-sept millimètres.

Du tronc. — Le tronc présente deux courbures latérales : une, dorsale droite ; l'autre, lombaire gauche. Cette pièce est remarquable en ce que les pièces lombaires seules, outre l'incurvation latérale, présentent une rotation des vertèbres sur leur axe, qui ne se rencontre ordinairement que concurremment avec une altération semblable à la région dorsale et même cervicale.

Une ligne perpendiculaire, partant du milieu de la première cervicale, vient tomber à deux ou trois lignes de la partie moyenne, à droite de la dernière lombaire.

La hauteur de cette perpendiculaire est de quarante-trois centimètres trois millimètres.

De la première à la partie supérieure de la septième

cervicale, il y a cent deux millimètres. Toutes les vertèbres de cette région ont leur rectitude naturelle.

De la partie supérieure de la septième à la douzième dorsale (douze vertèbres, même hauteur), cent soixante-deux millimètres. La flèche de la courbure, prise au niveau de la septième dorsale, est de trente-deux millimètres.

De la douzième dorsale partie supérieure, à la partie inférieure de la cinquième lombaire, la hauteur est de cent soixante-quatorze millimètres. La flèche de la courbure est de vingt-sept millimètres (sept vertèbres forment cette courbure, une dorsale, et, par anomalie, six lombaires).

La onzième vertèbre dorsale appartiendrait peut-être, par sa moitié inférieure, à cette courbure.

La douzième dorsale regarde à droite; les première, deuxième, troisième, regardent de plus en plus à droite, de sorte même que cette dernière regarde presque directement à droite (il est à remarquer que c'est celle du milieu de la courbure); les quatrième, cinquième, sixième, regardent toujours à droite, et ont une tendance à reproduire leur rectitude, tellement que la sixième regarde presque directement en face. Il s'est développé des stalactites osseuses au niveau des concavités dorsales et lombaires : à la région lombaire, à droite des troisième, quatrième et cinquième lombaires; à la région dorsale, au niveau des dixième, onzième et douzième dorsales, du côté de la concavité.

Du bassin. — Le bassin est vicié dans sa position, sa forme et ses diamètres.

Par rapport à la perpendiculaire, le bassin présente un angle de cent quarante-cinq degrés.

Par rapport à la ligne horizontale, il présente une

inclinaison à droite de quatre-vingt-quinze degrés.

Détroit supérieur. D'une épine iliaque à l'autre, on trouve un espace de deux cent quarante-huit millimètres; de l'articulation sacro-vertébrale à la symphyse pubienne, cent millimètres; de l'articulation sacro-iliaque droite à la cavité cotyloïde gauche, cent vingt-deux millimètres ; de l'articulation sacro-iliaque gauche à la cavité cotyloïde droite, cent trente millimètres.

Détroit inférieur. De la symphyse pubienne à l'articulation sacro-coccygienne, cent vingt millimètres; d'une tubérosité à l'autre, quatre-vingt-treize millimètres.

La symphyse des pubis regarde à droite; elle est peu élevée, et a peu d'épaisseur : la crête du sacrum regarde à gauche. Une ligne prolongée horizontalement par la partie supérieure de la symphyse des pubis viendrait tomber à deux pouces en avant du sacrum, sur le diamètre sacro-coccygien.

L'ouverture du grand bassin est très-peu viciée; la fosse iliaque du côté droit est un peu plus profonde, parce que la crête iliaque est un peu plus relevée en haut que celle du côté gauche.

L'inclinaison de cinq degrés sur la colonne vertébrale est ce qui donne au bassin sa disposition oblique.

Cette inclinaison est due principalement à un défaut de développement du sacrum. Ainsi, de la colonne vertébrale à l'articulation sacro-iliaque du côté droit, l'on trouve trente-six millimètres, tandis que, du côté gauche, on ne trouve que vingt-cinq millimètres. Cela explique aussi pourquoi le diamètre sacro-cotyloïdien droit est plus étendu que le gauche; car si, au niveau de la cavité cotyloïde, il y avait une saillie, ce serait plutôt du côté droit que du côté gauche.

Du reste, le sacrum a sa disposition presque normale; il est seulement un peu incliné en haut du côté gauche, et sa face antérieure regarde un peu à droite.

Tête. — De la bosse frontale à la bosse occipitale, deux cent quarante-quatre millimètres. De la bosse frontale à la bosse occipitale sur les parties latérales, deux cent cinquante millimètres. De la racine d'une apophyse zygomatique à l'autre, trois cents millimètres.

Les sutures commencent à s'effacer, ce qui semblerait indiquer que l'individu est d'un âge avancé. Les dents ont toutes disparu, à l'exception de deux molaires inférieures, que la carie a même en partie détruites; les alvéoles sont revenues sur elles-mêmes.

La branche ascendante de la mâchoire forme un angle avec le corps, qui a peu de hauteur, et la branche ascendante elle-même a une largeur peu considérable.

Des côtes. — La poitrine présente une voussure plus considérable des deux côtés; si même elle est un peu aplatie, c'est plutôt du côté gauche de la concavité que du côté droit. L'angle des côtes du côté droit a peu varié.

Du côté gauche, au contraire, l'angle de la côte a presque disparu, surtout dans les dernières vraies côtes et dans les premières fausses côtes.

De la tête à l'angle, dans les septième, huitième, neuvième, dixième, la première partie de la côte, au lieu d'être concave en avant, est convexe. Par suite de cette disposition, jusqu'à la dixième inclusivement, la face externe regarde en haut, tandis que, à droite, toutes les côtes regardent en dehors par leur face externe.

Du côté gauche, les côtes sont tellement rapprochées qu'elles se touchent; les septième, huitième, neuvième, dixième, se sont même articulées par leur bord, tantôt à l'angle, tantôt au col.

Si les espaces sont très-étroits du côté de la colonne vertébrale, ils sont plus considérables que dans l'état normal à la partie antérieure, ce qui est dû à la rotation des côtes.

Pour les côtes du côté droit, elles sont régulièrement séparées les unes des autres. Les côtes droites sont plus volumineuses que celles du côté gauche.

Du sternum. — Le sternum est plus convexe que dans l'état normal; mais par ses extrémités inférieure et supérieure il regarde un peu à droite.

Membres. — Les membres ne sont pas tous rachitiques: les membres supérieurs ont conservé leur longueur et leur direction normales, tandis que les membres inférieurs sont diminués dans leur longueur, et augmentés dans leur volume.

Membres supérieurs. Les membres supérieurs présentent peu d'altération; seulement l'humérus du côté droit est plus volumineux que celui du côté gauche, surtout au niveau de l'insertion deltoïdienne.

Membres inférieurs. La hauteur perpendiculaire du fémur droit est de trois cent vingt millimètres, tandis que la largeur perpendiculaire du fémur gauche n'est que de deux cent soixante-quatre millimètres.

La flèche de la courbure est, à droite, de vingt-sept millimètres; à gauche, de quarante et un millimètres.

Les tibias gauche et droit sont de trois cent dix millimètres. La flèche du tibia, à gauche et à droite, est de cinquante-deux millimètres.

Le péroné, des deux côtés, a deux cent soixante-dix millimètres. La flèche du péroné, à gauche, est de trente-quatre millimètres, et à droite, de trente-deux millimètres.

Le fémur droit forme, avec sa surface articulaire, un angle de cent cinq millimètres.

Le fémur gauche forme, avec sa surface articulaire, un angle de cent quinze millimètres.

Les deux surfaces articulaires se sont relevées en dedans, de manière que le condyle externe descend plus bas que l'interne, et que les deux faces articulaires regardent en dedans.

Au niveau de la partie antérieure des condyles s'est allongée une stalactite, comme pourrait le faire de la cire molle.

Le grand trochanter du côté droit est au même niveau que la tête; du côté gauche, il est plus haut. De plus, la tête du fémur a un col plus long et plus oblique du côté droit que du côté gauche.

Les fémurs ont acquis un volume très-considérable: le droit est aplati d'avant en arrière, tandis que le gauche l'est sur les côtés. Le fémur droit a sa rectitude naturelle, tandis que le gauche présente une exagération dans sa courbe d'avant en arrière.

Les deux tibias diffèrent peu de leur volume ordinaire; mais ils sont convexes de dehors en dedans, ainsi que le péroné; le dernier os présente seulement une largeur beaucoup plus considérable; à la partie moyenne, il a près d'un pouce de largeur : il résulte que l'espace est peu considérable à la partie moyenne; mais, en revanche il est augmenté à la partie supérieure.

Bien que les os de la jambe soient peu fléchis, cependant l'on remarque la disposition particulière que nous avons signalée dans les autres squelettes : c'est que l'on trouve une ou deux courbures dans le tibia et le péroné, telles que l'une est à convexité postérieure, appartenant à la partie moyenne, et deux autres, à convexité antérieure, siégeant à la partie supérieure et inférieure de ces deux os.

Les os du tarse, du métatarse et des phalanges ne présentent aucune altération, soit dans leur direction ou dans leur forme ; cependant les pieds ont une tendance à se rapprocher de la disposition générale observée chez les rachitiques : l'extrémité du calcanéum est un peu dirigée en dehors, tandis que la pointe du pied est un peu tournée en dedans.

Cinquième variété. — Courbure dorsale droite. Atrophie, développement normal.

N° 524. — Squelette d'un individu adulte donné par M. Devilliers, membre de l'Académie. Apparition des dents permanentes.

Malgré la déformation considérable des os du bassin, l'espace considérable qui existe entre les tubérosités sciatiques, l'ouverture triangulaire des trous sous-pubien, la longueur de la branche ascendante de l'ischion et de l'os pectiné, le peu de hauteur et d'épaisseur du pubis donne à penser que c'est un squelette de femme.

L'élévation de l'individu, prise depuis le sol jusqu'au sommet de la tête, est de quatre-vingt-dix-huit centimètres.

Du tronc. — Le tronc présente trois courbures latérales: l'une à gauche, cervicale ; l'autre à droite, dorsale ; la troisième à gauche, lombaire. Chacune de ces courbures embrasse dans son arc un grand nombre de vertèbres.

La perpendiculaire, partant du milieu de l'axe, va tomber sur le sacrum, à la partie gauche de la cinquième lombaire.

La hauteur verticale de l'apophyse basiliaire au sacrum est de quatre cent sept millimètres.

La hauteur verticale de la première cervicale, à la partie supérieure de la deuxième dorsale inclusivement, est de quatre-vingt-quinze millimètres; la septième cervicale, les première et deuxième dorsales, regardent par leur partie inférieure, à droite, ainsi que par leur face antérieure.

La flèche de la courbe, représentée par les sept cervicales et les deux premières dorsales, prise à la réunion de la première dorsale avec la septième cervicale, est de neuf millimètres (neuf vertèbres).

De la troisième dorsale à la onzième dorsale (neuf vertèbres). Hauteur verticale : quatre-vingt-quinze millimètres. La flèche, au niveau de la septième dorsale, est de cinquante millimètres; les sixième, septième et huitième regardent directement à droite, et l'autre à gauche, et vont en décroissant, en haut, jusqu'à la deuxième, et en bas, jusqu'à la onzième, et ces deux dernières regardent en avant.

La courbure lombaire est à droite : sa hauteur est de cent soixante millimètres (la onzième dorsale ayant vingt-sept millimètres de hauteur, et appartenant aux deux courbes lombaire et dorsale). La flèche a trente-cinq millimètres au niveau de la réunion de la quatrième avec la cinquième dorsale (sept vertèbres forment cette courbe); la quatrième, qui est celle du milieu de la courbure, se dirige presque directement à gauche. Les vertèbres au-dessus et au-dessous tendent de plus en plus à regarder directement en avant, jusqu'à la onzième dorsale et à la cinquième lombaire, qui regardent directement en avant.

Du bassin. — Le bassin est vicié dans sa position, sa forme et ses diamètres. Dans sa position verticale, il forme un angle de cent vingt degrés.

Le bassin est presque horizontal, et il est incliné d'un ou de deux degrés à gauche.

Détroit supérieur. D'une épine iliaque à l'autre, deux cent quarante-huit millimètres; de l'articulation sacro-iliaque à la cavité cotyloïde gauche, cent neuf millimètres; de l'articulation sacro-iliaque à la cavité cotyloïde droite, quatre-vingt-quinze millimètres; de la symphyse sacro-iliaque à la symphyse pubienne, soixante-huit millimètres.

Détroit inférieur. Diamètre bi-sciatique, cent millimètres; de l'articulation sacro-coccygienne à la symphyse, quatre-vingt-quinze millimètres.

La symphyse des pubis regarde à droite, la crête du sacrum regarde à gauche; la symphyse des pubis correspond à l'articulation sacro-vertébrale; mais un plan horizontal correspondrait à l'articulation sacro-coccygienne, et passerait au niveau de la partie supérieure de la symphyse.

L'ouverture du bassin est cordiforme, mais pas d'une manière très-marquée. Les deux fosses iliaques sont augmentées aux dépens des externes, qui sont diminuées; cependant, on en retrouve encore quelques vestiges en arrière.

La cavité cotyloïde offre peu de différence; seulement, à la partie droite, au niveau de la cavité cotyloïde, la partie du détroit supérieur a cédé, et il existe une légère voussure.

Le sacrum forme un angle plus aigu avec la colonne vertébrale que dans l'état normal : il n'a pas varié dans son volume ni dans sa forme ; cependant, il présente une légère courbure dont la convexité regarde à droite, et la concavité à gauche.

De la tête. — Diamètre antéro-postérieur fronto-occipital interne, cent cinquante-cinq millimètres ; circonférence fronto-occipitale externe, trois centdix millimètres. De la bosse frontale à l'occipitale, circonférence temporale, deux cent vingt-cinq millimètres.

Diamètre transverse. De la base du rocher, cent neuf millimètres ; d'une apophyse zygomatique à l'autre, quatre-vingt-seize millimètres.

La tête est aplatie un peu transversalement ; son diamètre le plus considérable est l'antéro-postérieur. La face est peu développée, et l'os de la mâchoire présente peu de volume ; si on la compare à celle d'un adulte, l'on voit que le corps de la mâchoire présente trois pouces de hauteur.

Des côtes. — La poitrine est aplatie du côté droit, et saillante du côté gauche. Les côtes sont assez régulièrement espacées du côté droit : la première côte seule a conservé sa direction normale ; les autres ont une direction telle que les côtes inférieures forment un angle de cent cinquante degrés avec l'apophyse transverse ; mais, au niveau de l'angle de la côte, les deux courbures de la côte se réunissent sous une ouverture beaucoup moins considérable. La troisième côte s'est un peu déplacée et a chevauché en dedans de la quatrième ; les côtes du côté droit sont beaucoup plus larges que celles du côté gauche.

Du côté gauche, l'inclinaison n'existe plus dans le même sens, de même que les courbures : ainsi, au lieu de faire un angle dans le sens vertical, l'angle réunit les courbes sous une ligne horizontale, ce qui fait que les deux courbures se trouvent dans le même plan ; mais, au lieu d'être toutes les deux dans la même direction relative à leurs convexité et concavité, la première courbure de la côte, la plus petite, interne, a la convexité en avant, et la deuxième courbure, ou la grande, a sa convexité dans son état normal ; mais elle est un peu allongée et a pris une direction plus horizontale ; d'où il est résulté un peu plus de voussure en dehors, une inclinaison du sternum à droite.

De plus, toutes les côtes se rapprochent de la première par la disposition anatomique, parce que la face, qui devrait être tournée en dehors, regarde en haut.

En dedans, elles sont souvent rapprochées les unes des autres, tandis qu'en dehors elles s'éloignent : aussi les espaces intercostaux sont-ils considérables.

Les côtes sont plus grêles du côté gauche que du côté droit.

Du sternum. — Le sternum est convexe en avant, de plus, incliné et regardant à droite ; l'appendice xiphoïde regarde plus du côté de l'articulation sterno-claviculaire gauche que de celle du côté droit.

Membres. — Les membres inférieurs et supérieurs sont affectés, mais d'une manière différente : ainsi, les membres supérieurs ne sont pas ou peu déformés ; les os sont diminués sensiblement de volume, relativement au reste du corps. Les membres inférieurs, au contraire, par leur aplatissement, semblent avoir acquis plus de volume, et, cependant, ils sont considérablement déformés, bien qu'ils n'aient pas acquis le dernier degré du rachisme.

Les deux humérus, à cause de leur diamètre, qui n'est

que de quatorze millimètres, partie moyenne, paraissent être considérables en longueur, car ils ont cent quatre-vingt-dix millimètres de longueur; du reste, ils sont parfaitement droits; le radius et le cubitus sont aussi grêles, relativement, que l'humérus du côté gauche; ils ont quatorze à seize millimètres de longueur de plus que celui du côté droit, ce qui est dû à leur rectitude, tandis que ceux du côté droit sont courbés un peu dans leur longueur; le cubitus est assez courbé pour n'avoir que cent trente-cinq millimètres de longueur, ainsi que le radius, et de présenter deux courbures, l'une postérieure et externe pour le cubitus, ayant une flèche de seize millimètres, et le radius, aussi une courbe externe et postérieure, ayant une flèche de sept millimètres.

Les os du métacarpe et des phalanges ont cette disposition allongée des os des deuxième et troisième sections du membre thoracique.

Les scapulum et la clavicule n'ont rien de particulier, et partagent la disposition grêle des autres os du squelette.

Les membres inférieurs n'ont guère que leur volume ordinaire; mais ils sont déformés dans leur longueur et dans leur largeur.

Fémur gauche. — La hauteur perpendiculaire de la tête du fémur, à la surface des condyles, est de deux cent dix millimètres.

La flèche est de cinquante millimètres.

La hauteur du tibia est de cent quatre-vingt-dix millimètres, du milieu de la partie postérieure du tibia, à l'extrémité malléolaire; la flèche est de quatre-vingt-deux millimètres.

La hauteur perpendiculaire du péroné est de cent soixante-dix-sept millimètres.

La flèche est de cinquante-quatre millimètres.

Fémur droit. Hauteur de la tête du fémur à la surface des condyles, cent soixante-dix-sept millimètres; la flèche de quatre-vingts millimètres.

Hauteur perpendiculaire du péroné, seize millimètres; flèche de cinquante-deux millimètres.

Hauteur du tibia, cent quatre-vingt-dix millimètres; la flèche est de quatre-vingt-deux millimètres.

Le fémur est convexe en avant et en dehors : l'incurvation du côté droit étant plus considérable que du côté gauche, la surface articulaire de ce côté regarde un peu plus en dedans.

La tête n'est pas sur le même plan que le grand trochanter ; le col du fémur a conservé sa forme et son inclinaison; le fémur a vingt-sept millimètres de diamètre dans sa partie moyenne; la courbure, à convexité antérieure normale, est considérablement augmentée, et beaucoup plus du côté droit que du côté gauche.

Les plans latéraux sont plus étendus; il résulte que le fémur a perdu sa forme prismatique; le plan antérieur a une tendance à se confondre avec le plan interne, comme le plan externe à se prolonger jusqu'à la partie inférieure.

Le tibia et le péroné sont beaucoup plus déformés ; ce n'est qu'aux extrémités qu'ils ont conservé leur forme normale : c'est le plan interne et antérieur qui est disparu, et de sa confusion avec le plan interne, qui est devenu antérieur, résulte que l'on rencontre un aplatissement considérable ; mais le péroné et le tibia sont restés sur le même plan. Le diamètre du péroné est moins considérable que celui du tibia, qui présente à sa partie moyenne vingt-sept millimètres, comme le fémur droit; tandis qu'à gauche le péroné a près de vingt-sept millimètres de diamètre, et le tibia n'a que vingt millimètres.

Comme le péroné n'a pas changé de place, il résulte qu'il décrit une courbe moins tendue, et une flèche moins considérable que celle du tibia : l'espace interosseux est plus considérable en haut et en bas que dans sa partie moyenne.

Outre la courbure générale à convexité interne, le tibia et le péroné présentent encore trois courbures : une moyenne, deux autres, l'une inférieure et supérieure; mais, dans ce sujet, elles sont moins marquées, et la courbure moyenne se rapproche davantage de la partie supérieure.

Le pied a été soumis à une déformation; le calcanéum, du côté gauche surtout, a été déjeté un peu en dehors, tandis que la pointe du pied est en dedans; il en est de même du pied droit, mais à un moindre degré.

Les os du métatarse et les phalanges sont très-grêles et très-allongés.

Sixième variété. — Courbure latérale droite. Atrophie et arrêt de développement.

N° 525. — Pièce provenant de la Salpêtrière, d'une femme âgée, douée pendant sa vie d'une intelligence assez vive.

La disparition des dents indique que le sujet est âgé ; mais dans l'état de rachitisme, ce n'est pas un fait concluant, car si , dans l'état normal l'absence des dents est un signe de caducité, cela n'en est pas un indice certain, vu que la plupart des individus jeunes rachitiques manquent de dents.

La hauteur peu considérable de la symphyse, la forme renversée en dehors des branches ascendantes de l'ischion, la forme triangulaire des trous obturateurs, indiquent assez que c'est une femme.

La hauteur totale de l'individu est de cinq cent quarante millimètres.

Tous les os ont un aspect gras et transparent, qui indique assez leur peu de richesse en matières calcaires.

Du tronc. — Le tronc présente trois courbures : une cervicale, une dorsale droite et une lombaire gauche. La hauteur totale de la colonne vertébrale est de quarante-trois centimètres trois millimètres.

Courbure, de la première vertèbre cervicale à la partie supérieure de la septième , de cent deux millimètres de hauteur verticale ; on trouve une courbure à convexité gauche, ayant quarante millimètres de flèche (six vertèbres); la première et la septième sont seules droites.

De la septième à la neuvième dorsale inclusivement se trouve la courbure dorsale : sa convexité est dirigée à droite ; sa hauteur perpendiculaire est de cent soixante millimètres. Au niveau de la sixième dorsale , la flèche est de trente-deux millimètres.

La septième cervicale et la première dorsale regardent seules en avant ; toutes les autres regardent à droite.

Les quatrième, cinquième, sixième, septième, regardent presque transversalement la partie antérieure du corps à droité, et l'apophyse épineuse à gauche (dix vertèbres).

De la neuvième à la cinquième lombaire, la hauteur est de cent soixante-neuf millimètres; la courbure est dirigée à gauche; la douzième et la cinquième lombaires regardent presque à gauche. La flèche de cette courbure est de trente-cinq millimètres.

Du bassin. — Le bassin est vicié dans sa direction, dans sa forme et ses diamètres; il présente, par rapport à la perpendiculaire, un angle de cent quinze degrés dans la direction antéro-postérieure, et par rapport à un plan horizontal, une inclinaison de cent cinq degrés.

Détroit supérieur. D'une épine iliaque à l'autre, on trouve un diamètre de cent quatre-vingt-dix-sept millimètres; de la symphyse sacro-vertébrale à la symphyse du pubis, quatre-vingts millimètres; de la symphyse sacro-iliaque gauche à la cavité cotyloïde, quatre-vingt-quinze millimètres; de la symphyse sacro-iliaque droite à la cavité cotyloïde, quatre-vingts millimètres.

Détroit inférieur. D'une tubérosité à l'autre, quatre-vingts millimètres; de l'articulation sacro-coccygienne à la symphyse, quatre-vingt-huit millimètres.

La symphyse des pubis regarde à droite; la crête du sacrum a une tendance à regarder à gauche, tandis que la face antérieure regarde manifestement à droite.

L'obliquité du bassin est telle, qu'un plan horizontal, partant de la partie supérieure des pubis, se rend à la réunion de la deuxième avec la troisième pièce du sacrum.

Par rapport à la position horizontale, l'obliquité est telle qu'une ligne partant du milieu de la première cervicale vient tomber sur l'articulation coxo-fémorale gauche.

I.   48

Le grand bassin est peu vicié; les fosses iliaques ont peu augmenté de profondeur; la partie la plus déformée est le détroit supérieur, qui a une disposition cordiforme, due à la saillie des cavités cotyloïdes. Cette déformation est plus grande du côté gauche que du côté droit.

La symphyse des pubis est un peu convexe en avant, concave en arrière, de sorte que les plans antérieurs sont devenus externes.

Le sacrum a d'abord sa direction normale; mais au niveau de l'articulation de la deuxième avec la troisième pièce, il forme un angle droit : ces os, même à ce niveau, sont soudés; ils décrivent, avec le coccyx, une courbe dont la convexité est dirigée à l'opposé de celle de la région lombaire.

Tête. — La tête paraît régulièrement conformée, et du volume de celle d'un adulte : elle a trois cent vingt-cinq millimètres de la bosse nasale à la bosse occipitale, et par la région temporale, deux cent onze millimètres. De la racine de l'apophyse zygomatique à celle du côté opposé, trois cent vingt millimètres. La face est peu développée; l'os maxillaire inférieur et le supérieur, privé de dents, réduits aux proportions les plus exiguës, et formant un angle très-ouvert avec sa partie verticale, indiquent assez l'âge avancé du sujet, ce que confirme la disparition des sutures du crâne.

Des côtes. — La poitrine est aplatie du côté droit, saillante du côté gauche; mais, malgré cela, cette différence ne porte surtout qu'à la partie postérieure; car, en avant, il n'y a pas une différence très-marquée; la poitrine, bien que peu développée, a une forme presque régulière.

L'angle de la côte est à peu près à la même distance des côtes ; la partie antérieure s'est relevée et s'est mise sur le même plan que la petite courbure ; et la grande et la petite courbure de la côte font un angle presque droit, de quatre-vingt-dix à quatre-vingt-quinze degrés, à sinus antérieur.

Du côté gauche, l'angle va toujours en s'éloignant de la tête de la côte ; mais son angle inférieur n'existe plus : la côte peut reposer sur un seul plan par ses bords. Elle est alternativement convexe en dedans, en avant, en dehors et en arrière.

Toutes les côtes du côté droit se sont rapprochées également et augmentées de volume : les espaces inter-costaux, bien que réguliers, sont peu considérables.

Du côté gauche, les côtes sont plus grêles, plus longues, plus séparées les unes des autres en arrière, plus rappro-chées en avant.

Du sternum. — Convexe en avant, regarde à droite ; l'appendice xiphoïde répond à l'articulation sterno-clavi-culaire droite.

Membres. — Les membres inférieurs et supérieurs sont affectés : ainsi, les membres inférieurs sont plus défor-més que les membres supérieurs ; les os sont diminués ; ils sont proportionnés à la taille de l'individu ; et les os des membres inférieurs sont d'un volume en rapport avec ceux des membres supérieurs.

Les deux humérus, mesurés de la tête à la partie de l'épicondyle qui se trouve sur une ligne perpendi-culaire passant par la tête de l'humérus, présentent une longueur de cent soixante-cinq millimètres à droite et à gauche. Il a une courbure à convexité externe , présentant une flèche de vingt-sept millimètres.

La surface articulaire inférieure fait , avec l'axe de l'humérus , un angle de dix degrés ; de sorte que la surface articulaire inférieure et la tête de l'humérus regardent en dedans.

Les plans de l'humérus sont très-déterminés : l'un correspond à la partie en rapport avec le deltoïde, et est externe ; à l'insertion deltoïdienne , se trouve même une crête qui s'élève de plusieurs millimètres au-dessus du niveau de la surface de l'os.

Un autre plan correspond à la face où s'insèrent les radiaux et grands supinateurs : cette face, d'externe qu'elle était, devient antérieure ; une autre face est très-étendue et correspond au coraco-brachial et brachial antérieur. La postérieure est peu étendue, et se réduit à une surface triangulaire correspondant inférieurement à l'insertion du triceps.

Le radius du côté droit est plus déformé que du côté gauche : il ne présente que cent cinquante millimètres du côté droit, tandis qu'il a six pouces du côté gauche. Tous les deux sont convexes en dehors et en arrière, ainsi que le cubitus. Le radius du côté droit, dans sa courbure, a une flèche de dix-sept millimètres ; celui du côté droit, une de quatorze millimètres ; sa longueur à gauche est de cent soixante millimètres ; à droite, cent soixante-dix millimètres. La courbure du cubitus, à convexité externe gauche, a vingt et un millimètres de flèche, et celui du côté droit, dix-sept millimètres.

Les os du carpe et métacarpe, et les phalanges, ne présentent rien de particulier.

Le scapulum du côté gauche est aplati ; du côté droit,

il est plus convexe. La fosse sous-épineuse est divisée par une ligne oblique, comme si cet os avait été plié ou incomplétement fracturé, et ensuite soudé.

Les membres inférieurs sont de cent soixante millimètres plus courts que les membres supérieurs ; ils sont même très-grêles, comparés au volume considérable qui les fait ordinairement l'emporter sur les membres supérieurs.

Le fémur droit et le fémur gauche ont cent soixante millimètres de longueur, du sommet de la tête au niveau de la surface articulaire des condyles la plus inférieure ; mais la flèche de la courbure qu'ils présentent est bien différente : ainsi, du côté gauche, la flèche est de soixante et un millimètres ; du côté droit, la flèche est de quarante-sept millimètres.

La tête, dans les deux fémurs, est sur le même niveau que le grand trochanter ; la surface articulaire n'a pas la même direction du côté droit : elle regarde en dedans ; elle a sa direction normale du côté gauche ; le fémur du côté droit est convexe d'avant en arrière ; du côté gauche, il est convexe en dehors.

Il a conservé sa forme prismatique, qui est exagérée du côté droit ; du côté gauche, il a la disposition arrondie que l'on rencontre dans l'état normal.

De la surface articulaire du tibia à la malléole interne, on trouve une hauteur perpendiculaire de quatre-vingt-quinze millimètres du côté gauche et du côté droit.

La convexité n'a pas la même direction : à droite, elle est antérieure et externe ; à gauche, elle est interne.

A droite et à gauche, la flèche est de cinquante-sept millimètres.

La hauteur du péroné, à gauche, est de soixante-dix millimètres.

La flèche est de trente-deux millimètres : elle est aplatie d'avant en arrière, et le péroné et le tibia réunis présentent dans leur longueur les trois courbes que nous avons signalées.

La hauteur du péroné gauche est de quatre-vingt-quinze millimètres. La flèche est de trente millimètres ; le péroné suit la courbe du tibia à la partie inférieure ; mais à la partie supérieure, il s'écarte du tibia, de manière à présenter un espace interosseux de près de vingt-sept millimètres : il résulte qu'il est alternativement convexe en avant et en dehors, et qu'il a une forme en S.

Les deux pieds ont leur surface articulaire qui s'est un peu relevée en dehors ; du reste, il n'y a pas de variation dans les os du tarse et du métatarse ; ils sont peut-être un peu moins volumineux que d'ordinaire.

TROISIÈME ESPÈCE. — *Prédominance dorsale.*

N° 526. — Rachitisme. Sujet mâle, âgé de soixante ans ; déviation latérale droite dorsale ; donné par M. Breschet.

Une colonne vertébrale, un bassin et dix-neuf vertèbres.

L'âge ne peut être déterminé par l'état du squelette.

Les saillies caractérisées, la forme du bassin, l'étendue des diamètres longitudinaux, l'emportant sur les transversaux, sont les caractères tranchés du sexe masculin.

Du sommet de l'apophyse transverse de la première dorsale à l'angle sacro-vertébral, on trouve trois cent vingt-cinq millimètres d'élévation.

Cette colonne présente deux courbures à examiner : une dorsale, et l'autre lombaire. Pour celle de la région cervicale, il est impossible d'en apprécier l'étendue, puisqu'il manque cinq vertèbres.

La courbure de la région dorsale présente, du milieu du corps de la quatrième dorsale au niveau de la partie inférieure de la deuxième lombaire, une élévation totale de cent soixante millimètres.

La flèche de cette courbure, prise sur la perpendiculaire au niveau du corps de la dixième dorsale, est de quatre-vingt-quinze millimètres.

Une chose remarquable dans cette courbure, c'est que toutes les vertèbres de la région regardent directement en avant, si ce n'est que la deuxième lombaire a éprouvé une rotation sur son axe, qui fait regarder sa partie antérieure à gauche, et que la courbure est si prononcée que toutes les vertèbres, à partir de la septième dorsale, sont disposées de telle manière que la partie droite regarde en haut, et la gauche en bas. Toutes les vertèbres qui lui sont supérieures ne font pas partie de cette courbure, de même que les deux vertèbres cervicales.

Les cinquième, sixième, septième, huitième, neuvième dorsales sont plus surbaissées à gauche qu'à droite. La huitième est celle de toutes qui présente le moins d'élévation à gauche : elle n'a de ce côté que douze millimètres d'élévation, tandis qu'à droite elle présente trente-six millimètres.

L'autre courbure, prise de la partie supérieure de la première à la cinquième lombaire, a une courbure dont la flèche est de trente millimètres. Une vertèbre est donc commune à cette courbure et à la précédente.

Cette courbure diffère encore de la précédente, en ce

que la première et la dernière lombaires regardent directement en avant, tandis que celle qui appartient à la
partie moyenne de la région regarde à droite, et celle
au-dessus et au-dessous un peu moins, la première et la
seconde se dirigeant un peu plus à droite.

Trois vertèbres au moins de la courbure supérieure
doivent appartenir à la courbure cervicale.

Cette pièce démontre que, lorsque les courbures sont
si prononcées, plusieurs corps de vertèbres appartiennent
à la fois à plusieurs courbures, et que la région cervicale
est toujours celle qui empiète le plus sur la région dorsale.

Le bassin est régulièrement conformé; il a tous les
caractères du sexe masculin, par sa forme, la direction
du sacrum et des fosses iliaques.

La partie du fémur qui reste ne semble pas d'abord
affectée de rachitisme ; car les saillies de l'extrémité supérieure ont conservé leurs rapports respectifs normaux.
On peut en dire autant des plans; mais ces derniers
cependant ont pris une étendue considérable. Ainsi le
plan interne, et externe surtout, ont pris un développement tel qu'ils présentent, dans le diamètre antéro-postérieur, quarante à quarante-cinq millimètres d'étendue.

Je dirai aussi un mot sur la structure des vertèbres :
c'est que leur tissu spongieux semble raréfié ; aussi, dans
plusieurs parties de leur étendue, présente-t-elle une altération notable, due à ce que leur tissu, peu résistant, a
été enlevé par la macération.

N° 527. — Rachitisme. Sujet femelle, dont la colonne
vertébrale présente une courbure latérale droite, à convexité dorsale ; pièce donnée par M. Breschet.

Ce sujet ne paraît pas avoir l'âge de trente ans ; mais il est adulte, car le coccyx n'est pas soudé au sacrum, et les épiphyses du squelette ne sont pas réunies.

Outre les renseignements fournis par M. Breschet, on peut s'assurer que le squelette est celui d'une femme, à l'étendue des diamètres du bassin, et à son peu d'épaisseur.

La hauteur totale de cette pièce est de quatre cent quatre-vingt-quatre millimètres.

La hauteur totale de la colonne vertébrale n'est que de deux cent cinquante-sept millimètres.

Une ligne perpendiculaire, tombant du milieu de la première vertèbre cervicale, vient s'arrêter à cent quatre-vingt-dix millimètres du milieu du pied de la cinquième vertèbre lombaire.

Cette colonne présente trois courbures : une cervicale, qui, partant du milieu de la région cervicale, vient tomber au milieu de la septième dorsale. Cette courbure, à convexité gauche, a cent soixante-dix-sept millimètres de hauteur.

La flèche, prise au niveau de la partie supérieure de la troisième dorsale, est de trente-six millimètres.

Une vertèbre est même remarquable, en ce qu'elle a très-peu d'élévation du côté droit, et beaucoup du côté gauche. Elle est l'unique de la région qui affecte cette disposition. A partir de la septième cervicale, les vertèbres vont de plus en plus jusqu'à la première cervicale, en regardant à gauche.

De la partie supérieure de la troisième dorsale jusqu'à la deuxième lombaire (ce qui donne douze vertèbres, dont quatre, communes à la courbure cervicale, et une seulement à la courbure lombaire), la hauteur verticale de cette courbure est de cent vingt-deux millimètres, du milieu du corps de la partie supérieure de la troisième dorsale à la partie supérieure du milieu du corps de la troisième lombaire.

La flèche de cette courbure, prise au niveau du corps de la neuvième dorsale, est de quatre-vingt-deux millimètres.

La neuvième vertèbre dorsale est déprimée à gauche, et se trouve beaucoup plus basse que la partie droite ; c'est celle aussi dont la partie antérieure regarde le plus à droite.

Les sixième, septième, huitième, regardent de plus en plus à droite, et les dixième, onzième, douzième, reprennent de plus en plus leur direction normale, par une rotation inverse.

Les trois dernières lombaires décrivent une courbe peu prononcée, à convexité du côté gauche. L'élévation de cette courbe est de quatre-vingt-quinze millimètres, et la flèche de cette courbure est de sept millimètres.

Les troisième, quatrième et cinquième vertèbres regardent à gauche ; la première pièce du sacrum et la deuxième vertèbre lombaire regardent seules en avant. La quatrième lombaire est celle qui regarde le plus en avant.

Comme on le voit par cette pièce d'anatomie pathologique, la courbe latérale étant très-prononcée, a envahi sur la région lombaire. La courbure lombaire n'a pas de vertèbres communes avec la région dorsale, tandis que la région lombaire a quatre vertèbres qui lui sont communes avec la région dorsale.

Du bassin. — Le bassin a ses dimensions ordinaires, et son inclinaison normale ; seulement il est un peu incliné latéralement et du côté droit, conformément à la règle générale, et il est plus élevé que du côté gauche.

Membres. — La partie des fémurs qui reste indique un commencement de rachitisme, seulement dans leur corps ; car ils sont aplatis de telle sorte, d'arrière en avant, qu'ils n'ont que dix-huit millimètres d'épaisseur de la partie postérieure à la partie antérieure.

Du reste, les saillies ont conservé leurs rapports normaux.

QUATRIÈME ESPÈCE. — *Prédominance lombaire.*

N° 528. — Un bassin sans déformations notables, avec une partie des fémurs, et une colonne vertébrale présentant une incurvation latérale et des côtes soudées ensemble, ou présentant des fausses articulations, chez un sujet rachitique.

La forme et les diamètres du bassin indiquent assez que la partie du squelette que nous possédons appartenait à un individu du sexe féminin.

La soudure des épiphyses montre que ce sujet est adulte ; mais il n'avait pas atteint l'âge de trente-cinq à quarante ans, auquel le coccyx est ordinairement soudé avec la dernière pièce du sacrum.

Une perpendiculaire, partant du milieu de la deuxième vertèbre cervicale, vient tomber sur le trou de conjugaison qui se trouve entre la dernière vertèbre lombaire et la première partie du sacrum.

Le sacrum a, du reste, cette modification particulière qui fait qu'il est plus large du côté de la concavité que de la convexité : il est dans le rapport de quarante à cinquante-cinq millimètres. La partie antérieure du sacrum, de même que de la symphyse, regarde à droite et en avant.

La hauteur totale de cette colonne vertébrale, prise du niveau du corps de la deuxième cervicale de l'axis jusqu'à la première pièce du sacrum , est de trois cent vingt-cinq millimètres.

De la deuxième cervicale à la quatrième dorsale , on trouve une courbe à convexité droite , ayant pour flèche du sinus verse cinq millimètres, prise au niveau du corps de la cinquième cervicale.

De la sixième cervicale à la quatrième dorsale, on trouve une autre courbure à convexité gauche : prise au niveau du corps de la deuxième dorsale , elle a trente millimètres de flèche pour le sinus verse.

Du niveau de la troisième dorsale, partie supérieure, à la première lombaire, partie supérieure, l'on trouve une élévation perpendiculaire de quatre-vingt-quinze millimètres ; et, prise au niveau de la septième dorsale, la flèche du sinus est de quatre-vingt-dix-huit millimètres, et la convexité est tournée à droite.

De la partie supérieure de la première lombaire à la première pièce du sacrum, la hauteur verticale est de cent vingt et un millimètres, et la flèche du sinus verse, dont la convexité est à gauche, est de quarante et un millimètres.

Les premières vertèbres de la région cervicale regardent en haut et à gauche ; la septième cervicale et la première dorsale regardent seules en avant. Depuis la deuxième dorsale jusqu'à la cinquième , les vertèbres regardent de plus en plus à droite, de manière même que cette dernière est située transversalement : son axe a la position perpendiculaire, tandis qu'à partir de la septième jusqu'à la douzième, en bas, et jusqu'à la quatrième inclusivement en haut, elle est de plus en plus oblique. Les corps des septième, huitième, neuvième et dixième sont beaucoup plus bas du côté gauche que du côté droit, où ils sont soudés entre eux et ne forment qu'un seul os.

Pour la courbure secondaire dorso-cervicale, les cinquième, quatrième, troisième et deuxième sont plus basses du côté droit que du côté gauche.

Pour la courbure lombaire, les deuxième, troisième, quatrième, cinquième sont plus basses à droite qu'à gauche; les deuxième, troisième, quatrième, cinquième regardent à gauche; la deuxième et la troisième regardent presque directement dans ce sens.

Région postérieure. De la deuxième cervicale à la troisième apophyse épineuse dorsale, on trouve une courbe qui a cent dix millimètres de hauteur et quinze millimètres de flèche.

De la troisième dorsale à la neuvième dorsale, l'on trouve une courbure à convexité droite, dont la flèche du sinus verse est de vingt-sept millimètres.

De la dixième à la douzième, on trouve une courbure de deux pouces d'étendue, à convexité gauche, dont le sinus verse est de cinq millimètres.

Ces deux dernières courbures appartiennent à la courbure dorsale partant de la deuxième à la douzième dorsale, ayant cent cinquante millimètres de corde, et cinquante-cinq millimètres de flèche pour le sinus verse à convexité droite.

De la onzième à la première vertèbre lombaire inclusivement, l'on trouve une courbure à convexité droite, dont la longueur est de soixante-trois millimètres, et la flèche du sinus verse, de neuf millimètres.

De la douzième dorsale à la troisième lombaire, courbure à convexité gauche ayant cinquante-cinq millimètres de corde, et quatorze millimètres de flèche pour le sinus verse.

Enfin, de la troisième à la cinquième lombaire, une autre courbure à convexité droite, ayant cinq millimètres de flèche pour le sinus verse.

Ces deux dernières courbures composent la courbure lombaire, ayant quatre-vingt-quinze millimètres de hauteur, et vingt et un millimètres de flèche pour le sinus verse à convexité gauche.

Du bassin. — Les os iliaques sont très-amincis à leur partie moyenne, et l'os iliaque du côté de la concavité lombaire est plus bas que du côté gauche, ce qui est le contraire de ce que l'on remarque ordinairement, ce qui tient probablement à la grande courbure de la région dorsale, qui faisait reposer les côtes sur les os du bassin. Il est incliné, sur l'axe vertical, de cent soixante-dix degrés ; le bassin est peu incliné sur le plan horizontal, seulement de un à deux degrés.

Détroit supérieur. D'une épine iliaque à l'autre, le diamètre est de deux cent trente-cinq millimètres.

Diamètre antéro-postérieur, cent vingt-sept millimètres.

Diamètre transverse, cent quarante-deux millimètres.

Le sacro-iliaque droit, à cavité cotyloïde gauche, cent vingt-neuf millimètres.

Le sacro-iliaque gauche, à cavité cotyloïde droite, cent huit millimètres.

Détroit inférieur. Diamètre sacro-pubien, quatre-vingt-quinze millimètres.

Diamètre bi-sciatique, quatre-vingt-huit millimètres.

Des côtes. — Les côtes de la convexité sont **aplaties** ; celles de la concavité sont convexes.

Du côté de la concavité, elles paraissent **augmentées** de largeur, et diminuées d'épaisseur; elles sont, en haut, assez régulièrement séparées les unes des autres; elles sont couchées les unes sur les autres, de manière que la première partie de la côte, de la tête à l'angle, repose sur la partie supérieure de la côte suivante, aux dépens de laquelle se sont formées des surfaces articulaires, et les côtes se sont pliées sur leurs faces, par lesquelles elles se sont articulées. Les côtes sont, à partir de ces articulations, alternativement convexes en dedans et **concaves** en dehors, ce qui est le contraire du côté opposé, où elles sont convexes.

Les côtes de la convexité, au contraire, se sont relevées par leurs bords, qui se sont reposés les uns sur les autres, et qui ont contracté, au niveau des angles des côtes, des articulations artificielles planiformes.

Les côtes à droite sont au nombre de **douze**; une d'elles seulement, la flottante très-grêle, a été rompue.

Mais, du côté concave, à gauche, trois des dernières côtes ont disparu et sont réduites à des espèces d'apophyses styloïdes de quatre-vingt-dix à cent millimètres de longueur; les bords, les faces, les angles ont disparu.

Des membres inférieurs. — La partie qui reste des fémurs n'indique pas qu'ils fussent affectés de rachitisme. Les éminences du grand trochanter et des têtes des fémurs n'ont peut-être pas leurs rapports normaux, car le grand trochanter se trouve presque au niveau des têtes des fémurs.

Ordre IIIe. — *Courbures à convexités gauches dorsales.*

Le troisième ordre comprend les courbures à convexités gauches dorsales. Dans les unes, la première espèce, la courbure dorsale égale la courbure lombaire; dans la dernière, la seconde espèce, il y a prédominance de la courbure lombaire.

Première espèce. — *Courbure dorsale à convexité gauche, égalant la courbure lombaire.*

N° 529. — Rachitisme. Courbure de la colonne vertébrale et déformation du bassin.

Une colonne vertébrale, le bassin, la moitié des fémurs, et une partie des côtes.

L'individu est adulte, comme le montrent tous les os, dont les épiphyses sont soudées, ainsi que le volume qu'ils présentent.

L'individu est un homme; il est facile de le reconnaître au volume considérable des os, à l'aspect rugueux que leur donnent toutes les apophyses; de plus, à la forme du bassin, qui ne laisse aucun doute sur le sexe de l'individu; à la hauteur de la symphyse pubienne, à son épaisseur, au volume des apophyses montantes des tubérosités de l'ischion, à la forme ovale et non triangulaire des trous obturateurs; enfin à la direction du sacrum.

Colonne vertébrale. — La colonne vertébrale présente une élévation perpendiculaire de quatre cent quatre-vingt-dix millimètres.

Deux courbures principales se distinguent, l'une dorsale et l'autre lombaire, la première à gauche et l'autre à droite. Mais, en analysant avec plus de soin ces courbures, l'on en trouve bientôt trois autres, une cervicale, l'autre dorso-lombaire, et enfin une troisième, que l'on peut appeler lombo-sacrée.

Une ligne perpendiculaire, abaissée du milieu de la région cervicale, vient tomber sur la symphyse pubienne.

Région cervicale. De la première à la sixième vertèbre cervicale, il existe une courbure à convexité gauche. La hauteur de la verticale est de cent neuf millimètres; la longueur du sinus verse est de quarante millimètres, prise au niveau de la troisième vertèbre cervicale.

De la septième cervicale à la dixième dorsale exista une courbure dans le même sens que la précédente, présentant cent quatre-vingt-dix millimètres de hauteur.

La colonne est courbée à gauche et en arrière. La courbure d'avant en arrière est de vingt-huit millimètres, et l'inflexion latérale est de quarante-trois millimètres.

Courbure cervico-dorsale à convexité droite : hauteur verticale, cent neuf millimètres, comprenant deux cervicales et quatre dorsales.

La flèche du sinus verse, au niveau de la deuxième dorsale, est de sept millimètres.

Courbure dorso-lombaire à convexité droite : longueur de la corde de l'arc, cent cinquante millimètres.

Deux vertèbres dorsales et trois vertèbres lombaires. hauteur perpendiculaire, cent vingt-sept millimètres.

Flèche du sinus verse, au niveau de la deuxième lombaire, dix-huit millimètres.

La courbure lombo-sacrée s'étend jusqu'au milieu de la deuxième pièce du sacrum. La convexité est à gauche. La flèche est de neuf millimètres.

Région postérieure. De la première cervicale, quarante

millimètres de flèche pour le sinus verse, au niveau de la quatrième cervicale; courbure à convexité droite.

De la première dorsale à la première lombaire, courbure à convexité droite. Flèche du sinus verse prise au niveau de la septième dorsale, dix-huit millimètres.

De la première lombaire à la dernière pièce du sacrum, courbure à convexité gauche. La flèche du sinus verse est de neuf millimètres, prise au niveau de la quatrième vertèbre lombaire.

Cette colonne présente, comme l'on voit, cinq courbures antérieures et trois postérieures, mais avec des déformations variables : ainsi les trois premières vertèbres cervicales regardent en haut et à gauche, tandis que les inférieures regardent en bas et à droite.

Ensuite, jusqu'à la cinquième dorsale, les corps des vertèbres regardent en face; puis les sixième, septième, huitième, neuvième et dixième regardent à gauche : la huitième est celle qui regarde le plus à gauche; c'est aussi celle qui est la plus déformée, car elle est beaucoup plus basse du côté droit que du côté gauche, et dans le rapport de cinq à onze lignes.

De plus, du côté droit et dans la flexion se trouvent des stalactites sur les parties latérales, dans les endroits où la courbure est le plus prononcée.

La onzième dorsale seule regarde en devant, car les douzième, première, deuxième et troisième lombaires regardent à droite. Les parties supérieures et inférieures du corps de ces vertèbres, sur les parties latérales et dans la flexion, ont subi un allongement. mais moins marqué que dans la région dorsale.

La quatrième lombaire regarde directement en face, et la cinquième regarde à gauche. et est beaucoup plus basse du côté de la flexion à droite. De plus, sur le bord des corps, en haut et en bas, elle présente, de même que le sacrum, des prolongements osseux.

Du bassin. — Il a cent cinquante degrés d'inclinaison sur la perpendiculaire, et deux degrés sur le plan horizontal; l'os iliaque gauche est plus bas que le droit.

Détroit supérieur. Le diamètre bi-iliaque est de deux cent dix-sept millimètres; le diamètre antéro-postérieur, de cent vingt-deux millimètres; le diamètre transverse, de cent vingt-deux millimètres; le diamètre sacro-iliaque droit, à cavité cotyloïde, de cent neuf millimètres; le diamètre sacro-iliaque gauche, à cavité cotyloïde droite, de cent vingt-deux millimètres. La variation dans ces deux diamètres tient à ce que le sacrum a sept millimètres de plus de largeur à gauche qu'à droite.

Détroit inférieur. D'une tubérosité sciatique à l'autre, quatre-vingt-deux millimètres; de l'articulation sacro-coccygienne à la symphyse, quatre-vingt-quinze millimètres.

Le bassin est vicié dans sa position, ses diamètres et sa forme.

Ainsi, bien que nous ayons à observer le bassin d'un homme par ses diamètres, surtout par ceux antéro-postérieurs, il se rapproche de celui de la femme. Le bassin a l'aspect d'un ovale, au lieu d'être cordiforme, comme cela se rencontre ordinairement.

Le sacrum regarde un peu à droite.

Des côtes. — Les parties de côtes qui restent sont plus éloignées les unes des autres du côté gauche qu'à droite, où elles sont plus rapprochées les unes des autres, car la région dorsale de ce côté correspond à la concavité de la colonne vertébrale.

Membres. — La partie des fémurs qui reste n'offre aucune trace de rachitisme ; ils ne sont altérés ni dans leur forme ni dans leur volume.

N° 530. — Rachitisme ; incurvation des membres ; courbure latérale gauche dorsale de la colonne vertébrale.

(Squelette incomplet d'un sujet femelle adulte éminemment rachitique, offert par M. Breschet, qui en a donné la description et une lithographie dans le Bulletin de la Faculté de médecine, t. 7, p. 246.)

L'individu est adulte, comme le montrent les épiphyses soudées ; il a moins de cinquante ans, car le coccyx n'est pas soudé.

Le bassin est tellement déformé, que si la note n'indiquait que le squelette est celui d'une femme, on aurait peine à déterminer le sexe. Cependant, dirons-nous que la symphyse des pubis conserve toujours quelques-uns des caractères du bassin de la femme? Elle présente peu d'élévation, un diamètre peu considérable d'avant en arrière. De plus, les branches ascendantes de l'ischion vont s'écartant bien plus l'une de l'autre que chez l'homme, et forment un angle plus ouvert. La face postérieure est plus arrondie et regarde en dedans, tandis que la face extérieure de la branche ascendante regarde en dehors.

L'élévation totale de l'individu, prise du plan sur lequel repose l'extrémité du pied droit, jusqu'à la partie supérieure de la cinquième cervicale, est de quatre-vingts centimètres.

Du tronc. — Le tronc présente deux courbures latérales. Cette pièce est même une très-belle variété, en ce sens qu'elle est une espèce d'anomalie, de déviation de la colonne, et que la courbure dorsale a sa convexité à gauche, tandis que la lombaire regarde à droite.

La hauteur verticale de la colonne vertébrale, de la partie supérieure de la cinquième cervicale, seule vertèbre restant, à la partie inférieure de la cinquième lombaire, est de quatre cent vingt-deux millimètres. La hauteur verticale de la première courbure est de deux cent dix-sept millimètres. Le fil à plomb partant du milieu de la cinquième cervicale vient tomber au milieu de la neuvième avec la dixième dorsale. Trois cervicales et neuf vertèbres dorsales forment donc cette courbe; en tout, dix vertèbres. La flèche de l'arc est de trente millimètres au niveau de la sixième avec la septième dorsale : inclinaison à gauche jusqu'à la sixième, à droite, jusqu'à la dixième; pas de rotation.

La deuxième courbure, partant du milieu de la neuvième dorsale au milieu de la cinquième lombaire, a une hauteur verticale de deux cent quarante-trois millimètres. Si on distrait la hauteur d'une vertèbre, comme celle qui figure dans la première courbe, dans son plus grand diamètre, qui est de trente-deux millimètres, ces deux courbes nous donnent la hauteur générale de la colonne vertébrale. La flèche de la courbure lombaire est de seize millimètres. La onzième, la douzième et la première lombaire sont un peu dirigées à droite; les autres regardent en avant.

Une vertèbre, comme l'on voit, est commune aux deux courbures.

Du bassin. — Le bassin est vicié dans sa position, sa forme et ses diamètres.

Dans sa position verticale, le bassin fait, avec la perpendiculaire, un angle de cent quarante degrés.

De plus, il forme, avec un plan horizontal, un angle de cent degrés.

Le diamètre du bassin, d'une épine iliaque à l'autre, — est de cent quatre-vingt-dix-sept millimètres.

Du sacrum à la symphyse des pubis, trente-deux millimètres. La saillie du sacrum ne permettant pas d'avoir les diamètres, avec le compas l'on a du côté droit, articulation sacro-iliaque à la cavité cotyloïde gauche, un diamètre de quatre-vingt-huit millimètres, et du côté gauche de l'articulation sacro-iliaque à la cavité cotyloïde droite, quatre-vingts millimètres.

Du coccyx à la symphyse, soixante-quinze millimètres; d'une tubérosité à l'autre, soixante-trois millimètres.

La symphyse des pubis regarde à droite, ainsi que la crête du sacrum, tandis que le promontoire regarde à gauche, ce qui tient à ce qu'il n'y a pas de rotation des vertèbres sur elles-mêmes.

L'obliquité du bassin est telle, que la symphyse correspond sur la même ligne horizontale que la symphyse sacro-coccygienne; du reste, elle se trouve sur la même ligne que la symphyse sacro-iliaque, à vingt millimètres en dehors, et à gauche de la perpendiculaire, partant du milieu de la région cervicale.

L'ouverture du grand bassin est surtout viciée dans son diamètre antéro-postérieur par le redressement des os iliaques, ce qui donne beaucoup de profondeur aux fosses iliaques. Le diamètre du milieu de la crête iliaque à la symphyse est de cent quinze millimètres : il en résulte qu'il n'existe plus de fosse iliaque externe. Le diamètre d'une épine iliaque à l'autre est de cent quatre-vingt-seize millimètres. Ce redressement ne portant qu'au-dessus des cavités cotyloïdes, elles sont conservées intactes;

elles sont même augmentées par la saillie des parois de la cavité à l'intérieur du bassin. C'est surtout à gauche que cette dépression est le plus sensible.

Le sacrum, presque droit dans sa longueur, éprouve cependant une légère inclinaison à concavité dirigée du côté gauche. Mais c'est surtout dans sa longueur qu'il est très-déformé. Les corps vertébraux qui le composent sont très-allongés en avant et déprimés sur les côtés : réunis à la première vertèbre lombaire, la première et la seconde pièce du sacrum font une courbe à convexité antérieure très-marquée, tandis que les autres pièces du sacrum et celles du coccyx forment une concavité très-marquée, regardant en bas et en avant.

Des côtes. — La poitrine est aplatie du côté gauche, et saillante du côté droit.

Du côté gauche, les côtes sont assez régulièrement espacées, et forment un angle de cent trente à cent cinquante degrés avec la colonne vertébrale. L'angle est peu augmenté, si ce n'est dans les côtes inférieures.

Du côté droit, au contraire, l'angle de la côte n'existe plus dans les cinq premières côtes ; mais cependant, les côtes appartiennent à deux courbures : la première, au lieu d'être concave en avant, est convexe, et de plus, se trouve sur le même plan que l'autre courbure de la côte, qui est, par suite de cette disposition, alternativement convexe et concave.

Bien que l'angle de la côte soit conservé depuis la cinquième côte, cependant, de la tête à l'angle, la première courbure de la côte, au lieu d'être concave en dedans, est convexe.

De plus, les côtes sont tellement rapprochées qu'elles se touchent en dedans, tandis qu'en dehors et en avant les espaces intercostaux sont très-élargis, et présentent une séparation plus considérable que celle du côté opposé.

En résumé, du côté convexe, séparation des côtes, espace sensiblement égal en avant et en arrière. Élargissement considérable des côtes comparées à celles du côté opposé.

Du côté concave, rapprochement des côtes en arrière, espace plus large en avant.

Du sternum. — Le sternum forme un plan uni dirigé en avant; mais il est oblique de droite à gauche. L'appendice xiphoïde correspond à l'articulation claviculaire gauche; le sternum regarde à droite.

Membres. — Les membres inférieurs seuls sont restés unis à la colonne vertébrale, ainsi que le sternum et les côtes. Les deux membres inférieurs ont une élévation d'un pied trois pouces et demi; ils sont croisés en X, de telle sorte que le pied de la jambe droite est à gauche, *et vice versa*. Les deux articulations fémoro-tibiales correspondent plus ou moins exactement à la symphyse des pubis; les fémurs sont même tellement courbés, que l'extrémité articulaire du fémur correspond au niveau du trou obturateur : le condyle du fémur droit, au niveau de la fosse obturatrice du côté gauche, le condyle du fémur gauche, au niveau de la fosse obturatrice droite.

Fémur droit. De l'extrémité du grand trochanter au milieu de la surface articulaire, l'on trouve deux cent dix-sept millimètres de hauteur; de l'extrémité interne de la tête à l'extrémité du condyle, tirant une ligne, on trouve pour flèche de la courbure à convexité externe du fémur une ligne étendue de quatre-vingts millimètres.

Fémur gauche. De l'extrémité articulaire au grand trochanter, deux cent dix-sept millimètres, et de flèche, quatre-vingt-cinq millimètres.

Le tibia droit a de longueur, suivant la verticale, cent cinquante-huit millimètres, et de flèche, quatre-vingt-deux millimètres.

Le péroné a, de hauteur, soixante-huit millimètres, et de flèche, quatre-vingt-deux millimètres.

Le tibia gauche a, de hauteur verticale, cent trente-cinq millimètres, et de flèche, soixante-huit millimètres.

Le péroné a trente-six millimètres, et sa flèche est de soixante-dix-neuf millimètres.

Les courbes des fémurs sont à convexité externe, mais elles sont écartées de la direction normale, car elles partent du grand trochanter, et se rendent au condyle externe : c'est une véritable inflexion latérale. Malgré cela, le fémur peut se décomposer en trois plans : l'un antérieur, l'autre postérieur, et le troisième, plus prononcé à la partie inférieure, correspond à la partie antérieure des condyles du fémur, et va se perdre dans la ligne convexe externe, d'où partent les deux plans précédents. Malgré cet aplatissement à la partie supérieure, les fémurs conservent dans leur ensemble leur forme cylindrique.

La tête se trouve placée sur le même niveau que le grand trochanter.

Les condyles forment, comme dans l'état normal, un angle de cent dix degrés avec le plan vertical, passant par l'axe du fémur.

Le tibia et le péroné sont plus déformés que le fémur : ils forment, dans les deux jambes, une courbe à convexité interne; c'est seulement aux extrémités que ces os ont conservé leur forme prismatique.

C'est surtout à la partie moyenne que ces os ont subi

leur plus grande déformation. Le tibia, cependant, a conservé ses trois plans, même à la partie moyenne; mais le péroné est considérablement aplati. A la jambe droite, il s'est placé à la partie antérieure du tibia, tandis que, au contraire, il s'est glissé à la partie postérieure du tibia gauche. Le péroné est plus large à sa partie moyenne qu'à ses extrémités.

L'espace interosseux est nul à la partie moyenne, et plus considérable aux extrémités que dans l'état normal.

La rotule ne présente aucun changement dans sa position normale, par rapport aux saillies formées par les surfaces articulaires de l'articulation tibio-fémorale.

Les deux os de la jambe réunis, outre la courbe générale à convexité interne, présentent aussi dans leur longueur trois courbures, dont la moyenne, occupant le tiers moyen de l'os, a sa convexité en arrière, tandis que les deux autres, à convexités inverses, correspondent au tiers inférieur et supérieur de l'os.

Les pieds n'ont pas subi de déformations notables, et leur axe correspond parfaitement à la partie moyenne de l'articulation tibio-astragale.

Deuxième espèce. — *Prédominance lombaire.*

N° 531. — Rachitisme : cette affection est marquée à la fois sur les membres et sur la colonne, par une courbure dorso-lombaire droite.

Il est assez difficile de déterminer l'âge du sujet : une partie des dents de la mâchoire supérieure manquent, en effet. Est-ce l'âge ou un état pathologique qui a déterminé leur chute? Au peu d'usure de la couronne de celles qui restent, on est tenté de croire que cette femme avait quarante ans au moins, car déjà une partie de la suture des pariétaux est disparue.

Le sexe de ce squelette est facile à déterminer : une étendue plus que normale des diamètres du bassin ; le renversement des os iliaques, agrandissent considérablement les hanches, le renversement en dehors des faces internes des branches ascendantes de l'ischion, la forme triangulaire des os sous-pubiens, et enfin le peu de hauteur et d'épaisseur de la symphyse, démontrent que nous avons à observer un squelette de femme.

La hauteur totale de l'individu est de quatre pieds un pouce trois lignes. Plusieurs os ont cet aspect diaphane que nous avons déjà remarqué dans des squelettes de rachitiques.

Du tronc. — La colonne vertébrale, prise de la région cervicale à la dernière vertèbre lombaire, présente une hauteur de trois cent quatre-vingt-six millimètres.

Cette colonne, dans le mode de préparation, a été un peu altérée dans sa forme ; car le milieu de la tête tombe au niveau des condyles du fémur, du côté gauche, ce qui ne peut avoir existé, car l'équilibre eût été détruit dans la station. Aussi, à cela près de la courbure dorso-lombaire, qui est à droite, ne tiendrons-nous pas compte de la courbure vicieuse de la région cervicale.

De la partie inférieure de la cinquième dorsale à la dernière lombaire, on trouve une élévation de cent quatre-vingt-deux millimètres perpendiculaires (sept vertèbres dorsales et cinq lombaires forment une courbe de douze vertèbres), dont la flèche est de cent deux millimètres au niveau de la partie inférieure de la douzième dorsale.

Les neuvième, dixième, onzième et douzième regardent à droite ; les première, deuxième, troisième et quatrième lombaires regardent de plus en plus à gauche; la cinquième lombaire regarde seule en avant, ainsi que les trois premières vertèbres de la courbure.

Il y a une déposition de phosphate calcaire au niveau de la concavité et de l'articulation des vertèbres lombaires.

Cette courbure regarde à droite; il en est une autre beaucoup moins étendue, qui regarde à gauche, et part de la partie inférieure de la huitième dorsale à la cinquième cervicale, à sa partie inférieure : elle a trente-deux millimètres de flèche.

Toutes les vertèbres de cette courbure regardent en avant.

Les cinq vertèbres cervicales ne présentent pas de courbure; seulement, par leur face antérieure, elles regardent un peu à droite, à l'exception d'une seule, la première.

Du bassin. — Le bassin ne présente que peu d'altération dans sa position, et une augmentation notable dans ses diamètres. L'inclinaison du bassin, par rapport à la perpendiculaire, est de cent trente à cent trente-cinq degrés, ce qui est la disposition normale.

Par rapport au plan horizontal, le bassin n'a subi aucune déviation.

Détroit supérieur. De l'épine iliaque antérieure à celle du côté opposé, l'on trouve deux cent quatre-vingt-deux millimètres; de l'angle sacro-vertébral à la symphyse pubienne, l'on trouve cent neuf millimètres; de l'angle sacro-iliaque droit à la cavité cotyloïdienne gauche, cent vingt-neuf millimètres; de l'angle sacro-iliaque gauche à la cavité cotyloïdienne droite, cent quarante-deux millimètres.

Détroit inférieur. De l'articulation sacro-coccygienne à

la symphyse des pubis, cent vingt-deux millimètres.; d'une tubérosité à celle du côté opposé, cent trente et un millimètres, par rapport à un plan horizontal qui passerait sur la partie supérieure du pubis, irait tomber à la réunion de la deuxième avec la troisième pièce du sacrum.

Par rapport à la colonne vertébrale, comme le squelette a été desséché dans une position vicieuse, une ligne perpendiculaire partant du milieu de la région cevicale viendrait tomber sur l'épine iliaque antérieure et inférieure.

Le grand bassin est très-peu vicié; peut-être la fosse iliaque du côté droit est-elle un peu moins profonde que celle du côté gauche. Les os sont régulièrement conformés, si ce n'est qu'ils ont un volume plus considérable que d'ordinaire : ainsi le sacrum a un diamètre de cent vingt-neuf millimètres; les os iliaques lui sont proportionnés. Du reste, la symphyse, la branche ascendante de l'ischion et la forme du trou obturateur, comme la disposition générale du bassin, indiquent assez que nous ayons à observer un squelette de femme.

De la tête. — La tête parait régulièrement conformée. De la bosse nasale à la protubérance occipitale externe, il y a dix pouces de longueur; des mêmes points de départ, en passant sur les côtés des fosses temporales, il y a neuf pouces de longueur; de la racine de l'apophyse zygomatique à celle du côté opposé, l'on trouve deux cent quatre-vingt-dix-neuf millimètres.

La suture sagittale a en partie disparu à la partie antérieure. Les dents sont assez allongées; celles de la partie supérieure ont depuis longtemps disparu de leurs alvéoles. La mâchoire a son développement normal; elle présente une épaisseur assez considérable dans la hauteur de son corps et dans la largeur de l'apophyse montante de la mâchoire.

Des côtes. — Les côtes ont une disposition inverse au côté droit et gauche : ainsi, du côté droit, côté de la convexité générale de la courbure, elles sont plus régulièrement espacées, et l'intervalle intercostal est à peu près aussi considérable en avant qu'en arrière ; cependant, en haut, les côtes sont un peu plus rapprochées à leur partie postérieure, parce qu'elles correspondent à la concavité de la courbure cervico-dorsale.

Du côté gauche, elles sont en général plus grêles que celles du côté droit ; de plus, elles sont plus généralement rapprochées ; mais elles se touchent à la région dorso-lombaire, tandis que près de la région cervicale, elles sont plus espacées que celles du côté droit. La poitrine est généralement aplatie du côté droit, et convexe du côté gauche.

Cependant, par suite des courbures inverses de la région dorsale, il en résulte qu'il y a quelques variations : ainsi, que la poitrine est plus aplatie en haut et à droite, plus convexe à gauche, *et vice versa*, plus aplatie à gauche et en bas, plus convexe à droite et en bas.

Cette disposition, qui est l'inverse de ce que l'on rencontre ordinairement où la partie aplatie correspond à la région convexe, tient à ce que la principale courbure porte sur la région dorso-lombaire, où les côtes sont très-mobiles et entièrement libres, et que les convexités sont plutôt déterminées par la colonne vertébrale que par les côtes ; car, en mesurant la flèche de la courbure des côtes, du côté droit et gauche, l'on voit que celles du côté droit présentent une étendue bien moins considérable que celles du côté gauche, que l'aplatissement existe toujours, mais qu'il a lieu d'arrière en avant, au lieu d'être latéral; et ce qui peut donner une apparence s'éloignant de la réalité, car la flèche de la courbure générale de la côte à droite, au niveau de la cinquième côte, est de trente-neuf millimètres, et à gauche, au niveau de la quatrième côte, de quatre-vingt-quinze millimètres.

Outre cela, la poitrine partage la disposition la plus générale, en ce sens que les côtes les plus larges sont les plus fortes, et sont inclinées sur leurs angles, tandis que c'est le contraire du côté concave, où les côtes sont plus minces, plus longues, et dont plusieurs se trouvent sous le même angle, dans toute leur étendue par rapport à la colonne vertébrale.

Du sternum. — Le sternum forme un angle de cinquante degrés avec la perpendiculaire partant du milieu de la région cervicale. Le milieu de l'appendice xiphoïde est à droite et correspond au milieu de la clavicule du côté droit; le sternum est convexe, et sa face antérieure regarde à droite.

Membres. — Les membres sont peu affectés de rachitisme, et, sous ce rapport, ils méritent de fixer tout l'intérêt, car ils sont au premier degré de développement de cette maladie.

Les membres inférieurs sont plus altérés que les membres supérieurs.

Membres supérieurs. Les membres supérieurs sont à peine atteints de rachitisme; cependant ils présentent deux courbures, dont l'une est postérieure, et commence à la réunion du tiers inférieur avec les deux tiers supérieurs; de telle manière que la surface articulaire regarde un peu en avant (analogie avec courbure du fémur), et l'autre, à convexité interne, est très-marquée, de même, à la réunion du tiers inférieur avec les deux tiers supérieurs. Cette courbure du côté droit au gauche, en menant une ligne du trochanter à l'épicondyle, présente une flèche de vingt-cinq millimètres.

Le cubitus est un peu convexe en arrière et en dehors. Le radius présente une même courbure, mais seulement convexe en dehors. Dans la traction qu'il a opérée sur le ligament interosseux, il s'est allongé de près de cinq mil limètres dans la crête qui sert de point d'insertion au li-gament interosseux.

Les os du carpe et du métacarpe n'ont éprouvé aucune modification.

Le scapulum du côté droit est aplati, celui du côté gauche est un peu plus convexe que celui du côté droit ; le tissu osseux est déposé en moins grande quantité que dans l'état normal, de sorte qu'ils sont plus minces, et qu'ils ont une transparence assez grande.

Fémur droit. Hauteur perpendiculaire, quarante milli-mètres ; flèche, de la tête au condyle interne, cinquante deux millimètres.

Le fémur gauche a quarante millimètres, et vingt mil-limètres de flèche ; du grand trochanter au condyle ex terne, trente-huit millimètres.

Le fémur est aplati à sa partie supérieure, d'avant en arrière, de sorte que le plan intérieur devient antérieur, et le plan externe, postérieur. La convexité du fémur an-térieur devient externe : aussi est-ce moins dans sa cour-bure antéro-postérieure latérale que le fémur se déforme, que dans sa courbure interne.

Le col du fémur n'est pas déformé ; les rapports de sa tête avec les trochanters n'ont pas varié ; les extrémités articulaires inférieures n'ont pas changé.

Le tibia droit présente trois cent vingt-cinq millimètres de longueur, et le gauche trois cent dix-huit. Ils sont un peu incurvés à la partie interne. Ils ont une courbure telle que la flèche, prise sur une corde partant de la tubérosité externe à la partie inférieure et interne du tibia, est de vingt-huit millimètres du côté droit, et de trente-deux millimètres du côté gauche. Par compensation, l'on trouve deux autres courbes à convexité externe : l'une se trouve au tiers supérieur, l'autre au tiers inférieur. La supérieure à gauche a neuf millimètres de flèche à la partie inférieure, et onze millimètres à la partie supérieure.

Du côté droit, la flèche, à la partie supérieure, est de neuf millimètres, et de quatorze millimètres à la partie inférieure.

Le péroné a, de hauteur, trois cent dix-huit millimètres à droite ; le péroné du côté gauche est plus court : il a trois cent onze millimètres. Le péroné est parfaitement droit dans les deux membres ; l'espace interosseux est bien moins grand : déjà le péroné gauche a subi un allongement à la partie interne, dans l'endroit où le périoste est le plus large, aussi considérable d'un côté que de l'autre : ainsi, du côté droit, il n'y a que dix-huit millimètres dans l'espace le plus étendu, et vingt-huit millimètres du côté opposé.

Les os du tarse et du métatarse sont régulièrement conformés.

ORDRE IVe. — *Courbures à convexité antéro-postérieure.*

N° 532. — Une colonne vertébrale et un bassin.

L'individu duquel provient cette colonne vertébrale et ce bassin paraît être arrivé au moins à l'âge adulte. Le commencement de soudure qui existe entre le sacrum et le coccyx donne même à penser que l'individu est au moins âgé de trente ans.

La hauteur de la symphyse pubienne, la forme ovalaire, très-caractérisée, du trou obturateur; le peu de profondeur des fosses iliaques, les aspérités très-volumineuses des os du bassin, montrent que cette partie de squelette appartenait à un homme.

Colonne vertébrale. — Cette colonne vertébrale est remarquable en ce qu'elle présente une courbure antéro-postérieure dorsale, avec perte d'équilibre.

Cette courbure est tellement marquée que la colonne, dans son ensemble, ne présente que trente-trois centimètres d'élévation.

La colonne est courbée non-seulement d'avant en arrière, mais encore elle est un peu inclinée de gauche à droite.

Dans son ensemble, elle présente une courbure dont le sinus verse a une flèche de trois cent vingt-cinq millimètres. Cette courbure générale peut être décomposée en plusieurs autres courbures secondaires.

De la onzième dorsale à la cinquième lombaire, on trouve une légère courbure à convexité droite : cinq vertèbres lombaires et trois vertèbres dorsales concourent à former cette courbure. Au niveau de la deuxième lombaire, cette courbure a une flèche pour le sinus verse de sept millimètres. La deuxième vertèbre présente une hauteur plus considérable que toutes les autres vertèbres de la région ; mais en revanche, le corps de la troisième est considérablement affaissé, comme si son tissu s'était ramolli, et si elle s'était pliée sur elle-même.

De plus, la courbure à convexité antérieure a presque entièrement disparu

De la dixième à la troisième vertèbre dorsale, on trouve une courbure à convexité postérieure, dont le sinus verse a une flèche de vingt-huit millimètres.

De plus, il existe une inflexion latérale de trente-cinq millimètres, prise au niveau de la partie latérale du corps de la huitième dorsale.

Les septième, huitième et neuvième dorsales présentent une dépression très-considérable à droite, tandis qu'à gauche les corps ont conservé leur état normal.

Ainsi, la septième dorsale a vingt-cinq millimètres à gauche, seize millimètres en avant, et onze millimètres à droite ; la huitième a vingt-sept millimètres à gauche, onze millimètres en avant, et cinq millimètres à droite ; la neuvième a vingt-cinq millimètres à gauche, quinze millimètres en avant et à droite.

De la troisième dorsale à la première cervicale, on trouve une courbure à convexité droite très-peu marquée. Au niveau de la première dorsale, on trouve seulement deux millimètres de flèche.

Considérée à la région postérieure, la colonne décrit une seule courbure antéro-postérieure.

Toutes les apophyses épineuses lombaires, et les trois premières apophyses épineuses dorsales, sont sur un même plan parallèle à la normale perpendiculaire.

Puis, jusqu'à la deuxième dorsale, les apophyses se courbent presque à angle droit avec la première apophyse épineuse, en formant cependant une courbure à convexité supérieure ; puis ensuite, à partir de la deuxième dorsale jusqu'à la première cervicale, les vertèbres décrivent une courbure à concavité antérieure qu'il est assez difficile d'apprécier.

La courbure latérale est très-prononcée à la région

lombaire. De la première pièce du sacrum à la douzième dorsale, on trouve une courbure à convexité droite ayant treize millimètres de flèche pour le sinus verse. De la douzième dorsale à la septième cervicale, l'on trouve une courbure à convexité gauche, ayant quarante et un millimètres de flèche; et enfin de la septième cervicale à la première cervicale, on trouve une courbure à convexité droite, trois millimètres.

Du bassin.—Le bassin est celui d'un homme, comme l'indiquent le volume des os, les aspérités qu'il présente, et surtout la forme du trou sous-pubien, qui est ovale et non triangulaire.

Le bassin est altéré dans sa position, dans sa forme générale, et dans celle de chacun des os qui le composent. Ainsi, le bassin fait avec la normale un angle seulement de cent quinze degrés.

Sa position horizontale n'est pas viciée : les diamètres du bassin sont altérés.

Détroit supérieur. Le diamètre, d'une épine iliaque à l'autre, est de deux cent seize millimètres; le diamètre antéro-postérieur est de cent dix millimètres; le diamètre bi-cotyloïdien est de quatre-vingt-cinq millimètres; le diamètre de l'articulation sacro-iliaque gauche à la cavité cotyloïde droite est de cent quinze millimètres.

Détroit inférieur. Le diamètre antéro-postérieur est de cent dix millimètres; le diamètre bi-sciatique est de soixante-dix-sept millimètres.

Le sacrum est plus concave que dans l'état normal : ainsi, il est courbé et concave en avant et convexe en arrière, à un point tel que le sinus verse est de trente-cinq millimètres. Il est aussi courbé transversalement, comme en gouttière, comme s'il avait été affaissé par les os iliaques, entre lesquels il se trouve comprimé.

Cette voussure à convexité postérieure est de vingt millimètres.

Les deux os iliaques sont très-volumineux ; mais ils sont comme aplatis au niveau de l'articulation sacro-iliaque ; et au niveau du détroit supérieur, au lieu de former une courbe se dirigeant à la symphyse, cette ligne est droite, et a une direction oblique du sacrum à la symphyse pubienne.

L'os iliaque gauche est aussi remarquable, en ce qu'il présente la trace d'une fracture siégeant au milieu de l'os pectiné ; et à la réunion de la branche ascendante de l'ischium avec la tubérosité. Une espèce de stalactite osseuse se trouve à la réunion de la fracture que je signale au niveau de l'os pectiné.

N° 533. — Portion de colonne vertébrale, composée de dix-huit vertèbres, donnée par M. Breschet.

La hauteur de cette section de colonne vertébrale, dans sa rectitude naturelle, est de cinquante-quatre centimètres.

A la trace encore apparente de la soudure des épiphyses, des apophyses épineuses des régions lombaires et dorsales, l'on peut assurer que l'individu avait dépassé l'âge de vingt ans. A la nature des os et à leurs rugosités, surtout au niveau des corps des vertèbres, l'on peut même penser que l'individu avait une quarantaine d'années.

Le sexe de l'individu est aussi facile à apprécier : tout porte à croire, au peu de volume des vertèbres, au renversement considérable des apophyses transverses en arrière, au peu de volume des apophyses d'insertions musculaires, que cette portion de colonne vertébrale appartenait à une femme.

Colonne vertébrale. — Cette colonne vertébrale est remarquable en ce qu'elle est un type des plus réguliers d'une légère courbure dorsale; en ce qu'elle a sa convexité à droite; en ce qu'elle est bien limitée à la région dorsale. Il y a une courbure dorsale qui part de la partie supérieure de la première dorsale, et qui se termine à la partie inférieure de la onzième dorsale. L'étendue verticale de cette courbure est de cent soixante et onze millimètres. La flèche, au niveau de la sixième dorsale, est de trente-deux centimètres.

La première et la deuxième dorsales regardent en avant; les quatrième, cinquième et sixième regardent de plus en plus à droite; les septième, huitième et neuvième regardent directement à droite; la dixième et la onzième reprennent leur position normale, la douzième seule regarde en avant; les sixième, septième, huitième et neuvième ont à peu près un tiers de moins de hauteur à gauche, du côté de la concavité, qu'à droite.

A gauche, on dirait que ce sont les vertèbres qui se sont affaissées sur elles-mêmes, ou les bords des corps, et surtout dans les endroits où la concavité est très-marquée.

Les vertèbres de la région lombaire sont parfaitement droites; la onzième et la douzième vertèbres de la région dorsale sont moins élevées dans leur corps du côté droit que du côté gauche. Peut-être peut-on remarquer une différence semblable, mais bien moins marquée, entre le côté gauche et le côté droit des vertèbres lombaires. Une chose remarquable, c'est que c'est dans les vertèbres dorsales que sont le plus marquées ces incrustations; ce sont aussi celles qui sont le plus déprimées. Il en est de même pour les vertèbres de la région lombaire : les plus déprimées sont aussi celles qui ont les rebords de leur corps le plus saillants.

Cependant, noterons-nous comme exception l'espèce d'exostose volumineuse du côté le plus élevé des quatrième et cinquième vertèbres lombaires?

ORDRE V^e.

Le cinquième ordre renferme une seule pièce, dans laquelle existe une courbure mixte latérale gauche dorsale, et à la fois antéro-postérieure.

N° 534. — Rachitisme; incurvation des membres inférieurs; déformation du bassin et courbure de la colonne vertébrale.

L'individu, d'après l'inspection des dents, est de l'âge adulte. Les dents sont toutes conservées et en bon état.

L'étendue des trous obturateurs et de l'os pectiné, le renversement des branches ascendantes de l'ischium, semblent indiquer que c'est un squelette de femme.

La hauteur totale de l'individu est d'un mètre sept centimètres.

Tous les os ont un aspect transparent, dû à leur peu d'épaisseur et à l'absence de matière calcaire dans leur intérieur.

Du tronc. La colonne vertébrale a trois courbures dans le plan antéro-postérieur, ce qui est très-rare, et une seule courbure latérale dorso-lombaire. Une ligne, partant du milieu de la première lombaire, vient tomber à quarante-cinq millimètres au-devant de l'angle sacro-vertébral, et au niveau de l'articulation sacro-iliaque.

La hauteur de la partie inférieure de la septième cervicale à la partie inférieure de la première lombaire, est de cent quarante-sept millimètres. La flèche dorsale, prise au milieu du corps de la neuvième dorsale, est de quarante-deux millimètres.

Jusqu'à la huitième dorsale, le corps des vertèbres regarde en avant; à partir de la neuvième, leur corps regarde à droite; la quatrième a la moitié de sa hauteur normale à la partie antérieure; il en est de même des septième, huitième et neuvième en avant. Celles intermédiaires, de la quatrième à la septième, ont diminué de hauteur, mais d'une manière moins sensible.

La hauteur de la région cervicale est de cent millimètres de hauteur perpendiculaire. La flèche postérieure de la région cervicale, de la partie antérieure de l'apophyse transverse de l'atlas à la partie antérieure de l'apophyse transverse de la septième cervicale, est de seize millimètres de longueur.

La hauteur verticale de la partie inférieure de la deuxième lombaire à l'angle sacro-vertébral est de quatre-vingt-quatorze millimètres; et la flèche postérieure, prise sur une corde partant de la partie antérieure des apophyses transverses, est de dix-huit millimètres.

La dernière lombaire seule regarde en avant; toutes les autres sont tournées de plus en plus à droite de la partie inférieure à la partie supérieure.

Outre ces trois courbes, dont une est à convexité postérieure, et les deux autres à convexité antérieure, on rencontre une quatrième courbure à convexité latérale; elle embrasse toute la région lombaire, et une partie de la région dorsale. Sa convexité est dirigée à droite.

La partie la plus convexe de la courbure correspond au

niveau de la première lombaire ; la longueur de sa flèche est de quarante-deux millimètres ; sa hauteur est de cent soixante millimètres. Les quatre dernières dorsales et les cinq lombaires sont donc comprises dans cette courbe latérale.

L'angle de la région lombaire se rapproche tellement de la partie antérieure que, du sternum à la réunion des troisième et quatrième lombaires, la poitrine ne présente que quarante-deux millimètres de diamètre.

On retrouve la courbure aortique au niveau de la région dorsale ; mais elle n'est pas plus marquée que dans l'état normal.

Du bassin. — Le bassin est vicié dans sa direction, dans sa forme et ses diamètres.

Autant que l'on peut en juger par suite des délabrements dans lequel il se trouve, d'après l'inclinaison de l'angle sacro-vertébral, il ferait un angle seulement de dix degrés, de sorte que son détroit supérieur regarderait directement en avant, et l'inférieure en arrière.

Par rapport à un plan horizontal, le côté gauche se trouverait placé plus bas que le côté droit.

Détroit supérieur. D'une épine iliaque à l'autre, il y a deux cent quarante-trois millimètres de diamètre ; de la symphyse pubienne à la symphyse sacro-vertébrale, cent vingt-deux millimètres ; de l'articulation sacro-iliaque droite à la cavité cotyloïde gauche, cent huit millimètres ; de l'articulation sacro-iliaque gauche à la cavité cotyloïde droite, cent vingt-deux millimètres.

Détroit inférieur. D'une tubérosité à l'autre, soixante-douze millimètres ; de l'articulation sacro-coccygienne à la symphyse pubienne, quatre-vingt-quinze millimètres.

La symphyse des pubis est peu élevée ; elle regarde un

peu à droite comme la surface antérieure du sacrum.

Par rapport à la position horizontale, l'obliquité du bassin est telle, qu'une ligne horizontale qui partirait de la partie supérieure du pubis viendrait tomber à quarante-huit millimètres sur le diamètre antéro-postérieur du détroit supérieur.

Par rapport à la colonne vertébrale, sa position est telle, qu'une perpendiculaire, partant du milieu de la région cervicale, irait tomber à la partie antérieure de la cavité cotyloïdienne droite, et sur le milieu de l'os pectiné, ainsi que sur l'articulation sacro-iliaque droite.

Le grand bassin est très-vicié; les fosses iliaques ont diminué d'étendue en largeur, et ont augmenté en profondeur, par suite du redressement des os iliaques; et par une disposition inverse, la fosse iliaque externe est presque entièrement disparue.

Les fosses iliaques semblent se continuer en arrière avec les plans du détroit supérieur, qui est considérablement augmenté. Mesuré en arrière des cavités cotyloïdes, il a cent vingt-deux millimètres; tandis que, au contraire, en avant, ce détroit s'est rétréci, d'abord par suite de la saillie à l'intérieur des cavités cotyloïdes, surtout du côté gauche, et ensuite par l'obliquité plus grande des faces pubiennes, formant un angle plus marqué en avant. Le trou obturateur a une forme triangulaire, et regarde plus en dehors que dans l'état normal; le renversement en dehors des parois internes des branches ascendantes de l'ischium montrent assez que le sujet que nous observons est une femme.

Les tubérosités de l'ischium sont un peu déjetées en dedans à leur extrémité inférieure, de sorte qu'elles présentent à leur partie interne une espèce de gouttière.

Le sacrum est considérablement aminci, de sorte qu'il n'a pas résisté à la macération ; il est transparent dans quelques points de son étendue, et il s'est réduit en poussière dans sa réunion de la deuxième avec la troisième pièce du sacrum.

De la tête. — La tête paraît régulièrement conformée et a le volume de celle d'un adulte. De la bosse frontale à la protubérance occipitale, elle a trois cents millimètres. En passant sur l'os temporal, la ligne de contour a deux cent soixante-dix millimètres de longueur.

De la racine de l'apophyse zygomatique à celle du côté opposé, l'on trouve deux cent soixante-dix millimètres de longueur. Les sutures ont presque entièrement disparu au niveau de la suture longitudinale ; les dents sont très-développées, mais le corps de la mâchoire et la branche ascendante le sont peu.

Des côtes. — Régulièrement conformées, elles sont peut-être un peu moins développées à la partie postérieure que dans l'état normal ; les espaces intercostaux sont beaucoup plus considérables à la partie postérieure qu'à la partie antérieure, où surtout ils sont sensiblement diminués au niveau des cartilages des fausses côtes.

Du sternum. — La face antérieure du sternum regarde à gauche ; sa pointe, l'apophyse xiphoïde, correspond à l'articulation sterno-claviculaire droite.

L'ouverture supérieure de la poitrine regarde en avant, l'orifice inférieur en arrière.

Membres. — Les membres inférieurs sont beaucoup plus déformés que les membres supérieurs ; ces derniers sont relativement beaucoup moins volumineux que les membres supérieurs. Du reste, ces os sont en rapport avec le développement du reste du tronc.

Membres supérieurs. Les deux humérus ont deux cent cinquante-sept millimètres de hauteur, de l'épitrochlée à la partie supérieure de la tête ; la coulisse radiale est seulement un peu plus marquée que dans l'état normal. Du reste, ces os n'ont subi aucune déformation dans leur longueur ; ils ont leur rectitude naturelle.

Le radius et le cubitus sont très-grêles. Le cubitus du côté droit est un peu convexe en arrière et en dehors ; cette courbure est moins sentie du côté gauche que du côté droit ; il en est de même pour le radius. Les arêtes sont aussi très-saillantes dans ces deux os, surtout celle qui correspond au ligament interosseux. Le radius, des deux côtés, présente cent quatre-vingt-trois millimètres de hauteur, de la surface articulaire de la tête à l'extrémité de l'apophyse styloïde.

Les cubitus des côtés droit et gauche présentent cent quatre-vingt-seize millimètres.

Les os du carpe et du métacarpe ont un peu plus de longueur que dans l'état normal, comparés au reste du squelette du bras.

Les clavicules sont très-grêles et très-allongées ; elles présentent une longueur de cent quarante-cinq millimètres. Les courbures sont presque effacées ; et en dehors, ces os sont considérablement amincis.

Les scapulum sont assez étendus ; ils ne sont pas déformés dans leur longueur, mais ils sont considérablement amincis, tellement qu'ils sont diaphanes dans la plus grande partie de leur étendue. Ils présentent aussi des bosselures très-nombreuses et très-irrégulières : une d'elles même part de la racine de l'apophyse épineuse, et parcourt l'os dans son plus grand diamètre, de dehors en dedans et de haut en bas.

Membres inférieurs. Les membres inférieurs sont singulièrement déformés ; ils présentent deux courbures très-marquées dans les os plus grêles que dans l'état normal qui le composent. Ces courbures n'ont pas la même direction dans le membre droit ou le membre gauche : ainsi, le membre droit est alternativement courbé en dehors au niveau du fémur, et en dedans au niveau du tibia, tandis que du côté gauche, le fémur est avant et en dehors, et le tibia est avant et en dedans.

Le fémur du côté droit a deux cent cinquante-sept millimètres de hauteur, tandis que du côté gauche il en a deux cent soixante-quatre ; la flèche de la courbure est de deux cent soixante-six millimètres du côté droit, tandis que du côté gauche elle est de deux cent cinquante-sept ; la hauteur perpendiculaire du tibia droit est de cent quatre-vingt-dix millimètres, tandis que celle du tibia gauche est de deux cent trente ; la flèche de la courbure du tibia droit est de cent millimètres, celle du tibia gauche est de quatre-vingt-quinze ; la hauteur du péroné droit est de cent vingt-sept millimètres, celle du péroné gauche de deux cent trois ; la flèche de la courbure du péroné droit est de cent quatre-vingt-dix millimètres, celle du côté gauche est de soixante-trois.

La tête des deux fémurs est sur le même niveau que le grand trochanter ; le col est considérablement raccourci. La longueur des fémurs n'est pas différente à droite et à gauche ; la différence notable que l'on croit remarquer entre ces deux fémurs tient à ce que le fémur droit présente dix millimètres de moins de diamètre que le fémur gauche, car ils sont dans le rapport de dix-huit millimètres à vingt-huit. L'incurvation qu'ils ont éprouvée n'est pas tout à fait la même : le fémur droit est courbé sur ses plans latéraux, tandis que le fémur du côté gauche s'est infléchi sur ses plans antéro-postérieurs. Du reste, le plan articulaire des condyles ne varie pas par rapport à l'axe du fémur; il forme toujours une inclinaison d'un angle de cent degrés. Le tibia gauche est courbé dans son plan antéro-postérieur, et présente deux faces, dont l'une est interne et l'autre externe.

Tandis que le tibia droit est courbé dans ses plans interne et externe, il est aplati d'avant en arrière; il ne présente que dix-huit millimètres d'épaisseur, tandis qu'il présente trente-six millimètres de largeur.

Le péroné s'est soudé avec lui, de sorte qu'en arrière, où il est isolé, il présente seize millimètres de largeur; tandis que réuni et confondu en avant avec le tibia, auquel il est entièrement joint, il présente cinquante-deux millimètres de largeur. De plus, en dedans au niveau de la surface la plus élargie de ces deux os, le tibia présente une petite surface plane qui semblerait indiquer que l'os était soumis dans cet endroit à quelques pressions.

Le péroné du côté gauche s'est placé en dehors et en avant du tibia; il a aussi une largeur très-considérable relativement à ses extrémités. L'extrémité du calcanéum, du côté droit comme du côté gauche, regarde en dehors, ainsi que la surface plantaire; tandis que la pointe du pied et la face dorsale regardent en dedans. Les os du métatarse sont très-grêles, ainsi que ceux des phalanges.

APPENDICE.

Nº 535. — Débris de squelette se composant d'un bassin, avec les deux premières vertèbres lombaires, et des extrémités inférieures.

A en juger par les aspérités et par les extrémités, le sujet a dépassé l'âge adulte.

La hauteur de la symphyse et la forme du trou obturateur, triangulaire, montrent assez que le sujet que nous avons à observer est une femme.

Du bassin. — Le bassin est vicié dans sa position et ses diamètres.

Il est incliné de telle sorte qu'il forme avec la perpendiculaire un angle de cent cinquante degrés, et il forme dans son plan horizontal un angle de quatre-vingt-quinze degrés avec la perpendiculaire.

Détroit supérieur. D'une épine iliaque à l'autre, il présente deux cent dix-sept millimètres de diamètre; du sacro-pubien, quatre-vingt-six millimètres; de l'articulation sacro-iliaque droite à la cavité cotyloïde gauche, il présente un diamètre de cent dix-huit millimètres; de l'articulation sacro-iliaque gauche à la cavité cotyloïde droite, le diamètre est de cent deux millimètres.

Détroit inférieur. Du sacro-coccygien au pubis, cent quatre millimètres; d'une tubérosité sciatique à l'autre, cent millimètres.

La fosse iliaque est plus profonde du côté droit que du côté gauche : en revanche, celle du côté gauche est plus large.

La partie la plus relevée des os iliaques correspond à la concavité de la colonne vertébrale, courbure lombaire.

Au niveau de l'éminence iléo-pectinée, il se trouve une éminence très marquée au niveau de la cavité cotyloïde.

Tout l'os iléum droit est plus haut que le gauche; la tubérosité sciatique est même plus élevée dans son ensemble. Cet os est plus développé que le gauche.

Ce bassin est celui d'une femme, comme l'indique la symphyse des pubis peu élevée, la forme triangulaire des trous sous-pubiens et la direction des cavités cotyloïdes en avant.

Le sacrum est moins large du côté droit que du côté gauche. Dans cette partie qui correspond à la concavité de la colonne vertébrale et à l'articulation sacro-iliaque, il n'a que vingt-cinq millimètres de diamètre, tandis qu'à gauche, à la partie correspondant à la concavité, il présente trente-sept millimètres de largeur. La première pièce du côté droit est même atrophiée.

Le sacrum est infléchi sur lui-même, au niveau de la réunion de la troisième avec la quatrième pièce du sacrum : sa face antérieure regarde un peu à droite.

Membres. — Extrémités inférieures. Les extrémités inférieures sont proportionnées au bassin ; un des membres seulement est affecté d'une manière beaucoup plus avancée que l'autre de rachitisme, et ce membre est le droit. Il présente quatre cent quarante millimètres de hauteur, et l'autre cinq cent soixante-dix millimètres.

La hauteur du fémur droit est de deux cent dix millimètres ; la flèche de sa courbure est de soixante millimètres.

Le fémur est aplati de dedans en dehors, et est courbé d'arrière en avant ; sa face interne regarde en avant, parce que la tête regarde en avant et le grand trochanter en arrière. Les surfaces articulaires sont dépassées par le grand trochanter, qui monte plus haut qu'elles.

La surface inférieure du fémur n'est pas plus volumineuse que d'ordinaire, elle regarde un peu en dedans.

Tibia. La hauteur perpendiculaire du tibia est de deux

cent cinquante millimètres; la courbure a une flèche de cinquante-neuf millimètres. Le tibia est aplati d'avant en arrière; ses plans interne et externe se sont fondus ensemble : il présente cent trente millimètres dans son plus grand diamètre. Le péroné présente une hauteur de deux cent trente millimètres, et une flèche de quarante-trois millimètres. Le péroné est placé derrière le tibia : il présente vingt-trois millimètres dans son plus grand diamètre.

Ces deux os sont alternativement convexes en arrière, à la partie moyenne, et concaves à la partie postérieure et aux extrémités.

Le pied ne présente aucune déformation remarquable, ni de changement dans sa position, si ce n'est que sa pointe regarde en bas.

La hauteur du membre gauche est de cinq cent soixante-dix millimètres.

La hauteur perpendiculaire du fémur est de deux cent quarante-trois millimètres. La flèche du sinus verse du fémur est de quarante-trois millimètres. La courbure est dirigée d'arrière en avant. Le fémur est aplati de dehors en dedans. Le diamètre du fémur, dans l'endroit où il présente le plus de largeur, a trente-deux millimètres. Les extrémités articulaires n'ont rien de remarquable; seulement le col du fémur est court, et la tête est au même niveau que le grand trochanter.

La hauteur du tibia est de deux cent quatre-vingt-cinq millimètres; sa direction est normale.

Le péroné a deux cent soixante-dix-sept millimètres; il est un peu infléchi en dedans à la partie moyenne.

Le pied ne présente aucune altération notable.

I.   51

CHAPITRE XI.

DES DÉFORMATIONS DES OS INDÉPENDANTES D'AFFECTIONS ORGANIQUES DES OS.

Nous diviserons ces déformations en deux sections : l'une comprendra celle qui peut atteindre les os du tronc; l'autre, celle qui peut vicier la direction des membres.

SECTION PREMIÈRE.

DÉFORMATIONS DU TRONC.

Les pièces que le musée possède sur les déformations du tronc sont peu nombreuses; elles se réduisent à des pièces sur lesquelles la colonne vertébrale a pris une mauvaise direction, ainsi que quelques sternums viciés. Nous les diviserons donc en deux ordres.

ORDRE Ier. — *Des viciations dans la direction de la colonne vertébrale.*

N° 536. — Courbure sénile de la colonne vertébrale, le bassin, une partie des fémurs, et la tête.

L'état de la mâchoire et des os du crâne indique assez que l'individu est parvenu à un âge très-avancé : soixante ans au moins.

La forme du bassin, la forme triangulaire du trou sous-pubien, l'écartement qui existe entre les branches ascendantes de l'ischion, indiquent assez que la partie du squelette que nous avons sous les yeux est d'une femme.

Du tronc. — De toutes les parties du squelette qui nous sont parvenues, la plus remarquable est, sans contredit, l'altération de la colonne vertébrale, qui a une multitude de courbures, les unes antéro-postérieures, et d'autres latérales.

La courbure antéro-postérieure est la plus marquée de toutes. Prise de la première vertèbre cervicale à la dernière lombaire, elle présente une courbure à convexité postérieure, dont la flèche du sinus verse est de cent quinze millimètres, prise au niveau de la cinquième dorsale.

Cette courbe générale en avant est susceptible de se décomposer en trois courbes, l'une lombaire, à convexité antérieure, prise de la première à la cinquième lombaire, au niveau des trous de conjugaison de la troisième vertèbre. La flèche du sinus verse est de dix-huit millimètres à gauche, et de douze millimètres seulement à droite, parce que les première, deuxième et troisième lombaires ont éprouvé une rotation à droite, et regardent plus à droite qu'à gauche. Cette inclinaison est due à ce que les vertèbres sont beaucoup plus hautes en avant qu'en arrière, et surtout à gauche qu'à droite, ce qui donne encore lieu à une inclinaison latérale.

L'autre courbure est dorsale, à concavité antérieure.

De la première lombaire au niveau du trou de conjugaison de la troisième dorsale, on trouve à droite quatre-vingt-deux millimètres de flèche au sinus verse, au niveau de la neuvième dorsale à gauche, et seulement soixante-huit millimètres à droite , ce qui est dû à une espèce de rotation à gauche de la face antérieure du corps des vertèbres , car les huitième , neuvième , dixième et onzième regardent à gauche.

Les corps des vertèbres sont beaucoup moins hauts en avant qu'en arrière, et à droite qu'à gauche ; on remarque même des espèces de stalactites osseuses, qui ont fait disparaître le cartilage intervertébral.

Enfin il existe une troisième courbure cervicale à convexité antérieure , embrassant quatre vertèbres dorsales, et les sept vertèbres cervicales. La direction de cette courbure est dirigée en avant ; la flèche du sinus verse est de vingt-sept millimètres.

Courbures latérales. Une première courbure est la cervicale, à convexité gauche , comprenant toutes les vertèbres cervicales et la première dorsale. Un fil à plomb tombe du milieu de la première cervicale au milieu de la septième dorsale. La flèche du sinus verse, au niveau de la quatrième dorsale , est de soixante-huit millimètres.

La deuxième courbure dorsale a sa convexité à droite de la deuxième vertèbre dorsale. A la huitième vertèbre dorsale inclusivement, elle forme un arc ayant seize millimètres de flèche pour le sinus verse, pris sur le milieu du corps de la sixième vertèbre dorsale.

La troisième courbure dorso-lombaire est à convexité gauche ; elle est la plus marquée de toutes. Du trou de conjugaison de la sixième à la deuxième lombaire , elle présente un sinus verse dont la flèche est de trente-quatre à trente-cinq millimètres.

De la dixième dorsale, du côté de la flexion, les vertèbres sont soudées, et il se trouve des stalactites osseuses , surtout en avant.

Il existe une quatrième courbure latérale, prise de la onzième dorsale à la quatrième lombaire inclusivement. Cette courbure est à convexité droite; la flèche du sinus verse est de vingt-trois millimètres.

Enfin, comme la cinquième vertèbre lombaire est plus basse du côté droit que du côté gauche, il en résulte qu'il existe une cinquième courbure lombo-sacrée, comprenant les deux dernières vertèbres lombaires et toutes les pièces du sacrum. Elle aurait douze à quatorze millimètres de flèche.

Dans cette description de ces courbures multipliées, antérieures et latérales, on peut voir que dans celles qui sont antéro-postérieures, il y a presque toujours des vertèbres communes aux deux courbures.

De même que, quand les courbures latérales sont nombreuses, une ou plusieurs vertèbres sont communes à une ou à deux courbures voisines, celle au-dessus et au-dessous.

Courbures latérales mesurées sur les apophyses épineuses. De la cinquième lombaire à la dixième dorsale inclusivement, incurvation à convexité droite; flèche du sinus verse, neuf millimètres.

De l'apophyse épineuse de la première lombaire à l'apophyse épineuse de la cinquième dorsale, flèche du sinus verse, seize millimètres; la convexité est à gauche.

De la cinquième dorsale à la quatrième cervicale, neuf millimètres; flèche du sinus verse à convexité droite.

De la septième cervicale à la première, le sinus verse est de sept millimètres; la convexité est à gauche.

Du bassin. — Le bassin n'a pas éprouvé de déformation bien notable : il est incliné, d'avant en arrière, sur la perpendiculaire, de quarante-cinq degrés; sur le plan horizontal, il est peut-être incliné du côté gauche, d'un ou deux degrés. Il n'est pas non plus vicié dans ses diamètres.

Détroit supérieur. Le diamètre bi-iliaque a deux cent quarante-trois millimètres; l'antéro-postérieur en a cent; le diamètre transverse en a cent quarante-deux. Le sacro-iliaque droit à cavité cotyloïde gauche a deux cent vingt-deux millimètres; le sacro-iliaque gauche à cavité cotyloïde droite en a cent trente.

Détroit inférieur. De la symphyse pubienne à l'articulation sacro-coccygienne, quatre-vingt-quinze millimètres; d'une tubérosité sciatique à celle du côté opposé, cent douze millimètres.

Les os du bassin ne sont pas déformés, si ce n'est le sacrum, qui s'est plié à angle presque droit dans sa partie moyenne. Mais si les os iliaques n'ont pas changé de forme, ils se sont beaucoup ramollis, car, sous la pression du doigt, l'on peut enfoncer la lame externe ou interne de l'os iliaque, comme on peut le voir par les empreintes qui sont restées sur les deux fosses iliaques.

Tête. — La tête n'offre rien de bien remarquable, si ce n'est que les maxillaires supérieures et inférieures ont éprouvé l'altération que leur fait subir ordinairement l'âge. La mâchoire inférieure dépasse la mâchoire supérieure de vingt-sept millimètres. Les parois osseuses du crâne paraissent avoir éprouvé une légère altération dans leur structure : ainsi ils ont augmenté considérablement dans leur épaisseur, qui a de sept à neuf millimètres.

Les diamètres de la cavité crânienne sont, de la bosse occipitale à la bosse frontale, de deux cent quatre-vingt-cinq millimètres; par les bosses temporales, de deux cent cinquante-sept millimètres; d'une apophyse zygomatique à celle du côté opposé, trois cent millimètres.

Membres inférieurs. — Dans ce qui reste des fémurs, rien n'indique qu'ils fussent le siége d'une altération rachitique; les saillies osseuses latérales et le trochanter ont gardé leurs rapports et leur forme normale.

N° 537. — Squelette d'un individu âgé de vingt-quatre à trente ans, portant une déformation de la colonne vertébrale, indépendante du rachitisme.

Dans son ensemble, le squelette présente un développement tel, des membres inférieurs, que leur longueur représente les deux tiers de la hauteur de l'individu.

La colonne vertébrale est, à proprement parler, la partie la plus altérée du squelette; elle a une hauteur verticale de deux cent quatre-vingt millimètres. La perpendiculaire, partie du milieu de l'axis, arrive au niveau du premier trou sacré du côté droit; la colonne se trouve entièrement en dehors, et à gauche de la perpendiculaire, le squelette vu par sa partie antérieure.

Sa courbure est donc antéro-postérieure, avec sommet de la convexité à gauche, et au niveau de la dixième et de la onzième dorsale, occupe toute la région dorsale, et empiète sur la région lombaire. Cette courbure a une flèche de cent vingt-deux millimètres.

La courbure cervicale est un peu exagérée, et présente une convexité antérieure, qui a vingt millimètres de flèche. La grande courbure peut être elle-même décomposée en deux courbures : une cervico-dorsale à convexité gauche, ayant vingt et un millimètres de flèche ; et une autre dorso-lombaire, à convexité droite, qui, mesurée dans la concavité, a vingt millimètres, et dans la convexité, cinquante millimètres, dus à l'épaisseur considérable de la vertèbre lombaire, sur laquelle on mesure la flèche du sinus verse.

Depuis la quatrième vertèbre dorsale jusqu'à la première lombaire, on trouve une espèce de plastron osseux, plutôt développé à gauche et en haut qu'en bas et à droite, embrassant les huit vertèbres dorsales.

Les côtes ont subi des déformations consécutives à celles de la colonne vertébrale.

Celles du côté de la convexité sont convexes, plus ou moins brusquement inclinées sur leurs angles, et hypertrophiées.

Celles du côté de la concavité sont pour la plupart atrophiées, ramenées dans leur direction, presque à reposer entièrement sur un même plan, et alternativement convexes et concaves en dehors.

Du bassin. — Sa position est déviée en deux sens : d'abord dans le sens vertical, puis dans le sens transversal.

Dans le sens vertical, le détroit supérieur, comme chez les animaux, regarde directement en avant, au lieu de faire avec son axe un angle de cinq degrés sur l'horizon, comme dans l'état normal.

Il s'éloigne aussi de la ligne horizontale, en ce sens que l'os iliaque du côté droit ne se trouve pas au même niveau que celui du côté gauche, qu'il se trouve plus élevé, ce qui est dû à la courbure générale de la colonne vertébrale.

Aussi la saillie de l'angle sacro-vertébral se trouve-t-il un peu dirigé de haut en bas, à droite et à gauche. Il en est de même de la symphyse des pubis, qui est inclinée du côté droit.

Les os du bassin ont, par suite, joué l'un sur l'autre : ainsi l'os iliaque du côté droit fait saillie en arrière, tandis que celui du côté gauche fait saillie en avant.

L'os iliaque du côté droit présente un développement général en hauteur et en largeur, plus considérable que celui du côté gauche.

Cela tient principalement à ce que la fosse iliaque est beaucoup plus prononcée du côté droit que du côté gauche.

Détroit supérieur. Le diamètre bi-iliaque est de deux cent quarante-cinq millimètres ; celui du sacro-pubien est de cent vingt et un millimètres ; le diamètre transverse bi-cotyloïdien est de cent vingt et un millimètres ; les diamètres sacro-cotyloïdiens sont de cent quinze millimètres.

Détroit inférieur. Le diamètre bi-sciatique est de quatre-vingt-cinq millimètres ; celui du coccy-pubien est de quatre-vingt-deux millimètres.

De la tête. — Le volume de la tête ne diffère pas de celle d'un adulte : ainsi, bien qu'incomplétement conservée et réduite à sa base, on peut voir que de la bosse nasale à la bosse occipitale, elle présente, dans son diamètre antéro-postérieur, cent quatre-vingt-quinze millimètres, et dans son diamètre transverse, cent cinquante-cinq millimètres.

Les os du crâne n'offrent pas de différence, soit dans la structure, soit dans l'épaisseur.

La mâchoire inférieure semble présenter seulement une longueur différente. De l'angle de la mâchoire à la symphyse, elle a quatre-vingt-dix millimètres de longueur, tandis que la branche ascendante présente, de hauteur, soixante millimètres, et trente-trois millimètres de largeur à la partie moyenne.

Comparée à la branche horizontale, la branche ascendante est dans le rapport de 6 à 9.

Les membres inférieurs, régulièrement constitués, sont restés attachés au squelette. Noterons-nous qu'ils ont les dimensions corrélatives et absolues, les mêmes que chez l'adulte. Il n'y a pas la moindre courbure, et la structure n'est point altérée. Le volume de la substance spongieuse n'est pas augmenté, comme la résistance donnée par la substance compacte n'est pas diminuée à la diaphyse.

Ce squelette se distingue dans la collection, en ce que les extrémités inférieures, par leur longueur, leurs formes, leur direction et leur structure, sont disposées normalement, comme dans un adulte. Aussi, c'est ce qui nous a porté à croire que ce squelette est non rachitique, présentant une courbure dorsale anormale, formée sous l'influence d'une maladie locale.

Ordre II°. — *Des viciations dans la forme et la direction du sternum.*

N° 538. — Pièce donnée par M. Breschet.

Déformation du sternum, sans déformation notable de la poitrine.

La neuvième vertèbre dorsale présente bien à droite un léger affaissement; mais cette affection n'a aucun rapport avec la déformation du sternum. Toutes les côtes sont remontées un peu en haut; mais cette disposition est consécutive à la courbure que présente le sternum.

L'affection de cet os est idiopathique; on la rencontre ordinairement chez les personnes qui exercent des états dans lesquels ils prennent habituellement un point d'appui sur le sternum, comme les cordonniers.

Le sternum est non-seulement courbé de manière à

former un angle saillant en avant de cent vingt degrés, mais encore il est hypertrophié; il est augmenté en épaisseur et en largeur : ainsi le sternum, au niveau de son angle, a seize millimètres, et il présente de soixante-cinq à soixante - dix millimètres de largeur dans sa partie moyenne; l'appendice xiphoïde est ossifiée; il semble que la structure de l'os est plus dense que d'ordinaire.

N° 539. — Un sternum seul; pièce donnée par M. Breschet.

Il est tout à fait semblable au précédent; il offre les mêmes altérations dans ses formes et sa structure : il forme un angle obtus en avant de cent vingt millimètres; il a de cinquante-cinq à soixante millimètres de largeur au niveau de l'angle; il présente une épaisseur de douze millimètres dans cet endroit; l'appendice xiphoïde est ossifié dans une étendue de quarante millimètres. La structure de l'os est extrêmement dense, relativement à la nature spongieuse normalement.

SECTION II.

DES VICIATIONS DANS LA DIRECTION DES MEMBRES.

La mauvaise direction des membres, bien que reconnaissant des causes différentes, a cependant un caractère général qui les rapproche, en ce que les articulations tenues dans une position permanente, presque toujours la flexion, ne peuvent plus exécuter des mouvements en sens opposés, les parties molles s'étant accommodées à l'allongement dans un sens, et au raccourcissement dans l'autre; de plus, les os finissent par se modifier dans leurs formes et leur position, ce qui donne lieu à des subluxations. On peut diviser ces déformations en deux ordres : les unes appartiennent au membre supérieur, les autres au membre inférieur.

ORDRE Ier. — *Rétraction des doigts.*

N° 540. — Pièce donnée par M. Jules Cloquet.

L'individu était âgé de soixante-dix ans. M. Cloquet attribue cette altération aux progrès de l'âge ; cependant, on l'observe aussi chez les individus adultes.

Cette pièce, qui est dans un très-bon état de conservation, fait voir que l'annulaire et l'auriculaire sont rétractés et maintenus immobiles par la tension de l'aponévrose palmaire, qui forme deux brides qui sont tendues jusqu'au milieu de la deuxième phalange. Si ici nous pouvons apprécier la cause de la déformation, nous n'avons pas voulu faire de sections sur cette préparation, pour faire voir les modifications que les surfaces articulaires, et même la diaphyse, subissent avec le temps. La chose eût même peut-être été inutile, la maladie étant peut-être d'une date trop récente.

N° 541. — Rétraction de la main.

Nous n'avons pas de renseignements sur la cause de cette flexion. La main est dans une flexion forcée, comparable à celle du pied équin ; le petit doigt est le plus fléchi ; l'os pisiforme s'est placé en avant du carpe, et un peu en dehors. Les parties molles sont accommodées à cette flexion.

En arrière, le cubitus fait une saillie considérable ; sa face articulaire externe, destinée à jouer sur le radius, est comme luxée en arrière, tandis que l'apophyse styloïde regarde directement en avant. Pour les altérations des os, elles ne sont pas appréciables à travers les parties molles.

ORDRE IIe. — *Rétractions, déformations ou subluxations du membre inférieur.*

Nous n'avons que diverses variétés du pied-bot. Nous les rangerons ainsi qu'il suit :

Première variété, le valgus ; deuxième, le varus ; troisième, le pied équin ; quatrième, le talus.

Première variété. — Valgus.

Peut-être n'aurions-nous pas dû mettre ces pièces parmi les os présentant des viciations indépendantes du rachitisme ; mais comme nous manquons de pieds valgus, nous avons cru avantageux de compléter ainsi la collection des pieds-bots, comme de faire voir que cette viciation dans la direction du membre inférieur peut dépendre à la fois du rachitisme, en courbant le tibia, et en reportant le centre de gravité en dedans, et en même temps, qu'elle pouvait être causée par l'absence du péroné, comme on le voit sur ces deux pièces.

N° 542. — La première est la moins importante, comme la moins complète ; cependant elle mérite d'être notée à plus d'un titre : d'abord, en ce que le péroné manque ; ensuite, en ce que le tibia, au lieu d'une mortaise, présente seulement une facette oblique de dehors en dedans et de haut en bas. L'astragale, le calcanéum et le cuboïde sont soudés ensemble, ainsi que le cinquième métatarsien, qui a éprouvé une légère rotation en dehors, de manière à ce que sa surface inférieure regarde en dehors, et que le pied est bot et valgus.

N° 543. — Le tibia gauche présente une hauteur de deux cent soixante-dix millimètres ; la courbure du tibia a une flèche de quarante-huit millimètres pour le sinus verse. Sa convexité est dirigée en dedans ; la diaphyse est aplatie d'avant en arrière. L'extrémité articulaire supérieure n'a rien de remarquable, si ce n'est qu'en dehors la tubérosité externe ne présente aucun vestige de surface articulaire destiné à réunir cet os au péroné. L'extrémité inférieure de la diaphyse est peu arrondie, et ne présente aucune surface articulaire latérale qui indique que cet os fût joint au péroné. L'extrémité articulaire est alternativement convexe en dehors et concave en dedans, pour s'unir avec l'astragale.

Le calcanéum est soudé avec l'astragale, qui l'est lui-même avec le scaphoïde ; le calcanéum l'est aussi avec le cuboïde, que l'on croirait d'abord disparu, tant la fusion entre ces deux os est intime. Ces deux os forment ensemble une courbure à convexité interne. Le cinquième métatarsien et son orteil manquent, par suite de l'atrophie du calcanéum et du cuboïde.

Enfin tout le pied est tourné en dehors ; il est valgus, et c'est même le seul exemple que le musée possède du pied-bot valgus, fait remarquable ; du reste, par l'état de rachitisme, l'absence du péroné, et l'arrêt de développement.

Deuxième variété. — Pieds varus.

N° 544. — La pièce provient de la Société anatomique : elle se compose de deux pieds, l'un avec les parties molles, l'autre réduit à son squelette.

Les deux pieds sont varus, mais à des degrés différents, combinés avec la variété de pied-bot, dit en talus, en ce sens que la pointe du pied est relevée en haut.

La pièce, qui ne se compose que d'un squelette, est un varus franc; tout le bord externe du pied repose horizontalement sur le sol, le bord interne en haut, la face supérieure en avant, l'inférieure en arrière. Toute la rangée antérieure du carpe, y compris le scaphoïde, se sont luxés sur la tête de l'astragale, qui regarde en avant et en bas, et qui n'est plus maintenu que par sa capsule fibreuse. L'astragale et le calcanéum font un angle droit avec toute la partie antérieure du pied.

Une chose digne de remarque, c'est la diminution considérable de volume que présente le péroné, dont les proportions sont très-réduites.

La pièce qui présente des parties molles est remarquable, en ce que le pied est à la fois varus et un peu talus, parce que la pointe est un peu relevée en haut. Les parties du squelette diffèrent peu du précédent; seulement l'élévation de la pointe du pied fait que le premier cunéiforme n'a pas pris tout son développement, et que le scaphoïde a été chassé en bas. Le péroné est beaucoup diminué de volume du côté opposé. Pour les tendons des muscles et les muscles eux-mêmes, ils paraissent avoir considérablement diminué de volume, et sous-tendant l'arc du pied en haut, la contraction musculaire n'aurait pu tendre qu'à augmenter la disposition en talus.

Nº 545. — Pieds varus ; pièce donnée par M. Breschet.

Les os de la jambe et du pied sont frappés d'atrophie générale ; le pied droit présente un valgus franc, en ce sens que le bord externe est horizontal, et correspond au sol. Toute la partie antérieure est luxée sur la tête de l'astragale, et sur le calcanéum ; mais ces os ne forment pas un angle très-saillant en avant ; parce que le calcanéum et l'astragale forment, avec le reste du pied, un angle plus obtus que sur les pièces précédentes. Le scaphoïde et le premier cunéiforme n'ont pas pris même tout leur développement relatif aux autres os du tarse et métatarse, qui sont eux-mêmes atrophiés. Le péroné est à peine réduit au volume d'une plume à écrire.

Le pied gauche est plus déformé que le droit ; le pied n'est pas franchement varus. La face externe regarde beaucoup en bas, et constitue la variété de varus équin, relativement à la déformation générale. La tête de l'astragale et le calcanéum font un angle plus saillant en avant, parce qu'ils se rencontrent sous un angle moins ouvert avec le pied. La face supérieure du pied regarde presque en bas, et l'inférieure en haut et en arrière. Le scaphoïde a diminué d'étendue à la partie interne ; le péroné est très-peu développé.

Troisième variété. — Pied équin varus.

Nº 546. — Le pied est dans l'extension forcée ; sa face dorsale regarde en bas ; la plante du pied regarde en haut et en arrière ; les doigts sont fléchis.

Le calcanéum et l'astragale forment un angle très-saillant en avant, à sa réunion avec la partie antérieure du tarse ; les tendons des muscles sont extrêmement minces, décrivent des anses à convexité externe inférieure, et ils ont considérablement diminué de longueur; à la partie postérieure, on voit l'aponévrose plantaire qui est très-raccourcie.

Le péroné a à peu près son volume ordinaire à la partie inférieure, mais en haut il est extrêmement grêle, et à peu près du volume d'une plume.

Quatrième variété. — **Du pied talus.**

N° 547. — Le pied est dans la flexion forcée sur la jambe; la face plantaire regarde en avant et en bas; la face dorsale en arrière et en haut. De plus, la face inférieure regarde un peu en dehors, et la supérieure en dedans, de manière à constituer un valgus talus, et non pas un pied talus franc.

Le cuboïde est l'os qui a pris le moins de développement; le calcanéum est porté en dehors; il repose sur les tubérosités; sa direction est de bas en haut et de dehors en dedans. Non-seulement le calcanéum est reporté en dehors plus qu'à l'état normal; mais encore il a éprouvé une rotation sur son axe telle, que sa face inférieure est devenue externe, l'externe supérieure, la supérieure interne, et l'interne un peu inférieure.

Le calcanéum offre encore à considérer une disposition curieuse sur son plan externe, qui est devenu supérieur: c'est une surface articulaire concave, qui a vingt-deux millimètres de diamètre, et au moins cinq millimètres de profondeur.

La malléole interne du péroné correspond à cette surface articulaire, et présente, au lieu de son extrémité saillante, une tête convexe parfaitement en rapport de forme avec la cavité décrite sur le calcanéum. Le péroné, au lieu d'être atrophié comme dans les cas précédents, est au contraire augmenté de volume, et a quitté ses formes anguleuses pour en prendre de plus arrondies.

CHAPITRE XIII.

DE L'ALTÉRATION DES OS DANS LEUR CONTIGUITÉ.

DE L'ARTHROCACE SÉNILE.

Nous donnons cette dénomination à des pièces pathologiques caractérisées par une hypertrophie des extrémités articulaires, avec déformation constante des surfaces contiguës, pouvant entraîner des subluxations, de véritables luxations, de la difficulté dans les mouvements, dans certains cas l'enclavement de la surface articulaire contenue, et enfin l'ankylose.

Comme le musée ne possède que des exemples de cette maladie portant sur les membres, nous les diviserons en deux sections : l'une, embrassant les membres supérieurs, l'autre, les membres inférieurs.

SECTION PREMIÈRE.

MEMBRES SUPÉRIEURS. — DÉFORMATION DES ARTICULATIONS.

Les pièces de cette série sont peu nombreuses, peut-être parce que les membres supérieurs sont moins prédisposés à cette affection par leur volume moindre, et l'action moins puissante qu'ils ont à subir de la part de la pesanteur et de la contraction musculaire.

N° 548. — Déformation de l'articulation scapulo-humérale, et développement d'os sésamoïdes.

La surface de la cavité glénoïde est un peu oblique d'avant en arrière, par accroissement du bord antérieur de la cavité.

La tête de l'humérus s'est aplatie de haut en bas et de dehors en dedans; il s'est formé des dépôts osseux autour du col, surtout en bas et en dedans.

Sous l'apophyse acromion, comme sous l'apophyse coracoïde, il y a deux os césamoïdes.

N° 549. — Déformation de la tête de l'humérus. Elle est presque entièrement cachée par des dépôts osseux qui sont surtout marqués à la partie postérieure et inférieure. On remarque même en bas qu'ils se sont éburnés, ce qui indiquerait qu'ils avaient des rapports articulaires avec la cavité glénoïde. Du reste, la pièce a été donnée sans renseignements, de sorte qu'il est impossible de savoir si elle est due à l'âge avancé du sujet ou à une luxation ancienne.

N° 550. — Extrémité inférieure de l'humérus déformée.

Toute l'extrémité inférieure de l'humérus est réduite en une vaste poulie qui, du sommet à la gorge, a deux centimètres de hauteur. Aussi le disque le plus interne de cette poulie représente-t-il une demi-circonférence, dont le diamètre est de cinq centimètres. Le disque externe n'est pas complet; il n'existe qu'en arrière, étant interrompu en avant par une facette éburnée qui le coupe perpendiculairement, et qui était destinée à s'articuler avec le radius. Toute la surface intérieure de cette poulie est rugueuse, et en dehors il y a un rebord formé par un dépôt osseux, gisant sous la forme d'une zone demi-circulaire.

N° 551. — Déformation complète des surfaces articulaires qui composent la jointure huméro-cubitale.

La tête du radius s'est aplatie d'arrière en avant et de haut en bas, et il semble que la partie de sa tête qui a disparu pour donner lieu à cette obliquité a été refoulée vers la partie antérieure et interne, où elle forme une espèce de rebord qui embrasse le col du radius. La surface de la tête a perdu ses cartilages, et a subi une éburnation de sa substance compacte.

Les surfaces articulaires du cubitus se sont encroûtées de phosphate calcaire, au point de ne plus présenter que de cinq à sept millimètres entre l'olécrâne et l'apophyse coronoïde. Malgré cela, les plans ont conservé leur direction oblique à peu près normale. Le dépôt osseux a seulement augmenté la largeur de l'olécrâne, en formant deux rebords qui dépassent la surface de celui-ci. Les surfaces des cavités articulaires du cubitus sont rugueuses, dépouillées de cartilages, et éburnées dans quelques points.

Le cubitus est l'os qui a subi l'altération la plus notable : il a cédé dans sa partie moyenne, de manière à présenter une espèce de fourche ayant trois centimètres cinq millimètres de profondeur, en mesurant de l'extrémité de la surface articulaire de l'épicondyle, et deux centimètres cinq millimètres, en mesurant de la surface de la trochlée.

Cette espèce de cavité est destinée à recevoir la partie supérieure du cubitus ; la surface articulaire de la trochlée s'est séparée en deux parties, dont l'une s'est portée sur la partie interne du condyle ; l'autre est restée adhérente à la partie externe de l'épitrochlée. Entre ces deux surfaces, l'humérus forme une espèce de bord assez tranchant, constitué par la réunion de la table antérieure et de la table postérieure de l'os.

La surface du condyle en bas est surmontée d'une espèce d'apophyse qui le fait descendre beaucoup plus bas que l'interne. Il n'a conservé de rapport avec le radius que par la partie antérieure, qui est alternativement convexe en dehors et en bas, concave en dedans et en haut.

N° 552. — Un cubitus, dont l'extrémité supérieure est seule altérée. La surface articulaire est considérablement élargie. Les surfaces articulaires de la grande cavité sigmoïde sont inclinées, l'une par rapport à l'autre, sous un angle plus ouvert que de coutume. Au milieu même de la ligne formée par la réunion de ces deux surfaces articulaires, se trouve des petits tubercules osseux qui croisent leur direction. L'apophyse coronoïde présente aussi à son extrémité une légère déformation due à des dépôts de phosphate calcaire.

SECTION II.

MEMBRES INFÉRIEURS. — DÉFORMATION DE L'ARTICULATION COXO-FÉMORALE.

La déformation de cette articulation est ordinairement accompagnée d'une hypertrophie envahissant à la fois la cavité cotyloïde et la tête, mais suivant que l'hypertrophie prend un degré de plus au fémur ou à l'iléum. Alors, dans le premier cas, il y a tendance à la luxation ; dans le second cas, à l'enclavement de la tête du fémur.

Pièces de la première variété.

N° 553. — Ramollissement et augmentation du volume de la tête avec élargissement de la cavité cotyloïde, donnée, sous le nom d'affection sénile, par la Société anatomique.

Cette pièce est presque le premier degré de l'affection dont nous allons parcourir les diverses phases.

La tête est augmentée de volume, surtout à la partie antérieure et inférieure, dans l'endroit qui correspond à l'échancrure de la cavité cotyloïde. Il s'est formé non-seulement une espèce d'affaissement de la tête, mais encore une hypertrophie osseuse, s'étendant au devant du col, qui ne permet pas de soupçonner que le cartilage ait été conservé en bas et en dedans. La partie de la tête qui n'a pas subi cette altération en présente une autre : ainsi, elle est composée de deux facettes, l'une sous forme de zone, placée immédiatement au-dessus de la partie hypertrophiée ; elle est étendue sous la forme d'un croissant allant de la partie antérieure à la partie interne ; et enfin, en arrière, au-dessus de cette facette, on en trouve une autre, elliptique, occupant la partie la plus supérieure de la tête; elle est éburnée et privée de cartilages ; de nombreux trous font communiquer la surface avec la substance spongieuse intérieure de la tête du fémur.

La cavité cotyloïde est devenue plus large et moins profonde : elle est devenue plus large par la diminution d'épaisseur du sourcil cotyloïdien, à travers lequel on aperçoit le jour. L'élargissement de l'échancrure cotyloïdienne tient un peu de l'écrasement de toute la cavité, et elle a diminué de profondeur par le dépôt de matière osseuse dans la dépression où s'insère le ligament rond. De plus, la surface du cartilage a disparu en avant, et a été remplacée par un dépôt osseux.

En arrière, l'hypertrophie a pris un autre caractère : au lieu de se présenter sous la forme d'un tissu compacte qui s'est raréfié, au contraire, le tissu s'est condensé, et a donné à cette partie de l'os un aspect éburné. Quelques rugosités correspondent au niveau de l'altération que nous avons vue sur la partie éburnée de la tête du fémur.

N° 554. — Déformation de l'articulation coxo-fémorale; augmentation du volume de la tête, et élargissement de la cavité cotyloïde hypertrophiée.

La tête du fémur est considérablement augmentée, surtout à la partie antérieure et inférieure. Dans son plus grand diamètre, elle présente sept centimètres cinq millimètres. Elle est convexe assez régulièrement. Autour de la tête se trouve un sillon concave, surtout à la partie antérieure et interne, qui est formé par un dépôt de matière osseuse, qui s'étend jusqu'à trois centimètres sur le col du fémur, de manière à constituer une espèce de gaîne, comme on peut très-bien le voir par la section faite parallèlement à l'axe du col du fémur.

On peut remarquer un autre fait assez singulier : c'est que la matière osseuse s'est formée en bas et en dedans, là où se trouve l'échancrure de la cavité cotyloïde, et le dépôt s'est fait en dehors de la surface de l'os, qui était pourvu de cartilage ; et au-dessous de la substance osseuse déposée on retrouve la lame de substance compacte que l'on rencontre sous le cartilage. Elle est restée intacte.

La cavité cotyloïde est beaucoup plus large qu'à l'ordinaire, et présente aussi beaucoup plus d'épaisseur, car elle a à peu près le double de ce que l'on remarque à l'état normal ; mais en examinant avec soin, l'on retrouve dans son milieu une lame de substance compacte qui est la trace de l'ancienne cavité cotyloïde. Il s'est formé un dépôt de matière osseuse, surtout en bas et en dedans, qui a rempli la cavité cotyloïde, de sorte qu'elle a moins de profondeur. L'échancrure de la cavité cotyloïde s'est trouvée comblée, de sorte que la cavité est uniformément concave, et plus évasée que de coutume.

Nº 555. — Augmentation considérable du volume de la tête ; élargissement de la cavité cotyloïde.

La tête du fémur est considérablement augmentée de volume : elle présente neuf centimètres et demi dans son plus grand diamètre de haut en bas et de dehors en dedans, de manière qu'elle forme une espèce de crochet qui regarde en bas et en dedans. Ce volume considérable est dû, d'une part, à l'aplatissement de la tête et à l'effacement du col, et aussi à une addition considérable, en haut et en bas, d'une substance spongieuse. Il semble réellement que ce soit la tête qui se soit affaissée dans son union avec le col, et qu'elle ait en quelque sorte débordé autour du col, qu'elle cache entièrement en haut, et seulement en partie en bas. La surface qui appartenait à la tête, moins rugueuse que les parties environnantes, se trouve placée au milieu d'elles. Une section parallèle à l'axe du col du fémur permet très-bien d'apprécier l'étendue de l'os ancien. Au milieu des parties nouvelles, la tête est entièrement disparue; il ne reste plus que le col.

L'os iliaque présente une cavité qui n'est pas en rapport avec le volume de la tête; elle ne présente que sept centimètres dans son plus grand diamètre. Elle est éburnée en haut; en bas, elle est comblée par des dépôts de substance osseuse; de plus, on trouve les débris de la capsule, conservée intacte et ossifiée, au niveau de l'épine iliaque antérieure et inférieure.

N° 556. — Déformation de l'articulation coxo-fémorale, avec accroissement considérable des surfaces articulaires, et commencement d'enclavement.

La tête a pris un volume considérable : elle présente sept centimètres cinq millimètres. La tête ancienne a presque disparu, comme on peut le voir par la section faite parallèle à l'axe du col du fémur; ce qui en reste constitue une facette articulaire convexe, éburnée, placée au milieu de dépôts osseux très-abondants, déposés tout autour de la tête, mais surtout en avant et en haut; ils ont engainé le col, avec lequel ils ont contracté des adhérences dans certaines parties.

En bas et en arrière de la tête, ces dépôts ont formé une espèce de mamelon qui correspond à une dépression assez considérable que présente la cavité cotyloïde près de son échancrure.

La cavité cotyloïde présente une profondeur considérable : elle a cinq centimètres cinq millimètres dans l'endroit où elle a le plus de hauteur. Sa cavité a aussi beaucoup d'ampleur; elle a sept centimètres cinq millimètres dans son plus grand diamètre. Dans ces variations d'étendue, le sourcil a donc augmenté de hauteur, mais ses bords, en s'élevant, ont diminué de force et ont cédé dans certains points, de sorte que, ne présentant plus un pourtour lisse, il s'est engrené avec les dépôts osseux, et a limité les mouvements de la tête. Une autre cause y a contribué : ainsi la cavité cotyloïde, au lieu de présenter une concavité uniforme, présente dans son fond une seconde dépression près de l'échancrure cotyloïdienne, métamorphosée en un trou par l'élévation du sourcil cotyloïdien, formant au-dessus d'elle un pont osseux.

De cette manière, la saillie que nous avons décrite en bas et en arrière était reçue dans cette cavité voisine de l'échancrure cotyloïdienne, et les mouvements étaient rendus presque impossibles. Tout le reste de la cavité est rugueux; seulement en haut elle est éburnée. Cette disposition correspond à celle que nous avons remarquée sur ce qui reste de l'ancienne tête du fémur.

N° 557. — Ramollissement de l'articulation coxo-fémorale ; accroissement irrégulier des surfaces articulaires; enclavement presque complet; augmentation considérable de volume du col.

La tête est irrégulièrement convexe transversalement d'avant en arrière et de bas en haut; elle est surmontée en haut par une épaisseur très-grande de dépôts osseux, qui ont quatre centimètres d'épaisseur dans les endroits où ils sont accumulés en plus grande quantité ; en bas, ils sont abaissés sur le col du fémur, de manière à former avec la surface articulaire deux facettes réunies à angle droit, et qui, en s'articulant au niveau de l'échancrure de la cavité cotyloïde, ne permettent presque plus aucun mouvement. Mais, en avant, la matière osseuse s'est déposée en très-petite quantité, de sorte que dans ce point elle plonge profondément dans la cavité cotyloïde. Mais en haut et en arrière, comme les dépôts abondants que j'ai décrits commencent brusquement, il en résulte qu'ils ont repoussé-la cavité cotyloïde, et se sont engrenés avec elle, de manière à ne permettre aucun mouvement.

Le col du fémur a considérablement augmenté de volume : il présente cinq centimètres quatre millimètres dans le plus grand diamètre de sa largeur. Une section parallèle à l'axe a permis de voir qu'il était hypertrophié dans toute son épaisseur.

La cavité cotyloïde n'a plus sa forme arrondie : elle présente huit centimètres dans son plus grand diamètre de haut en bas, et seulement cinq centimètres cinq millimètres dans son plus grand diamètre transverse. Elle présente six centimètres de profondeur, sans compter l'arrière-cavité développée près de l'échancrure cotyloïdienne, qui a elle-même un centimètre de hauteur.

La cavité est assez régulièrement convexe en arrière, quoique entièrement dépourvue de son cartilage ; mais, en dedans et en avant, elle présente une vaste échancrure, dont le bord en haut s'est surbaissé sur la cavité, et a formé un angle avec la partie postérieure du sourcil de la cavité cotyloïde.

Cette échancrure serait encore plus vaste, si le défaut normal de la cavité cotyloïde n'était en partie comblé par un dépôt de substance osseuse, qui forme même deux facettes inclinées à angle droit par rapport à la partie inférieure de la cavité cotyloïde, ce qui rend les mouvements de la tête entièrement impossibles.

N° 558. — Pièce donnée par M. Breschet. Le volume de la tête, comme l'étendue de sa cavité cotyloïde, ont peu augmenté de volume. Le fémur présente au niveau de sa tête un bourrelet osseux, surtout en haut et en arrière. Le cartilage articulaire a été détruit dans les quatre cinquièmes postérieurs, où la tête a pris un aspect éburné en avant; il forme sur le reste de la tête une zone en forme de croissant.

La cavité cotyloïde est augmentée de profondeur; l'ossification du ligament du sourcil de la cavité glénoïde, le cartilage qui revêt l'intérieur de la cavité est détruit dans une grande partie de son étendue. Il s'est formé, près de l'insertion du ligament rond, un commencement de dépôt de matières osseuses.

Dans les pièces précédentes, la déformation et l'accroissement de la tête l'avaient emporté pour l'étendue des désordres. Dans cette pièce et la suivante, la maladie s'est partagée dans son intensité sur la cavité glénoïde et la tête du fémur.

N° 559. — Pièce donnée par M. Breschet. Une cavité cotyloïde considérablement augmentée dans toutes ses dimensions : elle présente cinq centimètres de profondeur, sept centimètres de diamètre de haut en bas à son ouverture, et six centimètres cinq millimètres transversalement. Elle est régulièrement conique, dépourvue de cartilage. L'échancrure cotyloïdienne est disparue; la cavité paraît même plus élevée en avant qu'en arrière, et le bord de la cavité s'élève de quatre centimètres au-dessus de l'éminence formée par l'os pectiné. Dans l'intérieur de la cavité il n'y a pas de trace de la dépression servant de point d'insertion au ligament rond ; au pourtour de la cavité et en arrière, la surface osseuse a été le siége d'une sécrétion plus abondante, qui a donné lieu à des rugosités sous forme de petites stalactites osseuses. L'état de la tête correspondait probablement à l'état de la cavité.

Pièces de la deuxième variété.

Si les premiers exemples de déformation tendent à présenter des cas d'accroissement en volume plus considérable dans la tête du fémur que dans le reste de l'articulation, si les derniers montrent que l'articulation peut être uniformément atteinte, la série de pièces suivantes tend à montrer que la maladie peut, au contraire, atteindre à un plus haut degré la cavité cotyloïde, et que, dans ces cas, il y a toujours tendance à un enclavement complet.

N° 560. — Augmentation considérable du volume de la cavité cotyloïde ; déformation de la tête du fémur ; disposition à l'enclavement.

La cavité cotyloïde est considérablement augmentée de hauteur : elle présente quatre centimètres cinq millimètres de profondeur, et en même temps elle est rétrécie ; car si, dans son plus grand diamètre d'arrière en avant et de haut en bas, elle présente six centimètres, c'est à peine si dans les autres directions elle présente cinq centimètres. Le sourcil de la cavité en haut et en arrière dépasse le niveau de l'iléum de trois centimètres. L'intérieur de la cavité est comme éburné ; il n'y a pas de trace de la dépression servant d'insertion au ligament rond. L'échancrure de la cavité existe toujours ; cependant le sourcil s'élève d'un centimètre huit millimètres au-dessus de l'éminence iléo-pectinée ; et dans ce point il a deux centimètres de largeur.

La tête du fémur est très-déformée : elle représente un cône dont le sommet regarde en dedans, et dont la base, libre en dehors de l'articulation, est en rapport avec des dépôts osseux, qui sont en haut et en avant le col du fémur.

Le cône que représente la tête répond, par sa partie inférieure, au col du fémur. Dans cet endroit il présente une solution dans sa continuité pour s'adapter au col, qui est seulement visible à la partie postérieure. Dans cette circonstance, ce ne sont pas les dépôts osseux qui ont principalement déformé la tête ; mais c'est elle qui s'est ramollie et qui s'est affaissée sur le col.

N° 561. — Déformation de l'articulation coxo-fémorale, avec augmentation considérable en profondeur de la cavité cotyloïde, et dépôts osseux avec enclavement presque complet sur la tête.

La cavité cotyloïde présente, dans sa plus grande profondeur, sept centimètres ; elle offre en largeur à peu près six centimètres dans ses divers diamètres. Le sourcil présente, au niveau de l'épine iliaque antérieure et supérieure, quatre centimètres huit millimètres de hauteur ; mais en dedans, au niveau de l'échancrure cotyloïdienne qui n'est pas comblée, il présente une profondeur qui diffère peu de ses dimensions ordinaires. L'intérieur de la cavité est rugueux, surtout en haut, où le tissu spongieux est mis à nu, et n'est pas recouvert d'une substance compacte comme le reste de la cavité. Au niveau de l'insertion du ligament rond, au lieu d'une dépression, l'on rencontre une cavité irrégulièrement ovale, qui dans les endroits les plus profonds a six millimètres de profondeur. L'extérieur de la cavité présente des stalactites osseuses au niveau de l'épine iliaque antérieure et inférieure.

La tête a un volume plus considérable que de coutume; il est dû à des dépôts osseux qui se sont formés tout autour de la tête, mais surtout en avant, où ils couvrent entièrement le col. En dedans et en bas, ils ont envahi la tête jusqu'au niveau de l'insertion du ligament rond, et forment même une espèce de crochet qui est logé dans la cavité que l'on remarque sur la face cotyloïdienne, au niveau de la dépression servant d'insertion au ligament rond, ce qui est un obstacle à ce que la tête exécute des mouvements. Le sommet de la tête est altéré dans sa structure; le cartilage et la lame compacte placée au-dessous de lui sont détruits, et le tissu spongieux de la tête est mis à nu.

N° 562. — Déformation de l'articulation coxo-fémorale, avec augmentation considérable de profondeur de la cavité cotyloïde; dépôts osseux sur la tête, offrant un enclavement encore plus complet que la pièce précédente.

La cavité cotyloïde a pris une forme ovale ; sa profondeur n'est que de quatre centimètres trois millimètres; son diamètre le plus étendu, de haut en bas et d'arrière en avant, au niveau de l'échancrure cotyloïdienne, est de six centimètres cinq millimètres, tandis que son diamètre transverse n'est que de cinq centimètres cinq millimètres. Sa cavité est rugueuse, irrégulière; on croirait voir, à la disposition des fibres osseuses en arrière, la capsule fibreuse ossifiée. La dépression du ligament rond est en partie comblée par une lame osseuse mince. Le sourcil, dans l'endroit où il présente le plus d'élévation en dehors et en haut, n'a que trois centimètres de hauteur. Il s'est formé là des stalactites osseuses.

La tête du fémur est principalement déformée par des dépôts osseux très-abondants, surtout en avant; mais ils ne couvrent le col qu'en partie, et en arrière et en bas, où ils sont déposés en assez grande quantité pour donner à la tête une forme ovale qui corresponde à la forme de la cavité cotyloïde, et sur lequel ils sont disposés de manière à former un crochet qui s'engage dans l'échancrure de la cavité cotyloïde. L'articulation permet plus de mouvements de dedans en dehors; les seuls possibles sont seulement ceux d'avant en arrière. Le cartilage du reste de la tête a été en partie détruit, et le tissu osseux a été mis à nu.

N° 563. — Enclavement complet de l'articulation coxo-fémorale.

Augmentation considérable, en profondeur, de la cavité cotyloïde; dépôts osseux sur la tête du fémur, et enclavement complet.

La cavité cotyloïdienne présente, dans toute sa circonférence, à peu près une égale profondeur de cinq centimètres cinq millimètres, si ce n'est en dedans, au niveau de l'échancrure, qui est restée intacte, et vers laquelle s'incline brusquement le bord du sourcil en haut et en bas. Cette cavité est presque cylindrique, et se termine rapidement en un cône obtus qui forme le fond de cavité, et en dehors, la cavité cylindrique s'élargit par le renversement d'une espèce de zone en dehors.

Dans presque tout le pourtour de la cavité, le sourcil s'élève à deux centimètres cinq millimètres au-dessus du niveau des plans de l'iléum ou ischium.

La partie de la cavité qui se trouve au niveau de l'é-
chancrure semble s'être relevée un peu, et en s'amincis-
sant, avoir concouru à augmenter la profondeur de la
cavité vers la partie interne.

La partie du détroit du bassin qui correspond à la cavité cotyloïde présente une altération singulière; trois cavités, isolées, circonscrites, criblées de trous, paraissent
être des parties qui ont été le siége de tubercules; la plus
grande de ces cavités a un centimètre dans son plus grand
diamètre, et cinq millimètres dans son plus petit.

La tête du fémur a pris une forme cylindrique par des
dépôts qui se sont formés au niveau de sa réunion avec
le col, et se sont accommodés à la forme plus évasée que
prend la cavité cotyloïde à la partie la plus extérieure.
D'autre substance osseuse s'est déposée en bas et en dedans de la tête, de manière à former une espèce de crochet qui s'engageait dans l'échancrure cotyloïdienne, et
qui ne permettait pas à la tête d'exécuter des mouvements
dans la cavité cotyloïde, ou du moins les rendait très-
limités pour la tête, qui était enclavée.

Nº 564. — Enclavement complet de l'articulation coxo-
fémorale, avec luxation en dedans; augmentation considérable de la cavité cotyloïde, qui s'est déplacée dans le
trou obturateur; dépôts osseux sur la tête du fémur, et
déformation de cette surface articulaire.

La cavité cotyloïde qui logeait la tête, et qui est de
nouvelle formation, présente sept centimètres de profondeur; l'on aperçoit les phases diverses par lesquelles la
cavité cotyloïde a passé, dans l'émigration de la tête, dans
le trou sous-pubien. Trois cavités sont concentriques les
unes aux autres: la première est formée par la cavité co-

tyloïde ancienne; puis plus intérieurement se trouve une autre cavité couchée dans l'ancienne; et enfin l'on rencontre la troisième cavité, formant un angle avec les deux précédentes. C'est une espèce de coque osseuse faisant une saillie d'un centimètre et demi dans le bassin par le trou sous-pubien, et formant en avant une exubérance de trois centimètres cinq millimètres en dehors du trou sous-pubien, confondue en haut avec la branche horizontale des pubis, et intimement liée à l'ischium et à sa branche ascendante. Toute cette cavité est rugueuse; mais à sa partie la plus interne elle paraît avoir été le siége d'une affection tuberculeuse qui a évidé ses parois.

La tête du fémur est déformée dans sa surface articulaire, et ensuite par des dépôts osseux qui s'y sont formés. On voit que le col a conservé sa direction normale au milieu des dépôts osseux que l'on remarque en arrière, en avant et en haut. En haut elle présente deux rainures, ou poulies, convexes d'avant en arrière, concaves transversalement, correspondant, l'une, à la réunion de la cavité ancienne avec celle de nouvelle formation; l'autre correspondant aux deux cavités les plus récentes.

La première de ces poulies est entièrement formée aux dépens des dépôts osseux; l'autre est constituée à la fois par les dépôts osseux et par la déformation de la tête, qui a perdu ses cartilages, qui s'est éburnée en certains points, et qui est criblée d'une multitude de trous qui mettent à nu la substance spongieuse.

L'extrémité de la tête porte en bas un dépôt osseux qui semble n'avoir pas été sans participer à l'affection tuberculeuse que nous avons signalée dans la cavité de dernière formation.

Déformation de l'extrémité supérieure du fémur.

Ces déformations peuvent avoir lieu avec diminution ou augmentation de volume.

Première espèce.

N° 565. — Diminution du volume de la tête du fémur, avec déformation symétrique.

La tête a diminué de volume et perdu sa forme sphérique. Elle a, dans son ensemble, la forme d'un cône arrondi ; elle semble emprunter cette forme principalement à une espèce de refoulement de la matière osseuse autour du col, de manière à présenter un cul-de-sac entre le col et la matière osseuse refoulée. C'est à peine si l'on remarque la trace de ce sillon à la partie inférieure, tandis qu'en haut et en arrière on trouve que cette rainure a six millimètres de profondeur. Toute la surface de la tête, en haut et en arrière, est devenue rugueuse par des dépôts de substance osseuse ; il n'y a qu'un espace très-circonscrit en avant qui laisse voir la surface cartilagineuse qui appartenait autrefois à l'articulation. Cette maladie est-elle due à une espèce de ramollissement général de l'articulation ? cela est probable, car il n'y a pas de déformation en dedans et en bas dans l'endroit qui correspond à l'échancrure de la cavité cotyloïde ; tandis que, dans tout le reste de l'étendue pressée par la cavité cotyloïde, la tête s'est déformée et a été comme refoulée sur le col.

N° 566. — Diminution du volume de la tête du fémur avec déformation symétrique.

La tête a perdu son volume ordinaire et sa direction en haut, qui est entièrement changée, car elle regarde en bas, et sa forme normale, car au lieu de représenter les quatre cinquièmes d'une sphère, elle présente une surface irrégulièrement convexe de haut en bas et d'arrière en avant, dans le plus grand diamètre, et convexe de dedans en dehors et d'avant en arrière, pour le plus petit diamètre. La tête étant comme écrasée à la partie postérieure et inférieure, il résulte que dans ce sens, aplatie en forme de lame, elle enveloppe le col du fémur. Enfin la structure du fémur est altérée dans sa densité : ainsi elle semble augmentée en arrière et en bas, et diminuée au contraire en haut, tellement que son tissu spongieux, qui est mis à nu par la destruction du cartilage, paraît considérablement raréfié.

Je ne pense pas que cette tête appartienne à une maladie primitive de l'os, mais qu'elle est consécutive à une luxation ancienne, d'après la forme, le siége et la direction du ramollissement.

N° 567. — Ramollissement avec diminution du volume de la tête du fémur, et déformation très-irrégulière de la tête.

La tête et le col, dans leur ensemble, sont aplatis d'avant en arrière ; les cartilages ont entièrement disparu, et à la place on trouve une surface raboteuse, irrégulièrement formée de saillies aplaties à leur sommet, et de cavités irrégulières. Le col porte aussi des rugosités jusqu'à la ligne oblique d'insertion de la capsule. On remarque en bas, près du petit trochanter, augmenté de volume, une surface lisse, éburnée, qui doit avoir été nécessairement articulaire. Aussi pensons-nous que cette déformation de la tête est primitive, en ce sens qu'elle résulte d'une maladie dépendante de l'articulation, mais cependant qu'elle n'est que consécutive à une altération semblable de la cavité cotyloïde. Il est probable que le développement de la cavité avait enclavé la tête ; et le crochet que l'on remarque en bas est une déformation constante dans ce genre d'altération.

N° 568. — Ramollissement de la tête du fémur ayant entraîné sa disparition presque complète.

Sur un fémur gauche, on remarque un ramollissement de la tête, qui, en cédant sous le poids du corps ou de la contraction musculaire, s'est étalée comme de la cire molle sur le col du fémur, mais surtout en avant et en haut, où elle recouvre entièrement le col. En haut, elle a fini par se souder avec le col. En avant et en bas, elle engaîne en quelque sorte le col, sans toutefois y adhérer. Dans l'épaisseur d'un demi-centimètre, l'extrémité du col est recouverte par des débris de la tête, qui a conservé sa direction naturelle en haut et en dedans.

Une section parallèle à l'axe du col permet d'apercevoir le col, qui n'a pas changé sa direction normale, et l'on voit intérieurement une ligne séparant de son épiphyse la tête, qui n'a qu'un demi-centimètre d'épaisseur.

A la direction de la tête en haut, et à la nature de sa déformation, nous pensons que cette altération est consécutive à une luxation, autant qu'on le peut présumer n'ayant pas de renseignements.

N° 569. — La dernière pièce, avec diminution de volume de la tête du fémur.

La pièce se compose de la moitié d'un fémur droit ; la

tête est écrasée sur elle-même ; le col même a cédé à la même altération, de sorte que c'est une espèce d'épanouissement à la fois du col et de la tête. Les fibres antérieures du col se sont dirigées en dehors ; les postérieures se sont irradiées en arrière, les supérieures en haut, les inférieures en bas, et la tête ramollie recouvre toutes ses fibres en avant, et même se recourbe irrégulièrement tout autour, de manière à recouvrir toutes les extrémités des fibres du col, ce qui fait qu'elle est comme irrégulièrement denticulée.

L'ensemble de la tête forme une large surface irrégulière, à deux convexités de haut en bas, et transversalement, et regardant en avant et dedans. Dans son plus grand diamètre de haut en bas et de dehors en dedans, cette surface articulaire a sept centimètres, et six centimètres transversalement.

Cette déformation paraît aussi la conséquence d'une luxation, car, dans les cas de ramollissement complet de l'articulation coxo-fémorale, la tête se modèle plus ou moins sur la cavité cotyloïde.

N° 570. — Déformation de la tête, sans augmentation ou diminution sensible de volume.

Toute la partie postérieure et inférieure de la tête est devenue rugueuse, même à la partie inférieure, s'est couverte d'un dépôt de substance osseuse ; en avant la tête s'est fondue avec le col par des dépôts osseux. La partie supérieure de la tête est éburnée, et présente plusieurs petits trous communiquant avec l'intérieur de l'os ; ce qui dépend de la disparition du cartilage, qui n'existe plus que sous la forme d'une zone étendue d'arrière en avant, et limitant en dedans cette surface articulaire, qui est ovale, et qui présente son plus grand diamètre étendu d'avant en arrière, tandis que le diamètre transversal est beaucoup moindre. Probablement qu'à cette déformation de la tête en correspondait une semblable sur la cavité cotyloïde.

N° 571. — Déformation de la tête du fémur, avec augmentation de volume.

La pièce est composée de la tête du fémur du côté droit, présentant un ramollissement, et de celle du côté gauche à l'état sain.

La tête malade paraît augmentée de volume; les diamètres transverses sont augmentés d'étendue, mais les diamètres de la partie libre auquel le col est joint, sont diminués. C'est surtout en avant et en bas que le rebord que forme la tête affaissée est considérablement augmenté; il dépasse de près de deux centimètres le niveau de la tête; il est adhérent au col en avant et en haut, et ensuite ce bourrelet s'en détache, laissant un sillon entre le col et lui, qui va en diminuant, de la partie inférieure vers la partie supérieure et postérieure.

La partie antérieure est éburnée, ce qui tient à la disparition du cartilage; et de plus elle présente une foule de trous qui pénètrent dans l'intérieur de l'os. La partie éburnée seule semble être celle qui avait des rapports articulaires; car les autres parties de l'articulation, qui n'appartiennent pas, du reste, à un même plan que la partie précédente, sont devenues rugueuses.

N° 572. — Déformation et augmentation de volume de la tête du fémur.

Cette pièce a été extraite d'un cimetière; elle appartient à un fémur droit. Elle présente une augmentation dans le diamètre transversal par des dépôts osseux, surtout à la partie postérieure et inférieure. En avant, cette substance osseuse réunit, sans démarcation sensible, la tête au col; l'ancienne surface osseuse est comme allongée; elle est devenue comme éburnée dans sa partie antérieure, ce qui tient à la disparition du cartilage, et la surface est aussi percée d'une foule de trous communiquant avec la substance spongieuse de la tête.

N° 573. — Augmentation du volume de la tête du fémur, avec déformation.

La tête du fémur est considérablement augmentée de volume par son aplatissement au sommet; l'on remarque une surface articulaire lisse, dépouillée de cartilage, ayant pris l'aspect éburné, et percée de plusieurs trous communiquant avec l'intérieur de l'os. La tête est aplatie tout autour, et surbaissée sur le col, qui semble être devenu plus court, mais qui est caché par cet allongement de la tête. En haut, il a fini par se confondre avec la tête, s'étant soudé à la substance osseuse qui en provenait; mais en bas, ce bourrelet en est séparé, et présente une espèce de crochet dû à la solution de continuité que présente l'échancrure de la cavité cotyloïde à la partie interne, sur laquelle il s'est moulé.

N° 574. — Augmentation du volume de la tête du fémur, avec déformation et hypertrophie partielle.

La tête du fémur s'est aplatie; mais, dans cette circonstance, il semble que ce soit le col qui a cédé, car la tête ne forme pas de rebord sur le col; elle semble avoir conservé constamment ses rapports avec toute l'étendue de la cavité cotyloïde, car dans toute sa surface les cartilages ont été conservés. On remarque seulement au niveau de l'insertion du ligament rond une dépression plus étendue que d'ordinaire, due probablement à une atrophie résultant du manque d'action du ligament rond, sur son point d'insertion, par sa rupture ou par son relâchement. Aussi l'intérieur de l'os, dans cet endroit, montre-t-il une cavité due à la résorption de la substance osseuse, soit que le poids du corps agit plus spécialement sur les points qui environnent l'insertion du ligament rond. On remarque une hypertrophie considérable de la tête, s'étendant jusqu'à la partie inférieure de l'os. L'hypertrophie de ce point contraste singulièrement avec le reste de l'os, qui n'a que son développement normal. On remarque aussi que la tête forme une espèce de crochet dans cet endroit, ce qui est dû au défaut de résistance qu'a présenté l'échancrure interne de la cavité cotyloïde.

Nº 575. — Augmentation considérable du volume de la tête sans déformation, et raréfaction de la substance spongieuse de la tête.

La pièce est la partie supérieure d'un fémur droit; la tête est au moins d'un tiers plus volumineuse qu'à l'état normal. Elle paraît n'avoir plus exécuté de mouvements, car elle est rugueuse dans toute son étendue; elle déborde dans très-peu d'étendue le col. Le bourrelet que son ramollissement a formé est limité à la partie inférieure et interne, endroit correspondant au défaut de la cavité cotyloïde. Une section perpendiculaire sur la tête montre que son tissu est raréfié, car les cellules sont très-larges, et elles n'acquièrent un peu de densité qu'au sommet de la tête, tant l'os était léger; mais cela est peut-être dû à ce que cette pièce a été extraite d'un cimetière.

Articulation fémoro-tibiale.

Nº 576. — Déformation sénile de l'articulation tibio-fémorale.

L'extrémité supérieure du tibia est plus volumineuse que dans l'état normal; cette étendue plus considérable est due au développement de ses bords, qui semble s'être ramollie comme la cire, en présentant des saillies arrondies, qui ne sont pas comparables à celles que l'on voit se former par inflammation du périoste, dans les parties siége de carie ou de nécrose. Tous les dépôts de substance osseuse sont sous la forme de lignes de tubercules toujours plus ou moins arrondis.

Des deux surfaces articulaires du tibia, l'une, l'externe, est circonscrite en dehors et en avant par une crête osseuse arrondie : on dirait que c'est le cartilage semi-lunaire externe qui s'est ossifié et soudé avec la tubérosité externe, de sorte que la profondeur de la surface articulaire est augmentée de près d'un centimètre.

La surface articulaire interne n'est pas augmentée en profondeur, mais en superficie : on dirait que le cartilage, chassé de sa place, s'est ossifié dans sa partie antérieure et externe. La surface articulaire est éburnée. Entre les deux surfaces articulaires, on trouve des petits tubercules arrondis ossifiés.

Le fémur présente une semblable altération dans ses deux surfaces articulaires; elles sont toutes deux bordées de deux crêtes osseuses, se repliant sur les côtés des surfaces articulaires; mais cette disposition est plus marquée sur le condyle interne que l'externe, surtout en arrière de l'articulation, sur un condyle comme sur l'autre.

A la surface éburnée du tibia correspond, sur le condyle interne du fémur, une structure à peu près semblable ; mais cependant pas aussi marquée.

N° 577. — Déformation de l'articulation fémoro-tibiale.

La surface articulaire du tibia présente huit centimètres et demi de diamètre transverse, et six centimètres dans le diamètre antéro-postérieur. La surface articulaire interne a diminué d'étendue, mais a conservé sa direction naturelle ; l'externe, au contraire, a augmenté dans tous ses diamètres, mais elle est inclinée d'arrière en avant et de dedans en dehors.

La surface articulaire interne présente des tubercules rugueux, surtout en avant et en arrière, ayant fait perdre à l'articulation son aspect lisse. Sa surface articulaire externe, au contraire, est plus glissante que dans l'état normal ; ses deux tiers postérieurs doivent cet aspect à une espèce d'éburnation de la surface articulaire. La partie antérieure est limitée par une crête saillante circulaire, due probablement à l'ossification du cartilage semi-lunaire.

En arrière, en dehors et en bas de cette surface articulaire, on remarque une facette plane qui s'articulait avec le péroné ; elle a augmenté d'étendue par le changement dans sa direction, car au lieu de regarder en dehors et en bas, elle est dirigée directement vers la partie inférieure.

Le fémur est considérablement déformé et augmenté de volume ; car dans son diamètre transverse, il présente dix centimètres, et dans son diamètre antéro-postérieur, sept centimètres et demi pour le condyle externe, et cinq centimètres et demi seulement pour le condyle interne. Il semble que la surface articulaire se soit ramollie, et ensuite qu'elle se soit déplacée vers les parties de l'articulation où la compression était la moindre. Les deux parties externe et interne des condyles sont bordées par des espèces de bourrelets osseux, plus marqués à la partie postérieure qu'à la partie antérieure ; ils se recourbent même sur eux-mêmes, de manière à s'enrouler presque à la partie postérieure. Mais en avant, les surfaces entre lesquelles la substance osseuse s'est trouvée comprimée, appartenant à une courbe plus grande, ces bourrelets remontent autour de l'articulation dans l'étendue de deux centimètres, sans adhérer aux tubérosités du fémur.

En dedans, le milieu de l'articulation entre les deux condyles, les rebords que forme sur les deux condyles la substance osseuse, a presque entièrement effacé l'espace qui sépare ces deux faces articulaires d'avant en arrière.

La surface du condyle interne dépasse moins les dimensions ordinaires que l'externe, et elle est irrégulière par le repli du bourrelet externe sur sa face postérieure, et en avant, par des tubercules osseux nombreux et plus ou moins aplatis.

La surface du condyle externe, au contraire, excède de beaucoup les dimensions ordinaires : elle est assez irrégulière et rugueuse en avant ; mais en arrière elle est lisse et comme éburnée dans la partie qui correspond à celle du tibia, qui a une structure semblable.

Nº 578. — Déformation d'un fémur droit.

Cette pièce présente, quoique à un degré moindre, à peu près les mêmes altérations que la pièce précédente :

ramollissement des surfaces articulaires, éburnation à la surface du condyle externe.

On a pratiqué des sections avec la scie, pour montrer que la surface seule n'est pas isolément altérée, mais que le tissu spongieux est lui-même plus serré dans l'épaisseur, de cinq millimètres au-dessus de la surface articulaire, qui est elle-même extrêmement mince.

Tandis que, du côté opposé, on voit combien la lame sous-cartilagineuse est mince, et qu'il y a confusion, soit par la structure ou la composition entre toute la substance spongieuse du condyle.

No 579. — Déformation de toute l'articulation fémoro-tibiale.

Toute l'articulation porte les traces du ramollissement; la rotule même n'en est pas exempte, comme dans les pièces précédentes. Le tibia est le moins altéré, surtout au côté interne, où l'on remarque à peine les traces de l'affection dont le reste de l'articulation est le siége. Mais la surface articulaire externe est plus étendue dans ses divers diamètres, et elle est plus plane que dans l'état normal. Son tissu ramolli, sous la forme d'une crête, dépasse la tubérosité externe, surtout en arrière.

Le fémur est très-déformé dans ses deux condyles, mais l'interne est moins altéré que l'externe. Il n'est pas déformé dans sa surface; ce n'est qu'à sa partie la plus interne, et surtout en arrière, que l'on remarque du tissu osseux déposé sous forme de tubercules ou de lame épaisse, qui remonte sur la tubérosité interne.

Les désordres sont beaucoup plus grands au condyle externe : il est d'abord situé beaucoup plus haut que l'interne, contrairement à ce que l'on remarque à l'état normal, où cette différence est moins marquée. Sa surface, au lieu d'être arrondie, est aplatie en arrière et en dehors, ainsi qu'en avant. L'étendue de la surface articulaire est considérablement augmentée par l'addition des dépôts de substance osseuse, qui résulte d'une espèce d'écrasement de la surface articulaire, soit en avant, soit en dehors.

La surface antérieure située en dehors de l'articulation, regardant presque directement en avant, était en rapport avec la rotule déplacée et déformée, car elle est plus en dehors qu'à l'état normal, et ne présente qu'une surface articulaire, au lieu de deux inclinées à angle, et correspondant à l'un et l'autre condyles.

Nº 580. — Déformation de l'articulation fémoro-tibiale, portant seulement sur la rotule et le condyle externe.

Le tibia et le fémur, dans l'endroit où ils sont en rapport l'un avec l'autre, ne sont nullement altérés dans leur forme ou leur structure. La vaste cavité que l'on remarque au-dessus de la tubérosité rotulienne n'est que le résultat de la mauvaise conservation de la pièce.

La partie antérieure du fémur porte seule des traces du ramollissement, soit à sa diaphyse où à la partie antérieure et externe de l'articulation. La première altération consiste en une dépression, décomposée elle-même en deux dépressions secondaires, où viennent aboutir les deux rainures principales que l'on remarque sur la partie antérieure du condyle externe. La surface articulaire est altérée dans sa forme et sa structure : au lieu d'être uniformément convexe d'avant en arrière et transversalement, sa courbure antéro-postérieure appartient à un rayon beaucoup plus long que dans l'état normal ; et au lieu d'avoir sa courbure normale à convexité de dedans en dehors, on remarque des rainures verticales profondes, alternativement convexes et concaves ; et examiné avec soin, on voit d'autres rainures secondaires très-fines, ce qui donne à l'articulation l'aspect de l'usure. Cette surface articulaire, comme écrasée, déborde en dehors la tubérosité externe du fémur. Cette surface tout entière correspondait à la rotule, qui se trouvait donc plus en dehors que de coutume, et qui a subi les mêmes altérations que la surface articulaire, avec laquelle elle se trouvait en rapport. Aussi, à l'examen, présente-t-elle des surfaces se prêtant à un emboîtement réciproque avec le condyle externe. Au lieu d'être convexe dans son ensemble, la surface de la rotule est, au contraire, concave.

La structure des surfaces articulaires des deux os en rapport l'un avec l'autre, a subi quelques changements : la densité des os est augmentée, et ils sont voisins de l'éburnation que nous avons remarquée dans les surfaces précédentes.

N° 581. — Déformation de l'extrémité inférieure du tibia.

La partie inférieure du tibia est considérablement déformée ; elle présente en tous sens une étendue telle, qu'elle excède de plus d'un tiers les dimensions ordinaires de l'articulation à l'état normal.

Trois surfaces irrégulièrement concaves paraissent avoir été, à l'état frais, revêtues de cartilage : l'une de ces surfaces correspond à la malléole interne ; l'autre, à la partie antérieure ; la troisième, à la partie postérieure. Elles circonscrivent un espace triangulaire plus rugueux, qui ne paraît pas avoir été revêtu de cartilage. A la première vue, on distingue plusieurs trous volumineux au centre, d'autres moins larges, mais plus nombreux, surtout sur les limites qui séparent cette surface des trois parties lisses, enduites de cartilages, que nous avons décrites plus haut.

Cet élargissement de la surface cartilagineuse est-il dû à une fracture qui aurait écrasé la surface articulaire? C'est ce que l'on serait tenté de croire, à la saillie d'un fragment supérieur du tibia, consolidé à la partie antérieure de l'articulation, dont les rapports, peu exacts avec le fragment inférieur, ont laissé un jour en dedans, et plus marqué encore en dehors.

C'est aussi l'opinion à laquelle, je pense, on doit s'arrêter, en considérant que la surface revêtue de cartilages appartenant à la partie antérieure et externe de l'articulation, qui semble être remontée plus haut que le reste de l'articulation, paraît dépendre d'une esquille oblique de dehors en dedans et de bas en haut, formant une saillie à la partie antérieure et externe du tibia.

CHAPITRE XIV.

DE LA CARIE DES ARTICULATIONS.

La carie peut affecter les articulations du tronc et des membres ; nous les diviserons donc en trois sections.

SECTION PREMIÈRE.

CARIE DES ARTICULATIONS DU TRONC.

Un grand nombre de ces pièces figurent déjà dans la carie des os, dans leur continuité, à l'article *Carie vertébrale, carie du bassin*, auquel nous renvoyons. Les seules articulations dont nous ayons à donner des descriptions sont relatives à la jointure qui unit l'axis à l'atlas, et la mâchoire inférieure à la supérieure.

N° 582. — Carie tuberculeuse de l'articulation axoïdo-atloïdienne.

L'axis est presque entièrement détruite par la carie. Au niveau de l'insertion du ligament transverse de l'atlas, on voit deux cavités qui sont les traces d'une affection semblable à celle que l'on remarque sur l'apophyse odontoïde.

La dure-mère paraît être restée intacte.

N° 583. — Carie tuberculeuse de l'articulation tempo-
ro-maxillaire.

L'affection tuberculeuse a débuté à l'intérieur, au niveau des canaux demi-circulaires ; un tubercule a détruit
un de ces conduits en attaquant la paroi supérieure du rocher. Au niveau de la caisse s'est développé un autre tubercule qui a miné toute la partie supérieure et postérieure
de la caisse, et a même entamé une partie de là région
mastoïdienne à l'endroit où les cellules communiquent
avec la caisse. Cette affection se développant aussi en
avant, a détruit une partie de la cavité glénoïde.

———

SECTION II.

MEMBRES SUPÉRIEURS.

N° 584. — Carie de l'articulation huméro-cubitale, avec
développement de stalactites osseuses autour de l'articulation, donnée par M. Barthez.

Tous les cartilages de l'articulation ont été détruits ; on
ne voit plus que les canalicules osseux qui venaient s'ouvrir perpendiculairement à ces surfaces. Le développement de la maladie a été même plus loin pour cet os ; car
la tête et une partie du col a été détruite.

Autour de l'articulation, et surtout sur les parties latérales, se sont développées des exostoses nombreuses, qui,
à la partie postérieure, sont imbriquées comme des écailles,
mais qui, redressées auprès de l'articulation, sont contiguës les unes aux autres, et ne laissent apercevoir que
le sommet de quelques-unes.

Cette pièce fait donc voir que, dans ces maladies qui

détruisent les surfaces articulaires, le périoste au voisinage s'enflamme, et peut donner lieu à ces dépôts singuliers de matières osseuses que l'on voit sur le pourtour de cette articulation huméro-cubitale.

N° 585. — Carie tuberculeuse de l'articulation scapulo-
humérale.

Le premier exemple présente les caractères très-tranchés de cette affection, bornée au niveau de l'articulation
presque exclusivement. La cavité glénoïde est dépouillée
de son cartilage dans toute sa partie inférieure ; en haut,
l'altération est plus avancée au niveau de l'endroit où la
base de l'apophyse coracoïde se réunit avec le col de l'o-
moplate ; il y a une cavité à deux loges, foyers de l'affection tuberculeuse. Le reste de l'omoplate est parfaitement
sain.

La tête de l'humérus est aplatie de dehors en dedans ;
la tête est en partie usée ; le trochin et le trochiter ont au
contraire augmenté de volume, une rainure profonde les
séparant de la tête de ces apophyses, et va se terminer
en forme de cul-de-sac à la partie postérieure et externe,
en pénétrant dans le col de l'os à une profondeur de deux
centimètres. Dans ce trajet, l'on rencontre quelques cavités secondaires qui ont été le siége de tubercules, comme
le cul-de-sac plongeant dans l'intérieur de l'os. Sur ces os
que l'on a sciés, l'on peut voir sur le fragment le plus volumineux qui appartient à la tête, qu'il y a une cavité arrondie qui logeait de la matière tuberculeuse.

N° 586. — Carie tuberculeuse de l'articulation scapulo-
humérale.

Cette deuxième pièce présente des désordres plus avancés de cette m me maladie; la cavité glénoïde est détruite plus profondément; on trouve quelques exostoses très-peu nombreuses et très-petites à la partie externe et postérieure. Toute la partie postérieure et inférieure de l'épine de l'omoplate paraît aussi avoir été affectée de la même maladie que l'articulation; car la substance compacte est détruite, et la surface de l'os est devenue plus vasculeuse. La partie antérieure et interne de la clavicule paraît aussi avoir été le siége d'une maladie qui s'est guérie, et qui a considérablement atténué son volume.

Pour l'humérus, il est aussi très-aplati d'avant en arrière par la destruction de la tète; mais encore entre le trachis et la tète se trouve cé cul-de-sac, mais moins prononcé que sur l'autre pièce. Du reste, le trochin et le trochiter ne paraissent pas avoir augmenté de volume.

Nº 587. — Articulation scapulo-humérale.

Cette troisième pièce présente un degré encore plus avancé de cette maladie.

La surface de la cavité glénoïde est considérablement augmentée par des végétations, surtout à la partie interne et supérieure. Le milieu de la cavité est détruit dans l'étendue de trois centimètres sur un centimètre de largeur. En haut et en arrière elle est à jour, tandis qu'en bas et en dedans on remarque une cavité qui ressemble à celles dues à l'affection calculeuse.

L'apophyse coracoïde est remarquable en ce qu'elle présente des aspérités en avant; et à sa partie inférieure elle porte une surface articulaire en croissant, qui a trois centimètres et demi d'étendue. En arrière, elle porte une saillie osseuse, munie d'une surface articulaire en bas et en arrière; cette surface articulaire est une petite apo-

physe grêle qui se dirige vers la partie supérieure de l'é-
pine de l'omoplate.

La tête de l'humérus est aplatie de dehors en dedans ;
cette apparence est due à la destruction d'une partie de la
tête par la carie : on y remarque plusieurs cavités ; mais
deux d'entre elles sont remarquables par leur forme arrondie, qui dénote assez l'affection tuberculeuse dont
elles ont été le siége. En haut de la tête est une petite face
articulaire qui est en rapport avec la surface articulaire
accidentelle, développée sur une apophyse de la saillie
coracoïdienne. Le sillon qui sépare la tête du trochin et du
trochiter, le col anatomique, est parsemé dans son trajet
de saillies osseuses irrégulières. Mais à sa terminaison en
arrière, comme sur les deux pièces précédentes, est une cavité tuberculeuse lisse, comme en voie de cicatrisation.

De plus, le corps de l'humérus est le siége, à sa partie
moyenne, d'une fracture non consolidée : des stalactites
osseuses répandues, à peu près à un millimètre de la
fracture, témoignent des efforts inutiles de la nature pour
consolider la pièce fracturée.

Nº 588. — Carie tuberculeuse des deux extrémités de
l'humérus ; donnée par Lassus et Desault.

L'extrémité inférieure présente des cellules séparées les
unes des autres par des ponts osseux ; de ces cavités, les
unes sont largement ouvertes, les autres, en pénétrant
de part en part, ont mis l'os à jour.

Ces cavités sont divisées en deux groupes : les unes à la
partie interne et postérieure, à trois ou quatre centimètres
de l'os ; les autres sont développées dans la partie articulaire.

La carie a creusé à la partie postérieure la trochlée et
le condyle, et l'épicondyle ; et au-dessus de l'articulation

s'étend une zone de cavités communiquant les unes avec les autres à la partie externe ; elles se sont ouvertes dans le canal osseux.

A la partie interne, la carie a miné le condyle externe, et cette cavité est ouverte en arrière par des trous nombreux, et en avant, par des petits pertuis que l'on prendrait pour des canaux nutriciers de l'os.

Le deuxième groupe de cavités, placé au-dessus de l'articulation et à la partie interne, s'ouvre dans le canal médullaire.

La partie supérieure de l'humérus présente, en haut et en dehors, deux cavités tuberculeuses, dont l'une, la plus inférieure, avait tendu à se cicatriser, dont l'autre communiquait avec le tissu spongieux de la tête.

N° 589. — Carie tuberculeuse de l'extrémité supérieure de l'humérus ; pièce donnée par Lassus et Desault.

Toute la tête et le col de l'humérus ont été détruits par la carie tuberculeuse ; il est même difficile, dans les deux parties les plus saillantes de l'humérus, de reconnaître les tubérosités qui servaient de point d'insertion aux muscles de l'épaule. Une facette articulaire concave, sur laquelle le tissu compacte est plus épais, avait remplacé la tête, et s'articulait avec l'omoplate.

Plusieurs cavités cicatrisées, soit en avant, soit en haut et en arrière, montrent la nature de l'affection dont cet os a été le siége, et quelle a été sa terminaison heureuse après d'aussi grands désordres.

Au-dessous, l'humérus a augmenté de volume, surtout dans son diamètre antéro-postérieur. Toute la partie supérieure de l'humérus en haut est concave en arrière, convexe en avant, et la pesanteur de l'os est plus légère que de coutume ; mais toute la moitié inférieure de l'humérus est parfaitement saine.

N° 590. — Destruction des surfaces articulaires de l'extrémité inférieure de l'humérus, avec végétations osseuses extraordinaires ; pièce donnée par Lassus et Desault.

L'extrémité inférieure de l'humérus représente une fourche, dont l'une, l'externe, est recourbée en avant, tandis que l'interne est dirigée obliquement de haut en bas et de dehors en dedans.

Chacune des deux branches de cette fourche a six centimètres de longueur; seulement l'externe paraît n'en avoir que quatre, à cause de sa courbure.

Toutes deux sont hérissées, dans leur partie externe à l'articulation, de stalactites osseuses, couchées en plus ou moins grand nombre les unes sur les autres, et se terminant finalement en des pics osseux plus ou moins crochus, dont la direction est concave dans un sens, et convexe dans l'autre. Cette altération est semblable à celle que l'on rencontre dans les tumeurs dénommées ostéophites par M. Cruveilhier.

A leur partie interne par rapport à l'axe de l'os, la carie a détruit irrégulièrement la surface, et a mis à nu le tissu spongieux.

A sa partie interne, le corps de l'os porte une épine de douze millimètres, isolée, entièrement analogue aux épines osseuses que l'on remarque sur l'un et l'autre des prolongements osseux divergents, que nous avons dits remplacer le condyle, son épicondyle, d'une part, et de l'autre, la trochlée et l'épitrochlée.

N° 591. — Carie tuberculeuse de l'extrémité inférieure

de l'humérus, s'étant développée primitivement dans l'é-
pitrochlée; pièce donnée par Lassus et Desault.

L'affection tuberculeuse semble s'être développée primitivement dans l'épitrochlée; une vaste cellule indique
le siége primitif du tubercule, qui s'est fait jour par
une large ouverture en avant et par deux autres; étendues en arrière, l'une communiquant avec la cavité olécrânienne, l'autre, à travers la trochlée, dont les cartilages ont été ensuite détruits, et le tissu spongieux mis à
nu. En dehors du condyle, le périoste de l'épicondyle s'est
enflammé, et a donné lieu à des dépôts de substance osseuse; de plus, l'os est devenu plus vasculaire, comme
on peut le voir aux trous nutriciers nombreux et larges
que l'on remarque à la partie postérieure et externe.

N° 592. — Destruction complète de la surface articulaire par la carie : l'affection s'est étendue plus loin sur
l'épicondyle que sur l'épitrochlée; pièce donnée par Lassus
et Desault.

L'humérus présente une espèce de fourche, représentée par l'épicondyle et l'épitrochléc. La nature a fait des
efforts pour cicatriser les os ; aussi plusieurs des parties
de la cavité olécrânienne sont couvertes de substance compacte, de même que l'extrémité de l'épitrochlée; mais à
la partie interne, le tissu spongieux de l'os est mis à nu,
de même que toute l'extrémité de l'épicondyle, qui est entièrement détruite.

En arrière de l'épicondyle, on voit une surface ovale,
dans laquelle la substance compacte a été entamée par la
carie; elle est limitée en haut et en dedans par des concrétions osseuses. A la partie antérieure de l'épicondyle,
et à peu près à trois centimètres de l'endroit où est limitée

la carie, se troûve une dépression longitudinale; dans laquelle le tissu spongieux est mis à nu; cette concrétion est bornée en dehors par une exostose, en bas et en haut, par des dépôts du périoste.

N° 593. — Carie tuberculeuse de l'extrémité inférieure de l'humérus; destruction complète des surfaces articulaires; persistance de l'épicondyle et de l'épitrochlée; pièce donnée par Lassus et Desault.

Les deux surfaces articulaires ont été détruites par la carie; il ne reste plus qu'un pont osseux qui en est leur vestige, et marque le point qui les séparait de la cavité olécrânienne, cavité même convertie en trou par la carie. Une cavité circonscrite au-dessus de ce pont montre la nature tuberculeuse de l'affection, de même qu'une cavité semblable développée dans la partie antérieure de l'épicondyle. L'épitrochlée seule a été conservée intacte; l'os est devenu plus vasculaire dans l'étendue de sept à huit centimètres au-dessus de la surface articulaire.

N° 594. — Carie de l'extrémité inférieure de l'humérus, portant principalement sur la trochlée et l'épitrochlée.

La partie externe de l'humérus n'est pas le siége de la carie seulement; elle est devenue plus vasculaire; son tissu s'est raréfié, et sa pesanteur spécifique a diminué.

La partie interne est le principal siége de l'affection; l'épitrochlée paraît avoir été le principal siége de la maladie, car la trochlée est intacte en arrière, et si le cartilage a disparu en avant, cela paraît dépendre plus spécialement du mauvais état de conservation de la pièce; toujours ici en est-il que l'épitrochlée est entièrement détruite par la carie, et qu'à cinq centimètres de l'extrémité la plus inférieure de la trochlée, se trouve un dépôt du périoste en forme de crête osseuse, qui s'élève de deux centimètres cinq millimètres au-dessus, soit du niveau de la surface cariée, ou de la partie saine de l'os au-dessus; de sorte que ce dépôt forme une apophyse proéminente en dedans, comme tranchante par en haut, et concave par en bas. Tout l'os est devenu plus vasculaire et plus léger.

N° 595. — Carie de l'extrémité inférieure de l'humérus, portant principalement sur le condyle et l'épicondyle; pièce provenant de la Faculté, donnée par Desault et Lassus.

Toute la surface articulaire de la partie inférieure a été détruite par la carie, surtout la partie inférieure et externe. La trochlée, le condyle et l'épicondyle ont disparu; il ne reste donc plus que l'épitrochlée, qui est garnie d'aspérités pressées les unes contre les autres, de manière à ne présenter que leur sommet. Ces formations osseuses envahissent un peu la face postérieure, mais remontent principalement sur la ligne interne de l'humérus; la ligne externe est aussi rugueuse, mais à un degré bien moindre; il n'y a qu'en bas où l'on remarque deux saillies assez considérables. L'os est comme vermoulu à sa partie inférieure, mais ne présente pas de ces loges particulières que nous avons décrites dans l'affection tuberculeuse. L'os, dans son ensemble, est devenu très-vasculaire, et est criblé d'une foule de trous, surtout à la partie postérieure et externe, qui donnait passage à une multitude de vaisseaux. La pesanteur spécifique est considérablement diminuée.

N° 596. — Carie tuberculeuse de l'extrémité supérieure

du radius et du cubitus; pièce provenant de la Faculté, donnée par Desault et Lassus.

La tête du radius est entièrement détruite par la carie; une petite cavité à la partie externe de l'os, tapissée par un peu de substance compacte, dénote assez la nature de l'affection dont elle a été le siége. Toute la surface articulaire unissant le cubitus, soit au radius, soit à l'humérus, est détruite. L'apophyse coronoïde et une partie de l'olécrâne ont disparu. Des cavités nombreuses, plus ou moins enduites de substance compacte, même au niveau de l'apophyse coronoïde, ont fini de parvenir à une cicatrisation complète, et à donner à cette partie de l'os l'aspect lisse de la substance compacte. Les anfractuosités témoignent seules de la nature de l'affection dont l'os a été le siége. Au sommet de l'olécrâne, la maladie n'est pas encore arrivée à cette terminaison heureuse.

N° 597. — Extrémité supérieure d'un cubitus droit carié; pièce provenant de la Faculté, donnée par Desault et Lassus.

Toute la surface articulaire, soit avec l'humérus ou le radius, a perdu ses cartilages; la surface de l'os est cariée, des aspérités provenant de l'inflammation du périoste bordent l'articulation à la partie externe, ou bien se sont déposées sur l'origine des trois principales lignes de la diaphyse de l'os, au niveau des trois principales saillies de l'os, l'apophyse coronoïde, l'olécrâne et la petite cavité sigmoïde. Ces aspérités augmentent ainsi considérablement le relief de ces trois lignes.

N° 598. — Extrémité supérieure d'un cubitus gauche carié; pièce provenant de la Faculté, donnée par Desault et Lassus.

Toutes les apophyses de la partie supérieure du cubitus ont été détruites par la carie; l'extrémité supérieure de l'olécrâne, l'apophyse coronoïde et la petite cavité sigmoïde ont disparu; il ne reste plus qu'une surface rugueuse, presque plane, où le tissu spongieux est mis à nu. Les ravages s'étendent plus loin à la partie externe et supérieure, qu'en dehors, où l'inflammation du périoste a donné lieu à de nombreuses épines osseuses, parallèles les unes aux autres, et obliques de haut en bas et de dehors en dedans. On en trouve aussi quelques-unes à la partie externe oblique de haut en bas, et dont la direction inverse des précédentes a lieu en dedans et en dehors.

N° 599. — Carie tuberculeuse de l'extrémité supérieure du radius, avec ankylose du cubitus; pièce donnée par M. Stanski.

Le cubitus est entièrement soudé avec l'humérus à angle droit. Toute la tête du radius qui reste, réduite en une trame présentant des loges, pourrait faire penser que c'est une affection tuberculeuse. Le cubitus, dans l'endroit qui correspond à la tête du radius, a été détruit, et présente une gouttière concave, où vient s'ouvrir un trajet sinueux, qui s'ouvre d'abord en avant dans une cavité qui se trouve entre l'humérus et le cubitus ankylosé, et qui ensuite traverse l'humérus dans la cavité olécrânienne.

Tout l'épicondyle a été détruit par la carie; on ne trouve qu'une surface rugueuse et irrégulière.

N° 600. — Carie tuberculeuse de l'extrémité supérieure des métacarpiens, du carpe, et de l'extrémité inférieure du radius et du cubitus; pièce provenant du cabinet de Desault.

De tous les métacarpiens, le cinquième seul a échappé à la carie tuberculeuse, dont sont affectés les quatre autres. Le premier et le second sont les plus altérés; ce dernier même a perdu toute sa partie supérieure. Mais l'affection, aussi loin qu'elle ait envahi, a été toujours séparée du canal osseux des métacarpiens par une lame osseuse concave, qui a été une espèce de barrière opposée à la carie.

Tous les os du métacarpe, excepté une partie de l'os crochu du trapèze et du scaphoïde, ont été entraînés par la carie, qui les a détruits.

L'extrémité inférieure du radius et du cubitus présentent une destruction de leurs cartilages, et leurs surfaces articulaires sont devenues le siége de plusieurs petites loges qui dénotent la nature tuberculeuse de la carie dont ils ont été le siége.

SECTION III.

CARIE DES MEMBRES INFÉRIEURS.

N° 601. — Carie tuberculeuse de l'articulation coxo-fémorale, avec enclavement de la tête du fémur.

La pièce se compose d'un os iliaque et d'un fémur du côté gauche. La tête du fémur est augmentée dans son diamètre antéro-postérieur; elle est hérissée d'aspérités et criblée de cavités, dont la plus grande correspond à la partie supérieure, et ont été le siége de tubercules, dont les cavités tendaient à se cicatriser dans plusieurs points. Tout le grand trochanter a été détruit; mais la netteté de

la cassure et le défaut d'inflammation circonvoisine donne
à penser que cela est le résultat du mauvais état de conservation de la pièce. La tête était enclavée dans la cavité
cotyloïde; pour voir ces désordres, il a fallu nécessairement scier la cavité cotyloïde.

La cavité cotyloïde présente une profondeur considérable : au niveau de l'éminence iléo-pectinée, elle présente
quatre centimètres cinq millimètres, et trois centimètres
seulement au niveau de sa réunion de l'iléum avec l'ischium. Toute la surface de la cavité a été détruite par
la carie tuberculeuse, dont les aréoles se sont confondues au centre; en arrière, quelques parties de la cavité
restée altérée, mais ancienne, laissent voir ces aréoles
séparées. En avant, trois de ces petites cavités tuberculeuses se sont fait jour au dedans du bassin; une d'elles
surtout est remarquable, celle la plus voisine du trou
sous-pubien, par un prolongement osseux né sur le pourtour du trou, qui donne une physionomie toute particulière à cette ouverture, comme si l'os ramolli avait cédé
comme de la cire par l'action d'un corps dur et aigu.

Une seule de ces cavités s'est ouverte en avant sur le
rebord du sourcil, au niveau de l'os ischium, comme si le
tubercule s'était fait jour par un des trous nutriciers de
l'os.

N° 602. — Commencement de carie tuberculeuse diffuse de la cavité cotyloïde.

Cette pièce est remarquable, en ce que le cartilage seulement, et une partie de la couche éburnée sous-cartilagineuse a été détruite.

Rien n'indiquerait d'abord que l'on eût affaire à une
affection tuberculeuse, si la troisième vertèbre lombaire

ne portait les traces très-marquées de cette affection : en effet, à gauche et en bas du corps de la troisième lombaire, on trouve deux cavités osseuses qui étaient, à l'état frais, occupées par de la matière tuberculeuse.

Nº 603. — Carie tuberculeuse de la cavité cotyloïde et de l'os ilium.

La cavité cotyloïde paraît plus large et plus profonde que dans l'état normal ; elle est détruite dans son centre, de manière à présenter un trou communiquant dans l'intérieur du bassin. Outre la carie générale qui a envahi toute l'articulation, excepté en bas et en dedans, on remarque de petites dépressions isolées au milieu du tissu spongieux, dont quelques-unes sont doublées d'une substance compacte, qui attestent assez la nature de l'affection tuberculeuse dont l'os a été le siége. Si même les caractères de cette maladie n'étaient pas très-tranchés, on ne pourrait plus avoir aucun doute après avoir examiné la cavité développée en dehors et en haut de l'articulation cotyloïdienne.

En dehors de la cavité de l'articulation coxo-fémorale se trouvent des aspérités nombreuses, surtout en dehors et en haut ; elles sont même comme imbriquées les unes sur les autres.

Nº 604. — Carie de l'extrémité supérieure du fémur.

La pièce se compose de l'extrémité supérieure d'un fémur, d'une cavité cotyloïde.

Les trois pièces dont se compose la cavité cotyloïde, la non-soudure du grand et du petit trochanter, indiquent assez que l'individu n'était pas arrivé à son entier développement.

Toute la surface de la cavité cotyloïde est rugueuse, si ce n'est dans la partie surbaissée qui se trouve en rapport avec le peloton adipeux cotyloïdien ; le reste de l'articulation est irrégulier, et cela paraît résulter de la destruction du cartilage, et de la couche éburnée sous-cartilagineuse. L'os triangulaire résultant de l'ossification du cartilage placé entre les trois os, constituant primitivement l'os iliaque, est aussi le siége de la même altération, et est même entièrement détruit entre l'ischium et l'iléum.

Il s'est développé autour de la cavité cotyloïde quelques petites aspérités dues à l'inflammation du périoste.

Une grande partie de la tête a été aussi détruite par la carie, ainsi qu'une portion du col, à la partie supérieure et antérieure ; en arrière, il y a quelques aspérités dues à un dépôt de matière osseuse. Le grand et le petit trochanter ne sont pas encore soudés avec le corps de l'os.

Nº 605. — Carie de l'articulation tibio-fémorale, avec luxation du tibia en arrière et en haut, et de la rotule en dedans, et séparation de l'épiphyse des condyles du fémur.

Le tibia est luxé en dehors du fémur, qui le dépasse de neuf à dix centimètres. Les condyles du fémur n'étaient pas encore soudés, de sorte que leurs débris, réduits à une trame celluleuse, sont restés sur les surfaces articulaires du tibia ; ce qu'il en reste est soudé avec le milieu de la partie postérieure du fémur. La partie qui reste de l'interne est moins considérable que l'externe ; il semble que, soudée primitivement avec le fémur, elle s'est étendue en une trame celluleuse qui a suivi le fémur dans son émigration en avant.

La même chose se remarque pour le condyle externe, mais à un degré moindre. Mais dans les deux cas, il s'est développé des traînées osseuses de substance osseuse compacte, comme celle du fémur, du périoste, desquels elles sont probalement nées.

Les deux tiers de la longueur du fémur sont cariés ; en arrière, au milieu de la partie externe de cet os, il s'est formé une exostose de deux à trois centimètres de longueur. En bas, à huit ou neuf centimètres de la surface épiphysaire, se trouve une fracture oblique, dont les fragments sont denticulés, et qui se dirige de haut en bas vers la tubérosité externe du fémur, jusqu'à deux centimètres de la tubérosité interne du fémur. Dans cet endroit, l'intérieur de l'os est évidé, et la substance compacte présente à peine un demi-millimètre d'épaisseur.

La surface articulaire du tibia est inégalement altérée ; la partie interne l'est beaucoup plus que l'externe ; mais le cartilage épiphysaire a en partie limité la maladie à l'épiphyse. Si cependant la diaphyse, en arrière, en haut et en dedans du tibia, est un peu altérée, la maladie a fait des progrès moins étendus en dehors ; une partie même de la surface semi-lunaire externe du tibia n'a pas été altérée. Le tibia en totalité est luxé en arrière du fémur, et a éprouvé une rotation en dehors.

La diaphyse du tibia présente peu de traces de la carie. Nous avons signalé en haut, en arrière et en dedans, une destruction de la lame superficielle, dans l'étendue d'un à deux centimètres en largeur, et de neuf à dix centimètres en longueur, en avant. Les lames superficielles sont aussi détruites au-dessous de la tubérosité rotulienne, dans l'étendue de deux centimètres et demi en longueur, et d'un demi-centimètre en largeur. Toutes les parties internes du tibia et du péroné sont devenues plus vasculaires.

La rotule a éprouvé un double déplacement en avant

et en dedans; son bord supérieur regarde en avant, son bord externe regarde un peu en arrière, et l'interne en avant; sa surface antérieure regarde en bas et en dehors, et la surface postérieure en dedans et en haut; de plus, elle est soudée avec le fémur.

Tous les os qui composent cette pièce, fémur, tibia, péroné et rotule, ont une pesanteur spécifique très-peu considérable.

N° 606. — Carie tuberculeuse de l'extrémité inférieure du fémur, suivie d'altération dans la direction de l'os.

Toute la partie inférieure du fémur est raboteuse; le condyle externe du fémur présente une ouverture très-large, ayant trois centimètres et demi de hauteur sur trois centimètres de largeur. Cette ouverture correspond à une cavité ayant un orifice moins large, s'ouvrant en arrière au-dessus du condyle externe.

L'orifice de l'ouverture antérieure a des bords assez lisses, et correspond en avant, au niveau de la réunion des condyles, à une petite ouverture n'ayant que quelques millimètres de profondeur. Le peu qui reste de la tubérosité du condyle externe est criblé de trous ayant un peu plus d'un millimètre de diamètre.

L'orifice postérieur semble avoir deux bords concentriques l'un à l'autre; l'externe est limité par des stalactites nombreuses et saillantes, surtout à la partie interne. Le cercle intérieur concentrique a des bords lisses, au contraire.

La cavité intérieure a plusieurs trajets : l'un étroit, correspond immédiatement au-dessus du condyle externe; l'autre remonte plus haut, et se divise en deux : l'un, dirigé en arrière, est compris avec le précédent dans l'ouverture commune que nous avons décrite à la partie postérieure; l'autre remonte le long du canal médullaire, avec lequel il se confond d'une part, et de l'autre se perd dans un cul-de-sac hérissé de petites saillies qui a été primitivement le siége d'un tubercule.

L'affaissement que ces ouvertures et cette cavité ont causé à la partie externe fait que le fémur s'est affaissé de ce côté, et que l'axe de l'os correspond au niveau du centre du condyle externe : aussi il en résulte que le fémur paraît droit au lieu d'être oblique, comme cela existe ordinairement, et que, par suite de cette disposition, le condyle interne, qui fait une saillie considérable en dedans, fait voir une période moins avancée du tubercule, où le kyste n'a pas encore pris la consistance osseuse; et le tubercule ayant été détruit par la macération, la cavité communique librement avec le tissu spongieux de l'extrémité. En arrière, se trouve une vaste cavité, dont les parois ossifiées ont fermé la partie du canal du fémur où se trouvait le tubercule. Cette cavité, beaucoup plus large en arrière qu'en avant, est obturée en avant par les parois du kyste, qui s'avance, sous forme d'une lame osseuse, jusqu'au niveau de l'ouverture qui correspond à la partie antérieure.

Les extrémités articulaires sont comme ramollies, de manière que le condyle interne surtout paraît comme enfoncé sur lui-même, et le pourtour de sa surface articulaire s'est affaissé, surtout en arrière et en avant, sous la forme d'un rebord tranchant, qui semble enchâtonner la surface articulaire du fémur. La surface articulaire externe n'a éprouvé qu'à un moindre degré une altération semblable;

ce n'est qu'à la partie la plus externe que l'on remarque cette disposition ; mais sa surface articulaire paraît s'être considérablement amincie ; la substance compacte sous-cartilagineuse a disparu à la macération. Une petite esquille, provenant probablement de l'extrémité supérieure de l'épine du tibia s'est même soudée avec cette surface articulaire. En arrière du condyle externe, il y a eu aussi un dépôt de substance osseuse formant une petite saillie rugueuse à la partie interne du condyle externe.

Le tibia a ses surfaces articulaires un peu réduites de leur étendue; il est un peu concave en dedans, de sorte que, par l'application de sa surface contre le rebord que présente le condyle interne du fémur, toute la surface articulaire du condyle est cachée dans l'intérieur de la cavité du tibia. La surface externe articulaire du tibia est ramollie, et fait saillie en forme de bord tranchant; au-dessous, se trouvent à l'extérieur des végétations osseuses groupées en forme de tubérosités.

Nº 607. — Carie tuberculeuse de l'extrémité inférieure du tibia.

L'extrémité inférieure du tibia a été détruite par une carie probablement tuberculeuse, qui a largement ouvert le canal médullaire; toute l'extrémité inférieure est cariée; on ne voit plus de trous de la surface articulaire, et non plus aucun vestige de la malléole interne. Le périoste qui environne toute l'extrémité inférieure paraît avoir été le siège d'une inflammation qui a donné lieu à un dépôt de matière osseuse qui a augmenté le volume de l'os, tantôt sous forme de lignes à la partie interne, tantôt sous la forme de stalactites; de plus il y a des trous très-nombreux indiquant la grande vascularité que l'os avait acquise.

A la partie supérieure et interne du tibia, en dedans de la tubérosité rotulienne, existe une large ouverture. Est-ce le résultat d'une fracture après la mort ? est-ce les traces d'une carie tuberculeuse ? Nous serions tenté d'être de cette dernière opinion, en considérant l'aspect lisse que présentent quelques parties du pourtour de cette ouverture communiquant avec une large cavité, formée aux dépens du tissu spongieux des tubérosités internes et externes.

N° 608. — Carie tuberculeuse de l'extrémité inférieure du fémur, et déformation des surfaces articulaires du tibia et du fémur.

Toute la partie inférieure du fémur est rugueuse ; en avant, on remarque un trou perçant de part en part le fémur, séparé par un pont osseux d'une cavité n'intéressant pas toute la profondeur de l'os. La partie antérieure du condyle interne présente aussi une cavité n'étant pas limitée, comme la première, par une substance compacte, traces des parois du kyste qui a séparé le tubercule du reste de l'os. Cette cavité, qui correspond au niveau du condyle, était une cavité dans laquelle, à l'état frais, se trouvait probablement de la matière tuberculeuse. Dans cet endroit, le canal médullaire est obstrué par l'atrophie de l'os.

Le péroné, à peu près au même niveau où l'on remarque une gibbosité au tibia, présente un renflement : c'est probablement aussi le début d'une affection semblable à celle que l'on remarque au tibia. Nous avons sectionné l'os. On voit une hypertrophie comme au tibia, et un tissu réticulaire plus développé dans cet endroit. Quelques instants de plus, et au milieu de cette substance de l'os plus développée, nous eussions remarqué la même altération qu'au tibia.

Cette pièce se recommande donc par toutes les nuances qu'elle présente : hypertrophie de l'os au péroné, hypertrophie avec formation de tubercules au tibia , ulcération de l'os, et communication au dehors depuis très-longtemps, comme l'indique la largeur de l'ouverture , et enfin , plus dernièrement, communication de la cavité tuberculeuse avec l'articulation.

N° 609. — Carie tuberculeuse de l'extrémité inférieure du tibia et du péroné.

Tibia du côté droit , au niveau du tiers inférieur. La forme triangulaire du tibia est en partie disparue; il a éprouvé dans cette partie un gonflement à peu près uniforme, cependant un peu plus marqué en dedans et en arrière , surtout en bas et en arrière, se trouvent deux ouvertures communiquant avec l'intérieur d'une cavité formée par la carie tuberculeuse. Cependant en avant, tout près de la surface articulaire, se trouve un orifice communiquant aussi avec l'intérieur de la cavité, siége de la carie. En arrière, on ne remarque rien de bien caractéristique, si ce n'est l'orifice de volumineux canaux nutriciers par lesquels pénètrent les artères.

L'extrémité articulaire paraît comme défoncée ; elle a acquis une profondeur plus considérable; mais elle est irrégulière et déformée.

Elle est déformée en ce sens , qu'elle présente moins de largeur à la partie postérieure qu'à la partie antérieure , par l'affaissement de la partie postérieure de l'espèce de gouttière dans laquelle est logé le péroné.

Elle est irrégulière par des orifices nombreux, qui communiquent librement avec la cavité cariée. On peut diviser ses ouvertures en deux groupes, l'un, au niveau de la malléole interne, et de la surface articulaire; l'autre, pas très-loin de l'articulation et de la malléole externe.

Toutes ces cavités que j'ai dites s'ouvrir, soit à la partie antérieure, postérieure, inférieure du tibia, communiquent dans un réceptacle commun irrégulier, siége de la carie tuberculeuse; les parois sont irrégulières, mais elles deviennent plus lisses au niveau de chaque ouverture.

Dans l'endroit où l'os avait pris plus de développement en dedans et en arrière, une section avec la scie nous a permis de nous apercevoir qu'au centre de l'hypertrophie l'extrémité des deux os, dans l'étendue qui ne fait pas partie de l'articulation, forment des stries longitudinales parallèles à la substance fibreuse de l'os. Dans les endroits où sont maintenus fixés des tendons, cette disposition est moins marquée; sur la coulisse même du jambier postérieur, cette altération même n'a pas eu du tout lieu. Si la surface articulaire du péroné est moins altérée que celle du tibia, en revanche son extrémité osseuse paraît plus malade que celle du tibia; il s'élève de sa partie externe des stalactites beaucoup plus nombreuses et plus saillantes.

N⁰ 610. — Carie de l'extrémité articulaire d'un tibia gauche.

A la partie interne et postérieure du tibia se trouve une carie de la malléole interne, communiquant avec l'articulation. Cette maladie a détruit presque toute la partie postérieure de la surface articulaire, et les deux tiers de la malléole interne. Cette destruction de l'os a une forme assez irrégulièrement concave , et est plus profonde à sa partie antérieure qu'à sa partie postérieure. L'ouverture de cette cavité est ovale; elle présente quatre centimètres et demi dans son diamètre le plus grand , et trois centimètres seulement dans son diamètre de haut en bas. Presque toute la substance compacte de la partie articulaire est entièrement détruite.

L'os , dans la partie voisine , est malade dans une grande étendue ; en arrière , les dépôts de substance osseuse sont déposés en lames concentriques les unes aux autres , et s'incurvant pour former une coulisse pour le jambier postérieur. En avant la substance osseuse est déposée en forme d'îlots , séparés les uns des autres par des sillons profonds.

Quoique la maladie se trouve à la partie interne et postérieure, par une circonstance difficile à expliquer, le périoste de l'os a été affecté principalement à la partie antérieure et externe, dans le milieu du corps du tibia, où l'on remarque des dépôts anormaux de suc osseux.

N° 611. — Carie des os du tarse et du métatarse; pièce donnée par la Société anatomique.

Le cuboïde , le troisième et le second cunéiforme, sont cariés; le sommet des quatrième et cinquième métacarpiens sont détruits en partie. Les ligaments et le périoste en bas sont conservés, de manière à fermer l'espace compris entre les os détruits ; en avant, la cavité est librement ouverte.

Le cinquième métatarsien, outre la carie qu'il présente à son sommet, offre une espèce de résorption telle, que toute la partie antérieure est entièrement disparue, et semble réduite au périoste de l'os seulement, tandis que la partie postérieure décrit une courbe à convexité supérieure et concavité inférieure.

L'on a donné un coup de scie sur le lieu de la réunion de la première avec la seconde rangée des os du tarse, ce qui permet de voir que l'articulation du calcanéum avec le cuboïde a été le siége d'une inflammation qui a déterminé la carie des deux surfaces articulaires.

Le scaphoïde est le siége aussi d'une carie qui ne semble affecter que sa partie la plus externe, et la partie postérieure du troisième cunéiforme a été attaquée d'une altération semblable.

N° 612. — Carie de l'extrémité inférieure du tibia et du péroné; cette pièce a été donnée par M. Barthez.

Toute la substance compacte qui revêt l'articulation a été résorbée, si ce n'est dans l'étendue de quelques lignes à la partie antérieure et externe. Toute la surface osseuse est à nu, et l'on voit les lamelles des canalicules osseux. La malléole interne est en partie détruite; mais l'usure irrégulière de la surface articulaire fait qu'à la partie la plus externe se trouve une saillie très-marquée de la surface articulaire, qui simule une malléole externe, mais beaucoup plus prononcée en arrière qu'en avant.

La surface articulaire du péroné présente une altération semblable, et dans la partie qui est en rapport avec le tibia, on remarque une espèce d'ulcération osseuse ovalaire, ayant à peu près un centimètre d'étendue dans son plus grand diamètre, et un tiers à peu près de cette étendue transversalement.

CHAPITRE XV.

DE L'ANKYLOSE.

Les ankyloses peuvent être divisées en deux classes : les unes sont des ankyloses en quelque sorte idiopathiques, en ce sens qu'elles se sont développées spontanément, tandis qu'il y a d'autres ankyloses que nous appellerons symptomatiques, parce qu'elles se sont montrées consécutivement à certaines affections des os. Comme plusieurs de ces dernières se trouvent déjà décrites à part à propos des maladies des os précédemment examinés, nous n'en ferons pas une section à part ; seulement, à propos de l'ankylose de chaque région, nous en ferons une espèce que nous désignerons sous le nom d'ankylose symptomatique, dans laquelle nous décrirons la soudure des os dépendante de certaines maladies.

Nous diviserons donc les pièces en deux sections : la première embrassera un grand nombre d'os détachés du squelette ; la deuxième section comprendra plusieurs squelettes plus ou moins complétement ankylosés.

La première section se divisera elle-même en deux ordres principaux : le premier ordre comprendra les ankyloses du tronc ; le deuxième ordre, les ankyloses des membres.

Ces deux ordres comprendront eux-mêmes plusieurs sous-ordres : le premier sous-ordre, les ankyloses de la

téte; le deuxième sous-ordre, celles de la colonne vertébrale; le troisième sous-ordre, celles des côtes, du sternum et des os du bassin.

SECTION PREMIÈRE.

ORDRE Ier. — *Des ankyloses du tronc.*

SOUS-ORDRE Ier. — *Des ankyloses de la tête.*

Nous n'avons pas de pièces sur l'ankylose des os du
crâne entre eux. Le peu de mouvement qu'ils exécutent
fait qu'avec les progrès de l'âge, leur réunion ou l'ankylose est chez eux un état normal ; les pièces que nous avons
à décrire ne sont donc relatives qu'à la réunion que les os
de la tête présentent, soit avec la mâchoire, soit avec la
colonne vertébrale.

Nous n'avons pas de pièces détachées pour l'ankylose de
la mâchoire. Voir sur le premier squelette de la deuxième
section.

N° 613. — Ankylose de l'articulation occipito - atloï-
dienne.

La tête est soudée avec l'atlas au niveau de l'occipital.
Les progrès de l'ossification sont beaucoup plus avancés
du côté gauche que du côté droit, à tel point que tout le
ligament intérieur occipito-atloïdien est ossifié ; il en résulte que la tête, du côté gauche, est plus élevée que du

côté droit, où la partie antérieure de l'atlas laisse un jour, cet os ne s'étant réuni avec l'occipital que par sa masse latérale, et par son arc postérieur. Des deux masses latérales, celle qui a son ligament antérieur occipito-atloïdien ossifié est aussi celle qui présente l'élévation la plus considérable, car elle a, à partir de la partie supérieure et postérieure du canal vertébral, onze millimètres de hauteur; tandis que du côté droit, la masse latérale, en partant du même point, jusqu'à la surface articulaire, n'a que neuf millimètres. Par une circonstance assez singulière, si l'ossification, dans ses progrès anormaux, a fini par souder la tête à l'atlas, par un phénomène opposé, le ralentissement de l'ossification, l'arc postérieur de cette vertèbre est incomplet et manque en arrière.

Nº 614. — Ankylose de l'articulation occipito-atloïdienne symptomatique d'une affection rachitique.

L'ankylose paraît être la conséquence d'une affection rachitique; car toutes les vertèbres de la région cervicale sont soudées en un seul groupe par leurs lames, et deux, par leur partie antérieure, de manière à former une courbure antéro-postérieure, dont le corps de l'arc, mesuré de la partie antérieure de la première cervicale à la partie inférieure de la première dorsale, a soixante-dix millimètres, et une flèche de trente-quatre millimètres.

Depuis l'occipital jusqu'à la septième cervicale, les lames de vertèbres ne forment qu'une lame continue et sans interruption, surtout sur les côtés, car, près de la ligne médiane, on aperçoit quelques jours, traces de l'espace occupé par les ligaments non encore ossifiés. En avant, la gouttière est interrompue, d'espace en espace, par les restes des cartilages intervertébraux intacts, qui démontrent que les corps des vertèbres se sont seulement inclinés ou affaissés en avant, et soudés sans qu'aucune d'elles ait été le siége d'une maladie qui les ait détruits.

Pour l'occipital, c'est surtout par les masses latérales, par le ligament odontoïdien, et par le ligament occipito-atloïdien postérieur, et à droite, que l'ankylose de la tête a lieu; et de ce que l'ossification est plus étendue à droite qu'à gauche, il résulte que la tête est plus inclinée et plus basse dans ce dernier sens.

SOUS-ORDRE IIe. — *Des ankyloses de la colonne vertébrale.*

Les ankyloses de cette partie peuvent être divisées, suivant les régions qu'elles occupent, en ankylose de la région cervicale, dorsale et lombaire.

Des ankyloses de la région cervicale.

Les pièces qui se rapportent à cette région peuvent être divisées en deux genres : les unes sont des vertèbres détachées de la région, qui se sont soudées en elles; les autres sont des pièces dans lesquelles toute la région a participé plus ou moins à cette affection.

N° 615. — De l'ankylose de l'axis avec la troisième cervicale, dans toute leur étendue; pièce donnée par M. Breschet.

L'axis et la troisième vertèbre cervicale sont soudées ensemble dans toute leur étendue; il semble, dans certains endroits, que ces deux os n'en fassent plus qu'un. Au niveau du corps, à voir leur structure spongieuse continue, on dirait que ce n'est qu'un seul os, surtout à droite, où l'on ne trouve aucune trace de la séparation qui a dû y exister; tandis qu'à gauche un petit espace vide indique l'endroit ou se trouvait le ligament inter-articulaire. Il résulte même de cette disposition que la surface articulaire supérieure droite est plus basse que celle du côté gauche, et que l'apophyse odontoïde est même inclinée à droite. Les deux faces articulaires sont effacées; mais celle du côté droit est encore plus complétement disparue que celle du côté gauche. Les deux lames sont confondues l'une avec l'autre du côté droit, au point qu'il n'est plus possible, dans l'intérieur du canal, de les distinguer l'une de l'autre. Du côté gauche, cette distinction, en dedans comme en dehors, est marquée par un sillon assez prononcé.

N° 616. — Ankylose de l'axis avec la troisième cervicale, par le corps de l'apophyse articulaire, et la lame d'un seul côté; pièce donnée par M. Breschet.

L'axis et la troisième cervicale sont soudées l'une avec l'autre, mais seulement par quelques points de leur circonférence. C'est surtout du côté droit que cette union a lieu par le corps de la vertèbre, son apophyse articulaire et la lame. La réunion avec le corps n'a lieu que par la partie latérale droite. Pour la surface articulaire, il semble qu'elle se soit affaissée, et la lame n'est pas tellement unie d'une manière intime, que l'on n'aperçoive un sillon profond en dedans comme en dehors du canal rachidien, qui sépare l'axis de la troisième vertèbre cervicale. Cependant la vertèbre, dans son ensemble, paraît avoir cédé de ce côté; et par rapport à l'apophyse odontoïde, la surface articulaire est plus basse à droite qu'à gauche. L'apophyse odontoïde est dirigée de bas en haut et de droite à gauche.

Nº 617. — Ankylose de l'axis avec la troisième vertèbre cervicale , seulement par les apophyses articulaires des corps et des lames des deux côtés; pièce donnée par M. Breschet.

L'axis et la troisième vertèbre cervicale sont soudées l'une avec l'autre par plusieurs points , par les apophyses articulaires des corps et par les lames. Cette réunion paraît plus intime du côté droit que du côté gauche ; et cependant, si l'une des surfaces articulaires supérieures de l'axis s'incline, et est plus basse que l'autre, c'est surtout du côté gauche.

Ces trois pièces montrent donc les divers degrés selon lesquels elles peuvent s'ankyloser , et l'on peut voir que, dans tous les cas , c'est en déterminant une inclinaison variable de l'axis , et comme nous l'avons déjà vu pour la tête.

Nº 618. — Ankylose des sixième et septième cervicale.

Dans la première de ces pièces, donnée par M. Breschet, la réunion a eu lieu par trois points , le corps , les apophyses articulaires et les lames. Le corps ou la fusion de ces deux vertèbres est complète à l'extérieur; mais à l'intérieur on peut voir , par l'espace qui existe entre les deux corps , que la soudure n'était pas aussi complète à gauche qu'à droite , ce qui montre que la réunion des corps commence toujours, pour la région cervicale , par les facettes articulaires des corps, et que de là elle gagne la circonférence de l'os; et d'après les pièces précédentes , on serait autorisé à croire que cette réunion a lieu dans l'intérieur du corps à droite, et ne finit par être complète que lorsque la partie gauche est réunie.

Les apophyses articulaires sont aussi entièrement réunies sur cette pièce; et pour les lames, la soudure n'a lieu qu'au moment où elles se réunissent pour supporter l'apophyse épineuse.

N° 619. — Ankylose des sixième et septième cervicales.
La réunion n'a eu lieu que par le corps des vertèbres. Les progrès les plus rapides de l'ankylose se sont fait surtout sentir sur les parties latérales, au niveau des facettes articulaires des corps, et ensuite à la circonférence.

N° 620. — Cette pièce comprend toutes les vertèbres de la région cervicale, sur lesquelles se sont développées des ossifications particulières, qui ont soudé plusieurs de ces vertèbres entre elles, ou bien qui ont fait contracter à ces vertèbres des articulations anormales. Une seule des vertèbres cervicales n'est pas atteinte de cette affection : c'est l'atlas.

Toutes les vertèbres de la région cervicale, à l'exception de la première, sont cuirassées par une espèce de gaîne osseuse, interrompue plus ou moins complétement par des lignes transversales indiquant de nouvelles articulations entre les corps qui subsistent encore, ou que les progrès de l'ankylose ont détruites. Celles qui sont disparues ont commencé de droite à gauche. A la partie postérieure, il n'existe aucune trace de cette affection ; les lames et même les apophyses articulaires sont séparées ; peut-être même sont-elles plus éloignées les unes des autres qu'à l'état normal.

Les six vertèbres cervicales inférieures, vues par la partie antérieure, sont séparées en trois groupes. Une est isolée : c'est l'axis ; les trois suivantes semblent réunies sous la même lame osseuse, et les deux dernières forment un groupe à part.

L'axis n'est pas ankylosée; elle présente seulement à la partie antérieure et gauche un petit tubercule osseux, qui s'articule avec la lame osseuse placée au-devant des trois vertèbres suivantes.

Les troisième, quatrième et cinquième vertèbres cervicales sont placées derrière une lame osseuse qui adhère seulement à la quatrième et à la cinquième, et qui les a ainsi réunies l'une à l'autre. La troisième vertèbre semble aussi avoir été réunie par la partie antérieure de son corps à cette lame; mais on dirait que cette adhérence s'est fracturée dans un des mouvements de rotation de la tête. La lame osseuse qui est au-devant de ces trois vertèbres est convexe transversalement, et on la voit dans cette même direction croisée par des lignes, dont une seule en bas et à gauche, est creusée dans toute l'épaisseur de cette lame. Le bord supérieur est lisse et s'articule avec l'apophyse, développée accidentellement à la partie antérieure de l'axis. Le bord inférieur est rugueux, et est alternativement convexe à gauche et concave à droite, pour s'articuler avec les dépôts osseux formés au-devant des sixième et septième cervicales.

Les deux dernières cervicales sont aussi réunies en un seul groupe, sous une lame identique à la précédente : cette lame, en haut, est alternativement convexe et concave de droite à gauche; dans sa partie convexe, elle s'élève de vingt-deux millimètres au-dessus du corps de la sixième cervicale. Le bord de la lame, en bas, a une direction inverse de la précédente; elle est alternativement concave et convexe de droite à gauche, et s'articule avec le bord d'une lame osseuse qui s'est développée semblablement à la partie antérieure et gauche de la première dorsale. Ce dépôt de substance calcaire est plus large en haut qu'en bas, où il se termine par un bord convexe articulé avec la partie supérieure du corps de la deuxième dorsale, qui est un peu élargie dans ce point.

Des ankyloses de la région dorsale.

Les pièces sur la région dorsale peuvent être divisées en deux espèces : les unes sont des ankyloses qui se sont développées sans cause connue, et les autres sont des ankyloses compliquant certaines affections des os.

PREMIÈRE ESPÈCE.

Les pièces qui appartiennent à la première espèce sont au nombre de neuf : elles sont remarquables en ce que, sur toutes ces pièces, l'affection s'est déclarée primitivement et presque uniquement sur les corps ; l'ankylose s'est développée plus spécialement sur la partie droite des corps, dans l'endroit correspondant à la convexité droite de la courbure dorsale, ce qui est le contraire de ce que l'on remarque pour la région cervicale ou lombaire, où l'affection paraît faire plus de progrès à gauche qu'à droite.

N° 621. — Cette pièce se compose de sept vertèbres dorsales, toutes ankylosées par leurs corps et par la partie gauche. Cette réunion résulte évidemment de dépôts placés dans l'interstice du ligament vertébral antérieur ; car une coupe perpendiculaire sur les corps montre que les cartilages intervertébraux ne participent pas à cette

affection, et même qu'ils font saillie au devant des corps,
où l'ossification est très-prononcée en avant, et formée
par la transformation du grand ligament vertébral commun antérieur, formant en arrière un sinus logeant le
fibro - cartilage intervertébral ; çe sinus est d'autant plus
marqué, que l'on examine plus près de la région lombaire. Du reste, ces tubercules osseux sont d'autant
plus prononcés, qu'on les étudie plus inférieurement ;
et si d'abord , dans leur organisation ils paraissent isolés
des vertèbres, quand ils ont pris leur plus grand développement, ils se confondent, dans leur structure plus
spongieuse avec celui des corps de la vertèbre supérieure
et inférieure, entre lesquelles ils établissent une véritable
continuité de tissu bien que la partie antérieure des
vertèbres soit réunie, les lames ni les surfaces articulaires ne sont soudées.

N° 622. — Cette pièce se compose des six dernières
dorsales. Comme sur la pièce précédente, les vertèbres
ne sont soudées que par leur corps et seulement du côté
droit. Les progrès de l'ossification ont été toujours croissant de la partie supérieure à la partie inférieure, et les
tubercules les plus volumineux se trouvent à la partie
inférieure. Ils correspondent tous à un espace intervertébral ; en outre, chacun d'eux laisse un sillon qui correspond à la dépression que l'on remarque au niveau
de la partie moyenne du corps de chacune des vertèbres.
Nous signalerons aussi un fait assez important : c'est que
la déformation qu'ils impriment au corps de chacune des
vertèbres n'est qu'apparente, car si l'on examine le corps
des vertèbres qui se trouvent aux deux extrémités de cette

ossification, on voit qu'ils ne sont pas déformés, et que dépôts de matière osseuse sont seulement surajoutés à la partie extérieure.

N° 623. — Cette pièce se·compose de six vertèbres dorsales , à partir de la cinquième dorsale. Cette pièce est remarquable en ce que l'ankylose n'est pas bornée à la partie antérieure des corps des vertèbres. L'affection est toujours développée spécialement du côté gauche; mais elle n'a pas suivi une augmentation progressive de haut en bas, aussi régulière que sur les deux autres pièces, quoique cependant les tubercules osseux les plus volumineux se trouvent les plus inférieurs; de plus ils forment des espèces de sinus sigmoïdes du côté droit, qui embrassent la tête de la côte, et qui auraient fini par empêcher ses mouvements. A la partie postérieure, deux apophyses épineuses sont liées entre elles par une ossification du ligament surépineux; les autres apophyses avaient une tendance semblable à se réunir par l'ossification de ce ligament, qui a déjà subi cette transformation dans l'étendue de quelques millimètres.

N° 624. — Cette pièce comprend cinq vertèbres de la région cervicale, et onze vertèbres dorsales; une dernière fausse côte est unie au corps de la onzième, du côté droit. Les ossifications qui ont soudé les corps des vertèbres se sont toujours développées du côté droit; les plus volumineuses sont toujours les plus inférieures; si l'avant-dernière côte est seule soudée, et à droite, cela tient probablement à ce que c'est l'endroit où l'ankylose de la colonne a fait les plus grands progrès; mais l'ossification ne s'est pas bornée au côté droit, entre la septième et la huitième vertèbre ; entre la neuvième et la dixième vertèbre, l'on remarque aussi une soudure ; mais, au grand développement qu'elle a pris autour de la côte, l'on peut croire que c'est le point principal de départ de l'ossification.

La huitième et la neuvième vertèbre sont aussi réunies par leur apophyse épineuse, au moyen du ligament sur-épineux, qui est ossifié.

Les apophyses articulaires sont aussi réunies, surtout du côté gauche. Ainsi la huitième et la neuvième vertèbre sont soudées par leur apophyse articulaire, ainsi que la dixième et la onzième ; mais la réunion de ces deux vertèbres a lieu à la fois par le corps et les deux apophyses articulaires, et même la fausse côte est aussi soudée.

Nº 625 — Cette pièce se compose des cinq dernières vertèbres dorsales ; les ossifications qui les ont unies se sont développées comme dans toutes les pièces précédentes, à droite. Cette pièce peut montrer que ces ossifications, au lieu d'être continues, peuvent quelquefois contracter des rapports articulaires, comme on le voit sur la vertèbre la plus supérieure ; de plus, on peut aussi constater que si l'on rencontre quelques ossifications du côté gauche, c'est surtout au niveau des articulations des côtes.

Nº 626. — Cette pièce se compose de quatre vertèbres de la région dorsale, de la région la plus inférieure. L'on peut voir les vertèbres qui ne sont unies que par le corps des vertèbres, et toujours à droite, que ces ossifications peuvent prendre un volume considérable, même lorsqu'elles deviennent articulaires, car, comme l'on voit, sur la dernière vertèbre il y a une saillie qui dépasse le corps de l'os de seize millimètres, et la surface polie inférieure montre qu'elle était en rapport avec une exostose qui présente au moins les mêmes dimensions.

N° 627. — Les trois dernières vertèbres de la région dorsale (pièce donnée par Lassus). L'ossification s'est développée du côté gauche; l'on voit que la dixième présentait une ossification articulaire. Nous remarquerons que c'est toujours à la partie intérieure de la région que l'on remarque cette disposition, parce que c'est le seul endroit où les corps des vertèbres exécutent quelques mouvements étendus.

N° 628. — Les trois dernières vertèbres de la région dorsale. Cette pièce est apte à montrer qu'à mesure que les vertèbres prennent les caractères de la région lombaire, elles en revêtent aussi les caractères pathologiques, et que les ossifications que nous avons vues être à droite, commencent à gauche du corps, croissent en volume, deviennent égales à celles du côté droit, pour les surpasser en développement à la région lombaire.

N° 629. — Cette pièce se compose de deux vertèbres seulement soudées ensemble, et présentant des ossifications articulaires en haut et en bas : elles ont les caractères de leur région, qui est d'être volumineuses, et elles sont articulaires à cause des mouvements que ces vertèbres peuvent exercer.

DEUXIÈME ESPÈCE.

Cette espèce est remarquable en ce que, quelle que soit la nature de l'affection dont aient été affectés les os, c'est toujours au niveau de la concavité que l'ankylose s'est formée, ce qui est l'inverse de ce que l'on observe quand la colonne vertébrale conserve sa direction normale ; de plus, les parties où l'ankylose a fait le plus de progrès correspondent à l'endroit de la courbure où la concavité est le plus marquée : au lieu d'aller en croissant, de la partie supérieure vers la partie inférieure, comme dans les cas précédents. Dans le rachitisme, c'est surtout au niveau des apophyses articulaires et transverses où l'ankylose débute dans le cas de courbure latérale. Le corps n'est primitivement affecté que dans le cas de courbure antéro-postérieure. Pour l'ankylose qui accompagne la carie, elle a lieu ordinairement dans les corps, où elle débute, et est le plus souvent accompagnée de la disparition d'un ou plusieurs des corps des vertèbres.

Nº 630. — La pièce se compose de deux vertèbres dorsales de la partie supérieure. Elles sont inclinées à droite, légèrement déformées; elles sont réunies par les apophyses articulaires et par les lames correspondantes à la concavité.

Nº 631. — La pièce se compose de neuf vertèbres de la région dorsale.

A la forme des corps de vertèbres qui vont en s'élargissant de la première à la cinquième, on peut en conclure que nous avons neuf vertèbres réunies, qui se composent de la troisième à la onzième inclusivement.

Par suite nous aurions la septième côte ou la première fausse côte articulée avec les vertèbres ; aucune autre vertèbre, avant la septième, ne pourrait prendre une position aussi parallèle au plan de la colonne vertébrale, à cause du peu de mobilité des côtes qui se fixent au sternum. Une telle position même a dû être nécessitée par une force très-puissante, et alors placée entre elle et la colonne vertébrale, elle est restée en place et immobile ; et de la perte des mouvements est résultée l'ankylose.

Ce fragment de colonne est remarquable d'abord par l'intensité de sa courbure : ainsi, de la onzième à la troisième dorsale de la partie inférieure à la partie supérieure du corps, l'on ne trouve que neuf centimètres de hauteur perpendiculaire, et l'on trouve cinquante-cinq millimètres de flèche pour la courbure à convexité droite ; plus cette colonne est remarquable en ce qu'elle montre que l'ankylose commence plutôt sur les lames et les surfaces articulaires que par les corps.

Pour les corps des vertèbres leur soudure a plutôt lieu par la concavité, que par la convexité. L'on peut en dire autant pour les surfaces articulaires ; mais, une augmentation dans l'étendue de la surface articulaire précède la soudure, tandis que du côté opposé, au contraire, la surface articulaire diminue (comme on peut le voir sur la dernière vertèbre dorsale).

Relativement à la structure, nous signalerons que les os sont d'un tissu spongieux plus raréfié dans les corps comme dans les lames. Il semble même aussi que, dans la substance compacte, la quantité de matière osseuse ait diminué dans les endroits qui correspondent à la convexité.

N° 632. — Elle se compose de la septième, huitième, neuvième et dixième vertèbres dorsales, qui appartiennent à une courbure rachitique, à convexité gauche et à concavité droite, et de plus un peu antéro-postérieure ; les vertèbres sont un peu déformées en haut et en bas ; leur plus grand diamètre n'est pas antéro-postérieur ; la ligne la plus étendue qui mesure leur surface est un peu oblique d'arrière en avant, et de gauche à droite, endroit de la concavité où les corps sont soudés par leur partie antérieure et droite, et les dépôts osseux vont en augmentant de la partie supérieure à la partie inférieure.

N° 633. — Cette pièce se compose de quatre vertèbres de la partie inférieure de la région dorsale affectées de carie ; elles sont ankylosées dans la concavité au niveau des corps, au niveau des surfaces articulaires et des lames. Deux corps de vertèbres sont presque entièrement disparus ; il n'en reste des débris que sur les parties latérales où ils sont ankylosés, liés avec les vertèbres supérieure ou inférieure, dont les corps ont été aussi atteints de la maladie. Un séquestre est retenu en avant, entre la vertèbre la plus supérieure et la plus inférieure. Les apophyses épineuses, au lieu d'être imbriquées les unes sur les autres, sont, au contraire, plus éloignées à l'état normal, et sont hérissées en arrière.

N° 634. — Cette pièce comprend trois vertèbres dorsales atteintes de carie ; elles sont soudées surtout par la concavité, où les trois corps de vertèbres sont confondus en un seul, par suite d'une affection de carie tuberculeuse. On remarque tous les signes caractéristiques de cette maladie dans des cavités plus ou moins cicatrisées qui logeaient de la matière tuberculeuse. Une de ces cavités, placée à la partie antérieure, est remarquable en ce qu'elle communique avec l'intérieur du corps de la vertèbre, où l'on trouve un fragment nécrosé et renfermé dans le corps de la vertèbre. Les apophyses articulaires et les parties de lames qui en sont les plus voisines sont aussi ankylosées, comme la partie antérieure des corps; les apophyses épineuses et la plus grande partie des lames ont échappé à l'ankylose.

N° 635. — Cette pièce se compose de la douzième dorsale et de la première lombaire frappées de carie; elles sont ankylosées par la concavité de la courbure et au niveau des vertèbres. Le corps de la première lombaire est presque entièrement disparu; une espèce de cercle osseux, de structure compacte, engaîne le corps de la vertèbre dorsale, qui semble un peu luxée en avant, tandis que la vertèbre lombaire semble chassée en arrière. Les apophyses et les lames ne sont pas soudées entre elles.

Région lombaire.

Les pièces sur la région lombaire peuvent être divisées en deux espèces : les unes sont des ankyloses qui se sont développées sans causes connues; les autres sont des ankyloses compliquant certaines affections des os.

PREMIÈRE ESPÈCE.

Les pièces qui appartiennent à la première espèce sont au nombre de huit. Ces débris de colonne vertébrale sont remarquables en ce que, dans tous les cas, l'ankylose s'est développée à un degré plus avancé du côté gauche que du côté droit, excepté sur la dernière pièce, ce qui peut dépendre de l'altération particulière des apophyses articulaires. L'ankylose a donc fait des progrès inverses dans leur siége à ceux qu'ils ont eu dans la région dorsale, mais, au contraire, le lieu où l'altération est prédominante est le même qu'à la région cervicale.

N° 636. — Ankylose de la région lombaire des trois dernières dorsales, et des os du bassin avec le sacrum; pièce provenant du cabinet de Desault.

Cette pièce est remarquable en ce qu'elle est un des types de l'ankylose de la région lombaire. On voit sur cette pièce, qu'au niveau de la douzième dorsale, l'ankylose n'étend plus ses plus grands progrès à droite et en avant des corps des vertèbres; mais pour la région lombaire, cela a lieu en avant et à gauche; ce qui est caractéristique pour cette région.

Comme à la région dorsale, la réunion résulte de l'ossification du ligament vertébral commun antérieur; car les cartilages intervertébraux ne participent le plus souvent pas à déterminer l'ankylose, à moins que cela ne soit que consécutivement, comme on le voit entre la deuxième et la cinquième lombaire, entre cette dernière et le sacrum. Mais plus souvent qu'à la région dorsale, on voit les ligaments des apophyses articulaires s'ossifier et réu-

nir les vertèbres; et même ils présentent, une fois ossifiés, une saillie plus ou moins boursouflée et arrondie,
ayant la forme d'une noisette. Du reste, nous montrerons
cette structure dans une des dernières pièces relatives à
cette région. Cette soudure, outre les apophyses articulaires, s'étend à un plus grand nombre d'entre elles du
côté gauche que du côté droit.

Somme toute, l'on voit que pour la **région lombaire**,
l'ossification étend principalement ses progrès à gauche
pour les corps et pour les apophyses articulaires.

Le bassin, dans son articulation sacro-iliaque, est aussi
soudé; mais la symphyse pubienne n'a été le siége d'aucune ossification morbide.

N° 637. — La pièce se compose de la **première dorsale**
et des cinq vertèbres lombaires. Le ligament vertébral commun antérieur, et les ligaments des apophyses articulaires
sont encore le siége d'ossifications qui unissent ces vertèbres. La soudure établie entre ces vertèbres est toujours
plus marquée à gauche qu'à droite; car sur la partie latérale gauche les vertèbres, dans toute l'étendue de la région jusqu'à la douzième dorsale du côté gauche, sont
réunies de manière à former un tout continu, tandis qu'à
droite, on remarque, surtout en haut, des espaces intervertébraux presque entièrement libres. Les cartilages intervertébraux ne sont ossifiés en partie que dans les trois
derniers espaces intervertébraux, et seulement dans une
petite étendue du corps en devant et à gauche. Toutes les
apophyses articulaires sont soudées, excepté celles qui
unissent la première vertèbre lombaire à la douzième dorsale, et la cinquième à l'union avec l'apophyse articulaire
du sacrum du côté gauche. De plus, il semble que toutes

les apophyses articulaires sont augmentées de volume dans l'endroit où elles sont réunies.

Le sacrum est en partie détruit.

N° 638. — Les cinq vertèbres de la région lombaire unies au sacrum.

L'ankylose de ces vertèbres en forme un tout continu, à gauche et en arrière, par l'ossification du ligament vertébral commun antérieur, des apophyses articulaires, du ligament interlaminaire et inter-épineux. Du côté droit et surtout en avant, l'ossification est moins complète; on aperçoit, par intervalle, les espaces intervertébraux, qui sont vides, les fibro-cartilages ayant disparu par la macération. Le sacrum ne paraissait pas être uni avec les os iliaques, comme on peut en juger par ses apophyses articulaires, qui sont lisses.

N° 639. — La pièce se compose des trois avant-dernières vertèbres de la région lombaire. Cette pièce est remarquable en ce qu'elle montre que, comme les vertèbres de la région dorsale, celles de la région lombaire peuvent présenter des ossifications contractant des rapports articulaires; que, dans ce cas, comme à la région dorsale, ces ossifications prennent un développement horizontal considérable; il semble même qu'elles peuvent entraîner la déformation du corps de la vertèbre, comme on peut le voir sur la première vertèbre par en haut. Cependant l'on voit que, fidèle à ses lois générales, l'ankylose s'est développée spécialement et uniquement du côté gauche. Examinées à la partie postérieure, les apophyses articulaires ne sont pas réunies par leur ligament ossifié, pas plus que les lames et les apophyses épineuses.

N° 640. — Deux vertèbres lombaires.

Les corps ont été coupés à leurs parties antérieures, de sorte qu'il n'est pas possible de dire si le ligament vertébral ossifié les unissait, ce qui est probable, à l'espace qui sépare les débris des corps. Mais ce qu'il y a de curieux à étudier sur cette pièce, c'est le mode par lequel les apophyses articulaires se réunissent. On a fait une section perpendiculaire sur cette espèce de boursouflure, du volume d'une noisette, correspondant à l'apophyse articulaire gauche, et l'on peut voir que ce sont les ligaments qui se sont ossifiés, indépendamment de l'articulation : donc, les deux surfaces sont encore entièrement libres d'adhérences.

N° 641. — Deux vertèbres lombaires, le sacrum et une partie de l'os iliaque.

Cette pièce est une exception au mode de réunion des corps des vertèbres lombaires ; car l'ossification s'est développée à droite et en avant, au lieu d'être à gauche. Cependant, un fait pourra rendre compte de cette disposition, si l'on fait attention que l'affaissement des surfaces articulaires postérieures et à gauche a changé la courbure générale de la courbure lombaire, dont la convexité, ordinairement à gauche, se trouve alors à droite, qui est le siége des ossifications. Le sacrum est en partie détruit, et l'os iliaque est parfaitement soudé avec lui.

N° 642. — Deux vertèbres de la région lombaire.

Cette ankylose est un échantillon d'une variété dont des squelettes plus ou moins complets nous donneront de très-beaux exemples. L'ankylose n'a pas débuté dans le ligament vertébral commun antérieur. Toutes les surfaces articulaires ont été à la fois envahies par l'ankylose et par une transformation osseuse complète. Toutes les parties contiguës sont devenues continues dans leur structure, au point que les canalicules de la substance spongieuse continuent sans interruption, du corps d'une vertèbre, dans l'autre. Cette variété se distingue même, en ce que le ligament vertébral commun antérieur ne s'ossifie plus, et qu'il ne présente plus ces espèces d'exostoses au niveau de chaque espace intervertébral. Ce n'est pas une exception, mais une variété des formes que l'ankylose peut prendre.

DEUXIÈME ESPÈCE.

Les autres pièces sur l'ankylose de la région lombaire sont symptomatiques d'autres affections dont les os ont été le siége, comme le rachitisme et la carie.

N° 643. — La pièce se compose de la dernière dorsale et des trois premières lombaires ; elles appartenaient à un sujet rachitique, présentant une courbure lombaire à convexité gauche. Les apophyses articulaires du côté droit se sont affaissées, et se sont soudées au niveau de la concavité de la courbure. Les corps des deux premières vertèbres ont perdu leur substance compacte à gauche, et l'on peut voir dans quel état d'atrophie se trouve le tissu spongieux de l'os en dehors du centre de gravité, tandis que les parties par lesquelles passe la pesanteur sont plus denses.

N° 644. — La douzième dorsale et la première lombaire. La douzième dorsale semble avoir été le siége d'une affection rachitique, et s'être affaissée sous le poids du corps. Elle s'est réunie, par sa partie antérieure à angle, avec la première lombaire. Ce sont les seules adhérences qu'aient contractées ces vertèbres. Les apophyses articulaires, les lames, les apophyses épineuses, sont parfaitement libres.

SOUS-ORDRE IIIᵉ. — *De l'ankylose des côtes, du sternum et du bassin.*

PREMIÈRE ESPÈCE. — *Des ankyloses de la partie antérieure des côtes avec le sternum.*

Les côtes sont susceptibles de s'ankyloser, soit dans leur partie antérieure, soit dans leur partie postérieure.

Les côtes les plus supérieures et les plus inférieures sont celles sur lesquelles l'ankylose se déclare en premier. Elles commencent toujours par les parties ligamenteuses qui unissent la côte au sternum, et de là vont, en gagnant la côte, en engaînant le cartilage d'union au sternum.

N° 645. — La pièce se compose de la première partie du sternum unie à la première côte. Une section parallèle à l'axe de la côte, et se prolongeant sur le sternum, fait voir le cartilage qui unissait la première côte au sternum, embrassé dans une gaîne osseuse moins prononcée, et même incomplète à la partie postérieure et inférieure.

N° 646. — Un sternum avec plusieurs côtes anky-losées.

Les côtes qui se sont soudées sont surtout celles de la

I.   57

partie supérieure et de la partie inférieure. Elles forment des espèces de gaines qui contiennent le cartilage; mais elles sont toujours plus avancées dans leur ossification, à la partie antérieure qu'à la partie postérieure, tellement que sur la première côte, où le cartilage est entièrement compris dans une virole osseuse, il y a encore un point en arrière et en haut où l'ossification n'est pas terminée. Pour les fausses côtes inférieures, on voit que leurs cartilages, quoique à un degré d'ossification très-avancée, ne sont embrassés par du phosphate calcaire qu'à leur partie antérieure, et ne sont soudés au sternum qu'en ce point.

Un autre fait assez curieux, c'est que l'apophyse xiphoïde est ossifiée et soudée avant que la première partie du sternum soit unie à la seconde, et que les côtes peuvent, dans leur ossification et leur soudure avec le sternum, précéder l'ankylose entre les deux premières pièces de cet os.

Nº 647. — La première pièce du sternum et les deux premières côtes.

L'on a pratiqué une section parallèle à l'axe des premières côtes, et se prolongeant sur le sternum. On peut voir qu'il s'est formé une virole osseuse complète, dans laquelle se trouvait enfermé un cartilage qui a persisté dans l'intérieur de l'os, malgré les progrès toujours croissants de l'ankylose. On peut voir aussi sur cette pièce que, malgré la soudure de cet os, les côtes n'avaient contracté en arrière aucune union avec la colonne vertébrale.

Ankyloses de la partie postérieure des côtes.

Comme nous l'avons vu, les côtes peuvent s'ankyloser dans leur articulation antérieure. Elles peuvent aussi s'u-

nir avec la colonne vertébrale dans leur articulation pos
térieure.

N° 648. — La pièce se compose des deux premières
côtes de chaque côté, plus, de cinq vertèbres de la région
cervicale, et de deux vertèbres de la région dorsale.

La réunion a eu principalement lieu à l'union des têtes
des côtes avec le corps des vertèbres; pour la tubérosité
de ces côtes, bien qu'il n'existe plus de mouvement de la
côte sur la colonne vertébrale, cependant l'articulation
costo-transversaire n'est pas encore soudée.

Pour les vertèbres de la région cervicale et dorsale,
elles sont soudées par la partie antérieure de leur corps,
mais non par les apophyses articulaires, les lames et les
apophyses épineuses.

N° 649. — La pièce se compose d'une fausse côte et de
deux vertèbres de la région dorsale.

La côte appartient à la partie inférieure de la poitrine
et à gauche. Cette côte est remarquable en ce qu'elle s'est
soudée seulement dans son articulation avec la vertèbre
supérieure, mais qu'elle est libre dans son articulation
inférieure, dans laquelle ses mouvements sont plus étendus dans le mécanisme de la respiration. A la partie postérieure, la vertèbre n'a contracté aucune adhérence avec
l'apophyse transverse.

Les corps des vertèbres sont unis entre eux seulement
par leur partie antérieure, et du côté droit, comme dans
le cas normal d'ankylose dorsale.

N° 650. — La pièce se compose d'une fausse côte et de
trois vertèbres de la région dorsale.

La côte est seulement ankylosée par sa tête, après le corps de la vertèbre; et il est à remarquer que les progrès de l'ossification des ligaments sont beaucoup plus étendus à la partie supérieure qu'à la partie inférieure. Pour la tubérosité, elle est parfaitement libre d'adhérence avec l'apophyse transverse.

Les vertèbres ne sont unies que par leurs corps et par des ossifications plus développées à droite qu'à gauche. La vertèbre la plus supérieure qui compose cette pièce a cependant contracté des adhérences par l'ossification des ligaments des surfaces articulaires et des lames.

DEUXIÈME ESPÈCE.

N° 651. — Ankylose des côtes, consécutive au rachitisme.

La réunion des côtes à la colonne est très-commune dans le rachitisme, plus souvent du côté de la convexité que de la concavité. L'ankylose diffère de la précédente dans la manière dont elle débute. Ainsi, au lieu de commencer au niveau de la tête, c'est plutôt au niveau du col; et cette réunion dans l'articulation costo-transversaire peut même survenir sans que la tête soit le moins du monde unie au corps de la vertèbre.

La première côte de cette pièce est unie à la fois par sa tête et par sa tubérosité; de plus elle est encore unie par son corps à la côte suivante. La deuxième côte est unie par sa tubérosité et par son corps; mais on voit que la tête n'a contracté aucune union avec le corps. Enfin la dernière côte n'est unie que par sa tête, qui semble s'être déformée.

Toutes ces côtes, comme on peut le voir, sont convexes en avant, au niveau des apophyses transverses des vertèbres, pour redevenir concaves un peu plus loin.

Les vertèbres sont unies par leurs apophyses articulaires et par leurs apophyses transverses, qui se sont en quelque sorte affaissées les unes sur les autres.

Pour les corps des vertèbres, ils ont subi toutes les déformations que peut déterminer le rachitisme : rotation, inclinaison, déformation et altération dans la structure.

De l'ankylose du bassin.

Les ankyloses du bassin débutent presque toujours dans la symphyse sacro-iliaque, et s'étendent ensuite de haut en bas. Ce n'est que plus rarement que l'on voit la symphyse pubienne aussi entièrement ossifiée.

N° 652. — La pièce se compose des deux dernières vertèbres lombaires, du sacrum et de l'os iliaque. La réunion a eu lieu par la partie supérieure de la symphyse sacro-iliaque. Pour la partie antérieure et inférieure de l'articulation sacro-iliaque, elle est entièrement libre, de même qu'en arrière.

Le sacrum est aussi soudé avec les deux premières lombaires, sur lesquelles l'ossification s'est développée tout d'abord du côté gauche, suivant la règle commune, et à un degré beaucoup plus avancé.

N° 653. — Cette pièce se compose d'un bassin tout entier sur lequel les os iliaques se sont soudés des deux côtés avec le sacrum.

A l'étendue des diamètres antéro-postérieurs, l'on peut

juger que c'est le bassin d'un homme, ainsi qu'aux aspérités que présentent les os.

Le sacrum s'est soudé avec les os iliaques, seulement
par sa partie supérieure; et une preuve que c'est seulement le ligament sacro-iliaque dans lequel s'est déclarée
l'ossification, c'est que l'on peut voir du côté fracturé que,
si les surfaces articulaires ont contracté quelques adhérences, ce n'est que dans une partie très-peu étendue.

On peut voir aussi sur cette pièce que, bien que la symphyse sacro-iliaque fût soudée des deux côtés, cependant
la symphyse des pubis n'avait contracté aucune adhérence osseuse.

N° 654. — Ankylose de l'articulation sacro - iliaque
gauche.

Le dépôt osseux qui se trouve à la partie supérieure du
sacrum et à droite montre que l'ankylose n'était pas bornée à celle du côté gauche, seulement qu'elle était moins
étendue à droite qu'à gauche. On voit que, du côté gauche,
elle descend sur la partie antérieure de l'articulation sacro-iliaque. Le ligament paraît seul, par son ossification,
avoir déterminé cette soudure.

N° 655. — Ankylose de l'articulation sacro-iliaque droite.

Cette pièce est en quelque sorte l'ankylose de cette articulation arrivée à son dernier degré; car, dans toute son
articulation, le sacrum adhère à l'os iliaque. Mais ce qui
distingue cette pièce des précédentes, c'est qu'il semble
que le relief osseux que forme le ligament sacro-iliaque
ossifié sur les pièces précédentes paraît sur celle - ci
résorbé.

Ordre IIe.

Les membres étant divisés en membres supérieurs et membres inférieurs, nous aurons donc deux sous-ordres.

Sous-ordre 1er. — *Membres supérieurs.*

Les membres supérieurs comprendront plusieurs articulations, qui chacune seront examinées à part, et seront divisées en deux espèces, en ankylose idiopathique et en ankylose symptomatique. Cette deuxième espèce comprendra autant de variétés qu'il existe de maladies diverses qui peuvent déterminer l'ankylose.

Première espèce. — *Ankylose de l'articulation scapulo-humérale.*

N° 656. — L'humérus est parfaitement soudé avec le scapulum ; il est impossible de déterminer comment l'affection a débuté, et les progrès de l'ossification ont été tels que tout vestige de ligament et de cavité articulaire est effacé. Nous avons fait une coupe perpendiculaire sur la tête de l'humérus : l'on aperçoit que l'os est parfaitement sain, et qu'il y a une continuité complète entre la substance compacte extérieure à l'humérus, et celle de l'omoplate. Il en est de même pour la substance spongieuse intérieure, dont on peut suivre les filaments osseux décrivant des courbes partant de l'intérieur de la tête de l'humérus, et se perdant dans le tissu spongieux de l'omoplate.

Deuxième espèce. — *Ankyloses de l'articulation huméro-cubitale.*

Les ankyloses de ces articulations sont aussi communes que leurs causes sont variées.

Sur quelques-unes de ces espèces il est impossible d'apprécier parfaitement sous l'influence de quelle maladie l'ankylose s'est déclarée. Quoi qu'il en soit, dans toutes ces soudures de l'articulation, le bras est toujours plus ou moins fléchi. L'articulation, chose remarquable, est diminuée dans son sens *transversal*; il n'existe plus de mouvement, tandis qu'elle augmente dans son diamètre antéro-postérieur, dont les actions très-énergiques sont transmises.

Le cubitus, le radius, l'humérus augmentent dans leur diamètre antéro-postérieur, et diminuent dans le diamètre transverse. Quelquefois le radius est soudé en même temps avec le cubitus; d'autres fois cela n'a pas lieu. Enfin la structure de cette articulation est remarquable en ce que, si l'on fait une section avec la scie, parallèle à l'axe de ces os, on voit que, dans l'endroit où les extrémités se sont soudées, il y a raréfaction du tissu osseux, et dans un espace tellement circonscrit, que l'on pourrait prendre cette partie du tissu spongieux pour être le siége d'une affection tuberculeuse.

N° 657. — Bras gauche. Une extrémité inférieure de l'humérus ankylosée avec le cubitus.

Cette articulation est remarquable, en ce qu'elle n'est pas encore très-déformée, quoique l'ankylose date de longtemps; cependant l'épicondyle est presque entièrement disparue, et c'est à peine si l'on trouve une facette articulaire pour la tête du radius. Il y a quelques stalactites osseuses soit au niveau de l'épicondyle ou de l'épitrochlée. La cavité olécrânienne paraît plus large que de coutume.

Ce qu'il y a de plus remarquable sur cette pièce, c'est la structure. L'extrémité articulaire de l'humérus n'exerçant plus de mouvements, son tissu spongieux s'est en quelque sorte raréfié, et a été réduit à un tissu réticulaire, circonscrit à l'espace de la grande cavité que le cubitus embrassait.

La cavité médullaire de l'humérus tend à s'arrondir, tandis que celle du cubitus paraît de plus en plus s'allonger d'avant en arrière.

N° 658. — L'os du bras et les deux os de l'avant-bras ankylosés, de manière à former un angle un peu plus ouvert qu'un angle droit. Le radius se trouve au-devant du cubitus dans la demi-supination; il est soudé avec l'humérus.

L'ankylose est complète dans toute l'articulation huméro-cubitale; rien n'indique que ces os ont été atteints d'une maladie qui ait pu déterminer l'ankylose. On trouve bien une stalactite osseuse au-dessus de l'épitrochlée; mais elle n'a aucun caractère spécial.

La partie la plus curieuse est la structure. On fait avec la scie des sections parallèles, l'une à l'axe du radius, l'autre à celle du cubitus.

Je commencerai par l'étude de ce dernier os. On voit les traces de l'ancienne grande cavité sigmoïde du cubitus, et au-dessus, une partie du tissu spongieux, circonscrite par le cubitus, ayant par conséquent une forme arrondie. Le tissu a subi de plus une absorption particulière : ainsi il contient beaucoup moins de parties calcaires que d'ordinaire, de sorte qu'il est peu fragile.; ensuite il est extrêmement fin, et paraît très-serré. Cette altération singulière n'est due qu'à la résorption particulière, dont l'extrémité inférieure de l'humérus est le siége. Par suite de l'immobilité complète dans laquelle elle est maintenue par l'ankylose, l'extrémité de l'humérus est le siége d'une altération semblable dans l'endroit qui correspond au radius; le tissu est devenu mou, dépressible sous l'ongle; et un endroit plus compacte, décrivant une courbure à convexité inférieure et à concavité supérieure, montre l'endroit où existait le radius. La substance compacte est déposée en plus grande quantité dans la concavité du coude formée par l'ankylose.

N° 659. — Bras gauche. Les os de l'avant-bras sont soudés, sous un angle presque parfaitement droit, avec l'os du bras. Ce qui distingue cette pièce, c'est qu'elle a tous les caractères d'une articulation ankylosée : ainsi elle est diminuée dans son volume transversal, tandis que tous les os de cette articulation sont sensiblement augmentés dans leur diamètre antéro-postérieur. Outre l'ankylose qui existe entre l'humérus, le cubitus et le radius, ces deux os sont encore réunis entre eux dans leur partie supérieure. J'ai fait avec la scie une section parallèle à l'axe de l'humérus et du cubitus, et l'on peut voir que la partie de l'os embrassée par l'olécrâne a été le siége d'une résorption dans l'endroit où elle se trouve entièrement en dehors des mouvements. Toute la partie antérieure du cubitus, sur une ligne étendue de cette partie à l'humérus, a augmenté considérablement d'épaisseur, dans le sens de la concavité que représente cette articulation ankylosée.

N° 660. — **Bras droit. Articulation des deux os de l'avant-bras, soudés dans la flexion forcée avec le bras.**

L'humérus forme avec le cubitus un angle de quarante-cinq degrés. Malgré cette position permanente, le radius avait conservé ses mouvements; mais comme ils sont bornés à ceux de rotation, à la partie externe de l'humérus se trouve une tête à la place d'un condyle, et l'épicondyle est disparu, ainsi que la petite cavité sigmoïde du cubitus. Une section parallèle à l'axe de l'humérus et du cubitus laisse voir d'abord quel accroissement considérable en épaisseur a pris la substance compacte du côté de la flexion, ce qui porterait à croire que l'épaisseur va en croissant comme l'intensité de la courbure.

Au devant de l'olécrâne, on remarque toujours un endroit circonscrit arrondi, où la substance spongieuse de l'os s'est résorbée, où le tissu spongieux, plus serré, est formé, en moins grande partie, par des phosphates calcaires déposés dans la trame animale.

DEUXIÈME ESPÈCE.

Première variété. — De l'ankylose rachitique de l'articulation huméro-cubitale.

Dans toutes les pièces que nous possédons, il semblerait que l'affection, affectant un seul os, ou tous les os de l'articulation, a été plutôt consécutive à l'ankylose que cette lésion d'articulation n'en a été la conséquence, tant les caractères de l'ankylose ont conservé leur type normal.

N° 661. — Bras droit. Ankylose de l'humérus seulement avec le cubitus.

L'humérus n'est pas le siége de l'affection rachitique ; ce qu'il présente de plus remarquable, c'est qu'il a considérablement diminué dans son diamètre transversal. Le condyle et l'épicondyle sont entièrement disparus ; il ne reste qu'une facette articulaire à la partie antérieure du cubitus destinée à se réunir avec le radius. Le cubitus est le seul os qui ait subi une déformation que l'on puisse rapprocher de celles qui sont rachitiques, car il décrit une courbe à convexité externe et à concavité interne, qui, de l'épitrochlée à l'apophyse styloïde du cubitus, présente vingt et un millimètres de flèche ; de plus, cet os est considérablement accru dans son arête externe, donnant insertion au ligament interosseux, qui tirait probablement le cubitus en avant, par suite de la subluxation en avant du radius.

N° 662. — Les deux os de l'avant-bras, soudés à angle droit avec l'extrémité inférieure de l'humérus.

Cette pièce est remarquable en ce que non-seulement l'articulation a diminué dans son diamètre transverse ; mais les os, près de l'articulation, semblent avoir participé à cette altération particulière, en augmentant de leur diamètre antéro-postérieur, et en diminuant de leur diamètre transverse. Le radius est soudé, et le cubitus est peut-être encore plus aplati que lui. L'humérus, à son extrémité inférieure, a pris une forme plus arrondie que de coutume, qui le rapproche de la forme de sa diaphyse.

Une section parallèle à l'axe de cet os fait voir une structure lamineuse du tissu spongieux, qui rapproche les os, tant à l'intérieur qu'à l'extérieur de os affectés de rachitisme.

N° 663. — Bras droit. — Ankylose de l'extrémité inférieure de l'humérus, avec l'extrémité supérieure des deux os de l'avant-bras; gonflement rachitique de ces os au niveau de l'articulation.

Le radius était placé dans la demi-supination au devant du cubitus; mais il n'a contracté aucune adhérence avec cet os. Tous les os ont pris une disposition fusiforme telle, que leur grosse extrémité correspond au niveau de l'articulation, et la plus petite est la plus éloignée de la jointure. Malgré cet aspect fusiforme, les os ont plus d'épaisseur dans le diamètre antéro-postérieur que dans le diamètre transverse, excepté pour l'humérus. Une section parallèle à l'axe fait voir une structure qui rapproche ces os, pour la structure, de ceux affectés de rachitisme; seulement, au niveau du cubitus, il semble que ce soit un gonflement, formé seulement aux dépens du périoste, qui aurait dépassé une espèce de gaîne osseuse de formation nouvelle.

N° 664. — Bras droit. Ankylose de l'extrémité inférieure de l'humérus, avec l'extrémité supérieure du cubitus; déformation rachitique des os dans le voisinage de l'articulation.

L'humérus et le cubitus sont réunis à angle droit, au niveau de l'articulation; il semble que l'humérus soit continu avec le cubitus; quelques saillies osseuses, soit à la partie externe ou interne, indiquent seulement le point de réunion de ces deux os. Ce qu'il y a de plus remarquable, c'est l'augmentation que les os ont éprouvée dans leur diamètre antéro-postérieur; car l'humérus présente près de l'articulation trente-cinq millimètres d'avant en arrière, et seulement quatorze millimètres transversalement. Le cubitus a, d'avant en arrière, vingt-neuf millimètres, et transversalement, quinze millimètres. Cette augmentation du diamètre antéro-postérieur cesse à la partie moyenne de l'humérus, où l'os reprend ses formes normales, tandis que, pour le cubitus, l'augmentation de largeur d'avant en arrière est très-marquée. Jusqu'à la partie inférieure seulement, elle suit, dans ses divers degrés, les variations de volume de l'os, de la partie supérieure à la partie inférieure. Cependant l'os, dans toute son étendue, paraît hypertrophié.

Deuxième variété. — De l'ankylose de l'articulation huméro-cubitale, suite de ramollissement des os.

N° 665. — Cette ankylose de l'articulation est caractérisée par une augmentation très-considérable que prennent en volume les surfaces articulaires, de même que les extrémités des os.

Ainsi, sur cette pièce, les os de l'avant-bras sont soudés à angle droit avec l'humérus; l'extrémité de ce dernier os est considérablement augmentée de volume : ainsi, il présente, transversalement, quatre-vingt-deux millimètres; les deux tubérosités sont très-volumineuses, surtout l'interne.

L'olécrâne a trente-cinq millimètres de diamètre, indépendamment des stalactites osseuses qui lui donnent en tout quarante-huit millimètres dans le diamètre transversal; l'apophyse coronoïde est aussi extrêmement volumineuse : elle est devenue informe; il n'est pas jusqu'à la tête du radius qui n'ait pris un volume considérable, car dans son diamètre antéro-postérieur, elle a vingt-huit millimètres de diamètre. Outre cela, tout autour de l'articulation il y a des stalactites osseuses ; mais elles sont plus nombreuses à la partie interne qu'à l'externe. Enfin, les os qui concourent à former cette articulation paraissent aussi hypertrophiés dans toute leur étendue.

Troisième variété. — De l'ankylose de l'articulation huméro-cubitale, suite de fractures.

N° 666. — L'extrémité inférieure de l'humérus est fracturée ; la trochlée et l'épitrochlée ont été séparées de cet os; ces deux fragments se sont soudés avec le cubitus et le radius.

L'humérus forme un angle droit avec le radius ; il est placé au-dessus de lui et en dehors du cubitus. Le col du radius est difforme, sigmoïde, convexe en arrière, embrassant l'extrémité de l'humérus ; le radius est concave en dedans, où l'on remarque une dépression considérable, anfractueuse, largement ouverte en avant et en dedans, ainsi qu'en arrière, par plusieurs canaux qui pénètrent toute l'épaisseur du col. En dedans l'on trouve le cubitus uni à la fois au radius et à la fois à l'humérus, par l'intermédiaire de l'épitrochlée qui s'en est détachée.

Dans leur ensemble, les os de l'avant-bras paraissent luxés en arrière, et de plus ils sont aussi déplacés en dedans ; l'humérus est reporté en avant, placé au-dessus du radius, et s'étant soudé dans cette position, par l'intermédiaire d'un cal difforme.

N° 667. — L'extrémité inférieure de l'humérus est séparée en trois pièces : l'une pour le corps, les deux autres pour le condyle, l'épicondyle et la trochlée ; l'autre pour l'épitrochlée. Ces diverses parties ayant chevauché les unes sur les autres, se sont ankylosées avec le radius et le cubitus.

Bras droit. Le condyle, l'épicondyle et la trochlée sont remontées en dehors, d'où il résulte que le radius et sa face externe regardent en dehors ; il en est de même pour celle du cubitus, tandis que la face antérieure de ces deux os regarde directement en dedans. L'extrémité du fragment supérieur de l'humérus est descendue en dedans et en bas, et a chassé devant lui l'épitrochlée, qui est soudée au bout de ce fragment, et placée à la partie interne et inférieure de l'extrémité supérieure du cubitus. A la partie interne, il y a quelques proéminences osseuses qui, dans les unes, paraissent des fragments soudés par l'intermédiaire du cal, dont les autres paraissent avoir été produites de toutes pièces ; enfin, outre l'ankylose qui a soudé l'articulation, le radius, par sa tête seulement, a fini par se réunir au cubitus.

N° 668. — Ankylose des articulations huméro-cubitales, par fracture, à la fois de l'extrémité inférieure de l'humérus, et de la partie supérieure du radius et du cubitus.

Bras gauche. — Le condyle et l'épicondyle ont été séparés de l'humérus ; les débris de ces pièces ont été résorbés ; il ne reste qu'une apophyse en forme de T, soudée à l'humérus ; le radius est luxé en bas et en arrière, et a été fixé contre l'olécrâne. Le cubitus, au contraire, par son extrémité inférieure, a été entraîné en dehors, et n'est en rapport qu'avec l'extrémité inférieure de son fragment supérieur, qui, du reste, a conservé ses rapports naturels.

Le fragment inférieur du cubitus est soudé par sa partie supérieure, par l'intermédiaire d'un cal difforme aux fragments supérieurs du radius et du cubitus.

Et ces deux fragments eux-mêmes sont unis à la partie inférieure et interne de l'humérus : le radius se trouvant derrière le cubitus, et leur face étant unie l'une à l'autre, d'espace en espace. Une section perpendiculaire à l'axe de ces os réunis permet d'apercevoir nettement ces parties, et d'apprécier que dans les ankyloses succédant à des fractures, l'extrémité articulaire de l'humérus se trouvant dans les mêmes conditions que dans le cas d'ankylose spontanée, il se fait une résorption du tissu spongieux de l'extrémité articulaire placée hors des mouvements.

N° 669. — Ankylose de l'articulation huméro-cubitale, suite de la fracture de l'extrémité supérieure de l'olécrâne.

Bras gauche. L'articulation est soudée à angle droit ; l'articulation a un peu diminué de diamètre, par suite du moins grand volume du condyle et de l'épicondyle. Au niveau de l'articulation en arrière, l'on voit que l'olécrâne a été séparé du cubitus ; une dépression, dans laquelle se sont déposées des substances osseuses, sépare cette apophyse du reste de l'os.

Le cubitus est aussi uni au radius. Ces deux os, dans le reste de leur continuité, ont chacun éprouvé des altérations d'un genre différent : le cubitus s'est infléchi dans sa longueur, de manière à décrire une courbe à convexité externe et à concavité interne, ayant vingt millimètres de flèche ; pour le radius, il a été dans le milieu de sa longueur le siége d'une hypersécrétion du périoste, qui a donné lieu à un dépôt de matière osseuse que l'on pourrait croire d'abord avoir succédé à une fracture ; mais l'aspect lisse de la partie postérieure de l'os montre assez qu'il n'a pas été le siége d'aucune solution de continuité.

Quatrième variété.

N° 670. — Ankylose, par carie des os, de l'articulation huméro-cubitale.

Bras droit. L'humérus est soudé au cubitus et au radius, sous un angle de quarante-cinq degrés. Ces os sont extrêmement grêles à leurs extrémités, mais, près de l'articulation, ils sont considérablement augmentés de volume dans le diamètre antéro-postérieur ; mais il est à remarquer que cette augmentation est encore plus sensible dans la flexion que dans l'extension.

Une cavité arrondie, circonscrite, dont le plus grand diamètre est de dix-huit millimètres, correspond à la partie postérieure de l'extrémité de l'olécrâne. Cette cavité présente tous les caractères de la carie tuberculeuse arrivée à cicatrisation ; aussi pensons-nous que cette ankylose a probablement succédé à une tumeur blanche par carie tuberculeuse, et que l'olécrâne porte le sceau de l'affection qui a déterminé cette ankylose.

Ankyloses des articulations entre le radius et le cubitus.

Le radius peut être uni au cubitus, soit à la partie inférieure ou à la partie supérieure. Le plus souvent cette union a lieu, soit isolément en haut ou en bas, et rarement elle a lieu à la fois en haut et en bas. Si l'union de ces deux os est très-commune quand l'articulation huméro-cubitale est soudée, cependant il arrive quelquefois que le radius n'est pas soudé avec le cubitus, bien que dans certaines circonstances il ait même contracté des adhérences avec l'humérus, comme nous l'avons vu sur une des pièces précédentes.

PREMIÈRE ESPÈCE. — *Ankylose de l'extrémité supérieure du radius et du cubitus.*

N° 671. — Ankylose de l'articulation radio-cubitale supérieure ; cubitus et radius gauche unis par la partie supérieure seulement.

Le radius et le cubitus sont unis par la tubérosité bicipitale et par la tête du radius ; l'extrémité inférieure du cubitus, par suite de l'ankylose du radius, ne recevait plus aucun mouvement, et alors son extrémité inférieure s'est atrophiée. De plus, l'extrémité inférieure du cubitus est contournée sur elle-même, et entraînée en dehors, tandis que celle du radius est rapprochée de la partie interne.

DEUXIÈME ESPÈCE. — *Ankylose de l'articulation radio-cubitale supérieure par ramollissement de l'articulation.*

N° 672. — Bras gauche. Le cubitus s'est soudé à la partie supérieure avec le radius : il semble que ce soit par un affaissement de la surface articulaire, qui aurait cédé comme de la cire molle, car, transversalement, la surface articulaire du cubitus avec l'humérus, la grande cavité sigmoïde au niveau de l'apophyse coronoïde, présente de quarante-cinq à cinquante millimètres de largeur ; il semble même, en dehors d'elle, que l'humérus se soit imprimé sur la surface articulaire, soit de la tête du radius ou sur le cubitus. Le radius s'est ankylosé avec le cubitus, mais seulement en haut ; en bas, le radius a une tendance à se diriger en dedans, tandis que le cubitus, au contraire, se courbe en dehors ; l'extrémité de ce dernier os semble un peu atrophiée.

Ankylose de l'extrémité inférieure de l'articulation radio-cubitale.

L'extrémité inférieure peut se souder, indépendamment de l'extrémité supérieure, comme celle-ci peut se souder sans entraîner l'ankylose de l'extrémité inférieure, comme nous l'avons vu ; mais l'ankylose de l'extrémité inférieure de l'articulation radio-cubitale paraît intimement liée à l'ankylose des os du carpe. Elle est presque toujours consécutive, et cependant, dans certaines circonstances exceptionnelles, elle n'a pas lieu ; la déformation des parties annonce qu'elle était prochaine.

Ankylose de l'articulation radio-cubitale inférieure, et des os du carpe et du métacarpe.

Le radius et le cubitus sont seulement soudés à leur partie inférieure, mais pas à la partie supérieure. Les os du carpe sont réunis entre l'articulation radio-carpienne et carpo-métacarpienne, et sont soudés aussi avec les os du carpe, de sorte que, du radius à l'extrémité du métacarpe, c'est un tout continu. Sur un bras de levier aussi long, on conçoit combien les os du métacarpe sont susceptibles de se fracturer : c'est en effet ce qui a lieu, et comme nous le verrons, sur les trois exemples suivants, où les os du métacarpe le plus sur la direction du radius sont le plus souvent fracturés.

Première espèce. — *Ankylose de l'extrémité inférieure des os de l'avant-bras, et du carpe et métacarpe.*

N° 673. — Bras droit. Le radius est placé en avant et en dedans du cubitus, tandis que celui-ci est situé en dehors et en arrière. Ces deux os sont soudés entre eux et avec le carpe, mais ils n'ont contracté aucune adhérence dans l'articulation radio-cubitale supérieure. Tous les os du carpe sont réunis entre eux, ainsi qu'avec tous les os du métacarpe, excepté celui du pouce, qui n'est pas ankylosé; le quatrième métacarpien a été le siége d'une fracture, consolidée à la réunion de ses deux tiers inférieurs avec le tiers supérieur.

N° 674. — Bras gauche. Le radius est placé en avant et en dedans du cubitus, tandis que celui-ci est situé en dehors et en arrière. Ces deux os sont soudés entre eux et avec le carpe, mais ils n'ont contracté aucune adhérence dans l'articulation radio-cubitale supérieure.

Tous les os du carpe sont réunis entre eux, ainsi qu'avec tous les os du métacarpe, excepté avec le deuxième métacarpien. Deux os du métacarpe ont été fracturés, le troisième et le quatrième; la fracture s'est consolidée sur le troisième métacarpien; sur le quatrième, il s'était formé une fausse articulation, dont il ne reste plus de trace que sur le fragment supérieur.

Deuxième espèce. — *Ankylose de l'extrémité inférieure des os de l'avant-bras, ayant succédé à une carie tuberculeuse.*

N° 675. — Bras gauche. Le radius est placé en avant et en dedans du cubitus, tandis que celui-ci est situé en arrière et en dehors. Ces deux os sont soudés entre eux et avec le carpe.

Tous les os du carpe sont réunis entre eux et avec les os du métacarpe. Le carpe a été le siége primitif de l'affection tuberculeuse, qui l'a détruit en partie, car la plus grande partie du grand os et de l'os crochu a été minée par la carie; et sur les parois de l'intérieur de la vaste cavité qui s'est formée, on aperçoit de petites alvéoles arrondies, qui dénotent assez la nature particulière de carie qui a été déterminée par les tubercules qui se trouvaient logés dans ces petites cavités osseuses de second ordre.

L'affection n'a pu être limitée même par les articulations, et le radius et le cubitus, qui sont augmentés considérablement de volume, ont été aussi le siége de cette maladie, qui ne se dénote sur le cubitus que par un gonflement, mais qui, sur le radius, joint à ce caractère particulier un autre beaucoup plus distinctif, qui consiste en une petite cavité tuberculeuse au milieu de la substance spongieuse.

L'ankylose a-t-elle succédé à l'affection tuberculeuse, ou, l'ayant précédée, a-t-elle favorisé le développement de cette maladie de proche en proche ? C'est ce que l'on serait tenté de croire, par l'étendue de la maladie au carpe, et à son peu d'intensité sur les os de l'avant-bras, comme il serait possible aussi que l'affection communiquée à l'articulation ait été la cause de l'ankylose de l'articulation radio-carpienne.

De l'ankylose des os du carpe et du métacarpe.

Les os du carpe sont rarement soudés sans que les os du métacarpe soient réunis en totalité ou en partie avec eux, et au cas où ils ne sont pas entièrement réunis, c'est l'articulation avec le cinquième métacarpien, qui est le plus souvent non ankylosée, comme la plus mobile ; et presque toujours aussi ils sont réunis avec le radius seul, auquel cas ils donnent lieu constamment à une déformation particulière de l'articulation radio-carpienne inférieure, consistant en un aplatissement et un élargissement considérable de la surface articulaire radio-cubitale, par l'action des muscles insérés du cubitus au doigt, qui, selon la résultante des forces, agissent directement sur l'articulation, les os du carpe n'étant plus mobiles les uns sur les autres. Le centre des mouvements que la main exerce sur l'avant-bras est la conséquence de cette action sur l'articulation radio-cubitale, et la difficulté de son jeu détermine bientôt l'ankylose, comme nous l'avons vu sur les trois pièces précédentes.

Première espèce.

N° 676. — Carpe gauche. Cette pièce se compose du grand os du trapèze, du trapézoïde et du scaphoïde, soudés entre eux, et avec les troisième et quatrième métacarpiens. Cette pièce n'a d'importance que parce qu'elle montre que les os du carpe peuvent se souder, et l'articulation radio-carpienne, dans quelques circonstances, être libre.

N° 677. — Ankylose des os du carpe entre eux et dans leur articulation radio-carpienne, et carpo-métacarpienne.

La pièce se compose des os de la main et de l'extrémité inférieure des os de l'avant-bras.

Tous les os du carpe sont soudés entre eux, excepté le

pisiforme ; de plus, ils sont réunis avec trois os du métacarpe et avec le radius.

On peut voir que les deux os du métacarpe qui ne sont pas soudés sont les plus mobiles, et que l'os trapèze a tendu à se placer en avant, de même que l'os crochu, par l'action continue des muscles opposants du pouce et du petit doigt, ce qui fait que quand ils se sont soudés avec le reste du carpe, qu'ils ont concouru à rendre plus voûté que d'ordinaire.

Sur les pièces suivantes, on pourra apprécier quel rôle joueront ces muscles opposants, surtout celui du pouce, par rapport au déplacement du trapèze, au point que l'on pourrait croire que cet os est luxé et ankylosé.

N° 678.—Bras gauche. Ankylose des os du carpe entre eux et avec le métacarpe et le radius. Fracture des os du métacarpe.

Les os du métacarpe sont soudés entre eux, excepté le pisiforme, et avec le métacarpe, excepté avec le cinquième métacarpien. Ce dernier, jouissant de mouvements très-étendus, ne s'est pas réuni, et par suite de l'action des muscles opposants agissant sur le pouce, le trapèze a été entraîné en avant et en dedans, au point de paraître comme luxé, et ensuite il s'est soudé dans cette position. De plus, on trouve une facette aplatie sur la partie interne du radius, plus large et moins profonde que d'ordinaire, destinée à s'articuler avec le cubitus.

Deux os du métacarpe se sont fracturés, le troisième et le quatrième. Comme nous l'avons déjà remarqué à propos de l'articulation radio-cubitale et radio-carpienne, ce sont ceux qui se trouvent le plus directement dans la continuité du bras de levier du radius. Ces fractures sont consolidées.

N° 679. — Ankylose des os du carpe entre eux, et avec les os du carpe et du radius.

Cette pièce est remarquable en ce qu'elle est un nouvel exemple de la sub-luxation en avant, avec soudure du trapèze au carpe ; et de plus, c'est aussi un exemple notable de l'étendue considérable que peut prendre la facette cubitale du radius, qui peut même descendre jusque sur les os du carpe.

Deuxième espèce.

N° 680. — Ankylose des os du carpe ayant peut-être succédé à une maladie des surfaces articulaires, qui se sont comme aplaties, ou même à une carie tuberculeuse qui aurait détruit à la fois l'extrémité inférieure du radius et une partie du scaphoïde.

Tous les os du carpe sont soudés entre eux, et avec le métacarpe et le radius : il semble que ces os se soient aplatis par leurs bords articulaires, surtout dans la concavité. Une cavité régulière, située à la partie externe du radius, paraît être le résultat d'une carie tuberculeuse qui aurait porté ses progrès jusque sur l'extrémité de l'os scaphoïde.

On peut voir aussi sur cette pièce, lorsque le trapèze est libre d'adhérence avec l'os scaphoïde, jusqu'à quel point il peut se porter en avant.

A la partie interne du radius, l'on trouve une facette extrêmement large, destinée à l'articulation de cet os avec le cubitus.

N° 681. — Un radius avec le carpe, soudés ensemble, et divisés parallèlement à l'axe du bras.

Cette pièce est destinée à montrer la continuité qui s'établit dans le tissu, entre le radius et les os du carpe, et combien alors les os, ainsi continués par la résorption de leur tissu spongieux, ont une tendance à se canaliser, et d'os courts, devenus os longs, à en prendre les caractères.

Ankylose des phalanges.

N° 682.—La pièce se compose de deux phalanges unies entre elles ; quelques stalactites osseuses se sont déposées en avant et sur les parties latérales de l'articulation. Ces deux phalanges sont soudées dans la position de la flexion.

Sous-ordre IIe. — *Membres inférieurs.*

Les membres inférieurs comprennent plusieurs articulations, dont chacune sera examinée à part, et seront divisées en deux espèces, l'une idiopathique, l'autre symptomatique. Cette deuxième espèce comprendra autant de variétés qu'il existe de maladies diverses qui peuvent déterminer l'ankylose.

Première espèce. — *Articulation coxo-fémorale.*

N° 683. — Pièce donnée à la Faculté par Lassus. Membre gauche. Le fémur est soudé avec la cavité cotyloïde, de manière que le corps du fémur forme, avec le diamètre transverse du bassin, un angle droit. La tête du fémur est exactement embrassée par le sourcil cotyloïdien, avec lequel elle se continue. Il n'y a qu'au niveau de la grande échancrure de la cavité cotyloïde que l'on trouve la tête libre. On a pratiqué une section parallèle à l'axe du col du fémur, qui permet d'apprécier l'étendue des altérations dans la structure que l'ankylose a apportée aux os de l'articulation.

D'abord, à la largeur du canal médullaire du fémur, et à la raréfaction de tout le tissu spongieux des deux os, l'on peut présumer que l'individu était âgé, et que l'ankylose n'a été que la conséquence de l'état sénile. La soudure paraît avoir commencé par l'ossification de l'appareil ligamenteux, car la tête du fémur n'est pas réunie, non-seulement au niveau de la grande échancrure cotyloïde, mais encore jusque passé la partie moyenne de la partie sphérique de la tête; il existe un espace entre elle et le fond de la cavité articulaire. C'est donc primitivement en haut et en avant que la tête a commencé à se réunir avec la tête, et cette réunion a eu lieu par un moyen tout particulier; car entre les deux lames compactes sous-cartilagineuses de la face convexe ou concave, s'est formé un dépôt de tissu spongieux.

Sur la partie de l'os qui se compose de la partie interne des os du bassin, on voit très-bien que cette trame osseuse de nouvelle formation forme une zone comprise entre les deux lames compactes que je viens de signaler, ayant, par conséquent, une épaisseur proportionnelle à l'espace qui séparait les deux surfaces articulaires; et bientôt elle se confond avec le tissu spongieux de l'os des iles et du fémur; mais la fusion est toujours plus prompte et plus complète avec la tête. Le tissu de la tête est très-délicat, plus que celui du col, qui lui-même est très-raréfié, tellement que sa partie moyenne est canalisée. La partie correspondante au coude de l'articulation est la plus épaisse.

Un fait très-curieux est l'atrophie du grand et du petit trochanter, qui désormais n'étant plus le siége de la traction, s'atrophient, et forment une cavité cellulaire.

Première variété. — Ankyloses de l'articulation coxo-fémorale.

N° 684. — Membre droit. L'os iléum et l'extrémité supérieure du fémur.

Le fémur s'est soudé avec la cavité cotyloïde, en formant un angle aigu à sinus en dedans, avec la ligne du diamètre transverse du bassin. La tête est exactement embrassée par la cavité du sourcil cotyloïdien, qui n'a pas très-notablement augmenté de volume. Les os ne paraissent pas avoir appartenu à un individu très-âgé, comme on est en droit de le supposer à l'épaisseur considérable des os. Des ossifications développées en dehors de l'os iliaque, au niveau des insertions aponévrotiques des muscles fessiers, de semblables, déposées en dedans, au niveau de la fosse iliaque, donnent à penser que l'affection a encore débuté dans le tissu fibreux de l'articulation, quoique l'organisation avancée de l'ankylose ne permette plus d'apprécier, comme sur la pièce précédente, les diverses phases qu'elle a parcourues par une section parallèle à l'axe du fémur.

On voit qu'il y a une fusion intime entre le fémur et l'iléum ; il serait impossible d'établir les limites de ces deux os : les colonnes osseuses parties du col du fémur ont pu, sans interruption, se stratifier dans l'iléum, *et vice versa.* Malgré tout, l'os a conservé les caractères généraux des ankyloses: aux parties correspondant à la cavité du coude, que forment les os, correspondent les parties les plus denses de l'os, qui ont même acquis une épaisseur considérable. Le tissu intérieur s'est raréfié : au lieu d'un tissu fin et serré, spongieux, ce sont de vastes lames épaisses, qui vont de plus en plus en s'écartant au niveau du col. Le grand trochanter, ainsi que le petit, sont remarquables par leur atrophie : le premier, parce que, bien qu'ayant conservé son volume, son tissu intérieur s'est résorbé, et il est réduit à une espèce de coque osseuse ; l'autre, parce qu'il a diminué à la fois dans son volume et probablement dans sa densité.

Nº 685. — Le membre droit. L'os iléum et un fémur entier ankylosés ; pièce donnée au musée par M. Devillier, membre de l'Académie.

Le fémur est soudé avec la cavité cotyloïde, de manière à former un angle très-aigu avec le diamètre transverse du bassin, d'une manière telle, que le fémur a éprouvé une véritable rotation, par suite de laquelle le condyle interne regarde en arrière et l'externe en avant. Toutes les parties qui correspondent à la partie concave du coude de cette articulation paraissent avoir augmenté à la fois de volume et surtout de densité ; celles, au contraire, dans la convexité, sont atrophiées au point que la lame compacte du col comme papiracée, est en partie détruite et laisse apercevoir le tissu spongieux de la tête réduit en longues colonnes osseuses qui s'étendent d'une surface articulaire à l'autre. Cette pièce est surtout remarquable par les modifications que l'ankylose a fait éprouver aux parties environnantes de l'articulation.

Plusieurs muscles devenus immobiles, passant par tous leurs degrés de transformation, sont devenus successivement de musculaires, fibreux, et enfin osseux, comme on le voit sur le psoas et l'iliaque, et sur le muscle petit fessier.

Les éminences osseuses qui environnent l'articulation, devenues sans utilité, sont tombées dans un état d'atrophie qui a à la fois altéré leur structure et leur volume, comme on peut le voir sur le grand et le petit trochanter.

Ces altérations n'ont pas pour limite les parties contiguës à l'altération : ainsi, le fémur n'ayant plus à transmettre que des mouvements dans un seul sens, de dehors en dedans, ou *vice versa*, relativement à l'articulation ankylosée, a augmenté considérablement de volume dans ce sens ; mais, à cause de la position que le fémur a prise par rapport au bassin, il se trouve que, relativement au fémur, cette augmentation a accru son diamètre antéro-postérieur aux dépens du diamètre transverse.

Pour l'os du bassin, toutes les parties placées en dehors du cercle de transmission des actions provenant, soit du mouvement ou de la pesanteur, et limité à la circonférence que décrit le détroit supérieur, toutes ces parties, dis-je, sont frappées d'une atrophie manifeste, par la diminution dans le volume ou la raréfaction du tissu osseux.

Deuxième variété. — Ankyloses de l'articulation coxo-fémorale avec complication.

Les ankyloses de cette articulation peuvent être compliquées d'accidents dépendant, les uns, de l'ankylose elle-même, les autres, n'ayant aucune connexion avec cette première affection : aussi, dans les premiers, rangerons-nous les fractures.

N° 686. — **Membre droit. Ankylose de l'articulation coxo-fémorale, avec fracture du col du fémur.**

La tête du fémur est soudée avec la cavité cotyloïde. Cette ankylose semble dater de longtemps, comme on peut le voir à l'atrophie, qui a diminué le volume de la branche ascendante de l'ischium, de même que l'épine iliaque antérieure et supérieure. Outre cela, les progrès de l'ossification de la tête sont si avancés, qu'on ne peut douter qu'elle n'ait précédé la fracture du col.

Cette pièce est donc très-curieuse, en ce que la fracture du col ne s'étant pas consolidée, il s'est formé une fausse articulation entre le col et la tête, lésion qui a été tout à bénéfice pour l'individu, puisqu'il a pu recouvrer les mouvements du membre; exemple donné par la nature, et qui a été suivi dans un cas par un chirurgien.

La partie de la fausse articulation la plus rapprochée du tronc est concave, comme on le voit dans toutes les fausses articulations dans lesquelles la partie la plus mobile est convexe, et l'autre concave, et elle est assez lisse, ce qui donne à penser qu'il s'y exerçait des mouvements.

N° 687. — **Ankylose de l'articulation coxo-fémorale, avec fracture du corps du fémur et nécrose tuberculeuse.**

L'affection tuberculeuse est tout à fait indépendante de l'ankylose; mais si elle a prédisposé le fémur à se fracturer, en l'affaiblissant, l'ankylose a secondé en quelque sorte la cause déterminante, en rendant le fémur fixe, et en donnant ainsi un point d'appui à la force agissant par un bras de levier considérable.

Ainsi cette pièce pathologique est donc à la fois au nombre des ankyloses de l'articulation coxo-fémorale, compliquée d'accidents dépendants de l'ankylose, et d'affections sans connexion avec la soudure des os.

L'ankylose a précédé la nécrose tuberculeuse et la fracture, car le travail de l'ankylose était terminé dans les points où le dépôt tuberculeux a eu lieu. Aussi cette pièce est curieuse, en ce qu'elle montre que, lorsque les os sont confondus ensemble, la communauté de leur nutrition entraîne aussi une communauté dans les maux; car la maladie s'est déclarée à la fois dans la tête du fémur, la partie interne de la cavité cotyloïde, et la partie interne et postérieure de la diaphyse du fémur.

La nature tuberculeuse de l'affection se décèle surtout sur l'os pectiné (fragment le plus interne), où l'on voit une alvéole parfaitement circonscrite, comme en voie de cicatrisation dans la partie de la tête qui correspond à la partie interne de la cavité cotyloïde; on peut suivre aussi les divers progrès de la matière tuberculeuse dans la matière osseuse.

A la partie interne et postérieure, on aperçoit deux séquestres en voie de se séparer du fémur. La cause qui a déterminé la formation de petits séquestres nécrosés à la tête, et tendant à se faire jour par des ouvertures dans le bassin, a aussi certainement déterminé la nécrose de la diaphyse du fémur.

De plus, il s'est formé une fracture dans la partie supérieure du fémur, et toutes les parties saines environnant le séquestre ont fait effort pour rétablir leur connexion entre elles, par les stalactites osseuses que l'on remarque sur le trajet d'une ligne oblique de haut en bas, et de dehors en dedans, direction dans laquelle l'os s'est fracturé.

DEUXIÈME ESPÈCE.

Première variété. — Ankyloses de l'articulation coxo-fémorale, consécutives à une déformation de l'articulation.

N° 688. — Ankylose dépendant de la déformation de la cavité cotyloïde.

Membre gauche. Il semble que la cavité cotyloïde soit revenue sur elle-même, et qu'elle ait comprimé la tête du fémur, qui elle-même est moins volumineuse que d'ordinaire. Ce n'est que sur ses bords que la cavité paraît être un peu augmentée aux dépens de l'ossification d'une partie du bourrelet cotyloïdien. Ce qu'il y a |de plus remarquable dans cette pièce, c'est son mode particulier d'ankylose, qui n'a pas lieu par ossification des ligaments, ou par un établissement de continuité entre la substance osseuse de la tête et de la cavité. Ce n'est en quelque sorte que par compression de la tête dans la cavité. Une ligne de démarcation très-notable existe entre la tête et la cavité, maintenues séparées par une ligne de matière organique qui paraît être le vestige des cartilages inter-articulaires. Un fait assez remarquable, c'est que, par suite de cela, il ne s'est pas établi de continuité d'un tissu spongieux à l'autre, et la lame de substance compacte sous-cartilagineuse est hypertrophiée de part et d'autre, surtout en bas, partie qui correspond à la partie inférieure et concave du coude, représentée par la soudure de ces deux os.

Du reste, le grand et le petit trochanter sont atrophiés. Cet état sur le grand trochanter se dénote par une vacuole établie dans son intérieur, quoique l'individu soit très-jeune, comme on peut le voir d'après le volume des os ;

I.59

et sur le petit trochanter on observe une diminution notable en volume.

L'inertie a déterminé sur la branche ascendante les mêmes effets, aussi est-elle à peine développée.

Quelques irrégularités qui se trouvent au niveau de la cavité cotyloïde dans le bassin pourraient donner à penser que peut-être la maladie a débuté par une coxalgie.

N° 689. — Ankylose dépendant à la fois de la déformation de la cavité cotyloïde et de la tête du fémur.

Nous avons déjà étudié, sous le nom d'arthrocace sénile, cette maladie.

Membre gauche. Par suite d'une espèce de ramollissement particulier des os, comme nous l'avons vu, la tête et la cavité ont pris une forme particulière par suite de laquelle la cavité a diminué de profondeur, comme la tête de hauteur, en augmentant tous deux de surface. Ces os cédant irrégulièrement dans les points où ils rencontrent le moins de résistance, la tête, en s'aplatissant sur le col, s'est engrenée dans l'échancrure de la cavité cotyloïde, et la perte des mouvements a bientôt amené l'ankylose. La maladie, dans ce cas, a débuté par les os, et non par les ligaments.

Deuxième variété.

N° 690. — Ankylose dépendant d'une luxation en dehors et en haut ; pièce donnée à la Faculté par Lassus.

Membre gauche. La tête est remontée dans la fosse iliaque externe, et cela s'est opéré sans que l'on rencontre cette déformation de la fosse iliaque, par suite de laquelle l'épine iliaque antérieure et supérieure est remontée et rapprochée de la ligne médiane, la fosse iliaque interne augmentant de profondeur aux dépens de l'externe, qui diminue. La tubérosité est à peine changée de direction, pas plus que la petite épine sciatique. Cette luxation manque donc du caractère des luxations congénitales ; de plus, la cavité cotyloïde ancienne n'a pas les caractères de la cavité articulaire après les luxations congénitales.

Nous sommes donc porté à penser que c'est une luxation d'une nature toute particulière, dépendante d'une arthrocace sénile, dans laquelle la cavité cotyloïde ramollie a été entraînée en haut par la tête, qui plus tard s'est déformée, et s'est ankylosée avec la cavité.

A l'extérieur, on voit, surtout bien en arrière, la cavité comme allongée, et embrassant, en forme d'anse osseuse, la tête. Le ligament capsulaire en partie, et le bourrelet cotyloïdien se sont ossifiés en bas et en dedans ; l'on voit que les fibres du col se sont comme éparpillées, comme les racines d'une plante pivotante, pour s'irradier en plongeant dans la cavité cotyloïde, avec lequel elles se continuent. Toute la cavité en haut, au niveau de l'os pectiné, en bas, à la tubérosité de l'ischium, s'est atrophiée, n'éprouvant plus d'action de la part de la tête. L'échancrure cotyloïde s'est aussi considérablement élargie, en même temps que le plancher de la cavité articulaire est très-mince dans ce point.

Intérieurement, on voit une ligne de substance compacte, indiquant l'aplatissement qu'a subi la cavité pour laisser glisser la tête en haut. Une partie de substance spongieuse placée au-dessus du col du fémur indique la partie de la cavité et des ligaments qui ont été entrainés.

Du reste, comme dans toutes les ankyloses, c'est au niveau du coude et dans la concavité que le dépôt de substance a le plus d'épaisseur : ainsi il n'a pas moins de dix-huit millimètres de hauteur.

Ankylose de l'articulation fémoro-tibiale.

Cette ankylose porte avec elle un caractère particulier, à savoir : que les os sont ordinairement dans la flexion et dans une sub-luxation, que le plus souvent il existe un espace particulier au niveau du centre de l'articulation où la soudure n'existe pas, et l'éminence formée par l'épine tibiale, servant d'insertion aux ligaments croisés, est entièrement disparue. De plus, l'ankylose de cette articulation entraîne presque toujours celle de la rotule sur le condyle externe.

Il arrive aussi, dans un grand nombre de circonstances, que le fémur prend une courbure brusque et anormale au-dessus des condyles.

Ces ankyloses peuvent se développer sans maladie primitive des os ; d'autres fois elle est consécutive à une affection morbide des surfaces articulaires.

PREMIÈRE ESPÈCE.

N° 691. — Le tibia, le fémur et la rotule soudés ensemble.

Cette altération paraît la conséquence de l'âge avancé de l'individu, car les os sont très-minces, et le canal médullaire très-ample ; les condyles sont soudés avec le tibia. Un espace considérable existe entre ces deux surfaces articulaires du fémur ; l'épine du tibia est disparue par suite de l'immobilité dont ont été frappés les ligaments croisés qui s'y attachent. Le fémur n'a pas tout à fait sa direction normale par rapport au tibia ; il semble que sa face antérieure soit un peu dirigée en dedans.

La rotule s'est soudée avec le condyle externe, ce qui indique assez que cette pièce appartient à un membre droit. Cet os a été brisé, et donne à voir que sa nature devient plus spongieuse, de même que celle des fémurs sur lesquels elle est greffée. Le péroné n'était pas soudé avec le tibia.

N° 692. — Ankylose de l'articulation fémoro-tibiale et péronéo-tibiale.

Cette pièce est composée seulement de la moitié des os de cette articulation, qu'une section avec la scie a partagée en deux parties.

Le fémur est soudé avec le tibia par les condyles ; un espace considérable sépare ces surfaces articulaires au niveau de l'épine tibiale. Le fémur, au-dessus des condyles, a pris une courbure brusque et anormale, qui tend à rendre l'axe du fémur parallèle à celle du tibia, et dans cette déformation, il y a quelque analogie avec celle que nous avons observée au coude : c'est que toute l'articulation a diminué dans son diamètre transverse, et augmenté dans son diamètre antéro-postérieur.

La rotule s'est réunie avec le condyle externe, et il y a confusion dans leur tissu.

Dans la concavité, il semble que le tissu spongieux et compacte ait augmenté d'épaisseur, tandis que dans la convexité il y a une raréfaction considérable, au point qu'au-dessus de la tubérosité rotulienne, il y a une espèce de cellule. Le tibia paraît s'être un peu courbé en arrière, comme le fémur, mais à un moindre degré. Le péroné est soudé avec le tibia.

N° 693. — Ankylose de l'articulation fémoro-tibiale.

Le fémur s'est soudé par les condyles avec le tibia. Un espace libre existe entre les deux condyles, dû à la fois à la résorption de leur partie interne par rapport à l'articulation, et à la disparition complète de l'épine tibiale.

La rotule est soudée avec le condyle externe; il s'est établi une continuité de tissu entre eux; mais le tissu est beaucoup plus raréfié dans l'intérieur des deux os que dans l'endroit où ils sont continus.

Le fémur et le tibia sont tous les deux courbés en arrière, mais cette altération dans la direction normale de ces deux os est cependant plus notable dans le premier que dans le second.

La structure est altérée d'une manière semblable à celle que l'on observe dans toutes les ankyloses en coude. Il y a hypertrophie dans la concavité, et atrophie ou raréfaction dans la convexité. Sur le fémur on observe très-bien cette première distinction, car la diaphyse a presque le double d'épaisseur que dans la convexité, et le tibia présente un exemple des plus marqués d'atrophie, puisqu'au-dessus de la tubérosité rotulienne on trouve une vaste cellule formant une véritable coque osseuse.

Le péroné n'était pas soudé au tibia.

Nº 694. — Ankylose de l'articulation fémoro-tibiale.

La pièce se compose d'un tibia, d'un fémur entier et d'une rotule, sciés selon le diamètre transversal de ces os, et dans toute leur longueur.

Le fémur est réuni au tibia par ses condyles; mais cette fusion est beaucoup plus avancée sur cette pièce que sur les précédentes; il ne reste plus qu'un petit pertuis qui sépare les deux condyles l'un de l'autre. On peut observer es progrès de cette occlusion dans la marche de la nature :

c'est au centre que les deux os se rapprochent le plus, tandis qu'au dehors les condyles sont encore largement séparés l'un de l'autre; de sorte que l'écartement des condyles peut être représenté par deux pyramides qui sont adossées par leur sommet. On peut remarquer aussi que cette réunion a fait des progrès plus grands à la partie externe qu'à l'interne.

Le fémur seul paraît s'être courbé en arrière au-dessus de l'épiphyse, et pour prendre cette direction il paraît avoir obéi à une puissance tendant à l'infléchir en arrière, et à la fois en dehors.

La disposition la plus curieuse à étudier dans ces os est la structure, car, dans la forme arrondie en coude qu'a prise l'articulation, il s'est opéré un changement dans le système osseux tendant à rapprocher la structure de ces deux os de celle d'un seul os qui aurait leur longueur.

Ainsi le tissu spongieux des extrémités articulaires s'est raréfié, et il y a eu tendance à une canalisation réunissant la cavité médullaire du fémur à celle du tibia; car sur le tibia, entre les tubérosités, on remarque un tissu réticulaire que l'on n'observe ordinairement que dans les canaux médullaires.

L'on remarque une continuité parfaite entre le tissu spongieux des deux extrémités, bien que cependant l'on puisse encore remarquer quels sont les anciennes limites du tibia et du fémur.

Le tissu compacte ne paraît pas beaucoup différer de sa disposition ordinaire, en ce que sa quantité va en diminuant du centre des os vers les anciennes extrémités articulaires; et le centre des diaphyses paraît encore être la partie qui présente le plus d'épaisseur. Ce peu de différence apparente avec l'état normal dépend de la coupe qui a été pratiquée transversalement, car si on l'eût faite dans un sens diamétralement opposé, alors on verrait que l'os a subi une hypertrophie dans la concavité, telle qu'il dépasse en épaisseur celle de la diaphyse; et au contraire, que dans la convexité, il y a une atrophie telle, que l'os est réduit à une légère couche de substance compacte.

La rotule est réunie au condyle externe du fémur, avec lequel elle se confond dans sa structure.

Le péroné ne s'est pas réuni avec le tibia.

N° 695. — Ankylose de l'articulation fémoro-tibiale.

La pièce se compose d'un fémur seulement réuni avec une rotule. Des adhérences celluleuses semblent avoir été rompues entre le condyle interne et le tibia.

Cette pièce, à sa légèreté, à l'étendue de son canal osseux, paraît provenir d'un individu âgé.

Elle est curieuse à plus d'un titre, d'abord en ce qu'elle montre combien l'immobilité agit sur la résorption des parties internes (par rapport à l'articulation) des condyles des fémurs, et à quel degré elle peut s'opérer, même sans que l'ankylose soit très-étendue. L'ankylose paraîtrait même un obstacle aux progrès de cette résorption, en permettant aux condyles de transmettre les actions du corps au tibia.

De plus, cette pièce a un autre intérêt : c'est de montrer que quand la rotule est fixée sur un point du fémur, cette réunion n'a pas lieu d'une manière toute passive, par la pression dont est animée la rotule par l'intermédiaire de son muscle, mais que le fémur aussi, dans ce cas, pousse comme des jetées osseuses qui s'avancent sur sa rotule, comme on peut le voir dans le point qui correspond à la flexion.

N° 696. — Ankylose de l'articulation fémoro-tibiale, avec fausse articulation au-dessus du genou, et absence congénitale du péroné.

Le fémur et le tibia sont soudés ensemble sous un angle peu marqué; la réunion est des plus complètes; il n'existe pas même d'intervalle entre les deux condyles.

Le fémur paraît porté un peu en dedans, tandis que le tibia, dans un sens inverse, s'est porté en dehors, de sorte que ces deux os se dépassent l'un l'autre dans le sens où ils ont subi un léger déplacement.

La chose la plus curieuse à noter est la fausse articulation qui s'est formée accidentellement entre l'extrémité du fémur et la masse apophysaire des condyles. Sur le fragment inférieur, il s'est formé une facette articulaire concave, ayant trois centimètres dans son plus grand diamètre.

Il est probable que la rotule manquait, à moins que l'on ne trouve son vestige dans le petit tubercule développé à la partie antérieure du condyle externe. L'absence de tubérosité rotulienne sur le tibia rend cependant très-probable l'absence de la rotule.

Le péroné manque. Le tibia était affecté d'une courbure rachitique; il portait un pied-bot.

L'affection s'est-elle développée sous l'influence du rachitisme? C'est ce qu'il ne nous est pas permis de pouvoir apprécier.

DEUXIÈME ESPÈCE. — *Ankylose consécutive à des affections des os.*

N° 697. — Ankylose de l'articulation fémoro-tibiale consécutive à une tumeur blanche.

La pièce se compose d'un fémur, d'un tibia et d'une rotule.

Ces trois os sont comme luxés les uns sur les autres, le fémur en dedans, la rotule en dehors.

Le fémur et le tibia, à leurs extrémités articulaires, ont été le siége d'un gonflement très-notable; le tibia a été le siége d'une affection tuberculeuse dans les deux tiers supérieurs. Nous reviendrons sur cette affection à propos de la structure.

Le fémur est luxé sur le tibia, de telle manière que dans l'espace intercondylien est logée la tubérosité interne du tibia. Ces deux os sont ankylosés dans cette position; par suite de cela, la partie postérieure et interne de la surface articulaire du tibia est entièrement libre. La rotule est placée sur la partie externe et supérieure du condyle externe, et soudée dans ce lieu, n'ayant plus aucune connexion avec les surfaces articulaires des condyles.

Toute l'extrémité supérieure du tibia est comme hérissée de végétations osseuses, dont quelques-unes, en arrière et en dehors, se continuent jusque sur le fémur.

Structure. Le fémur paraît peu altéré, si ce n'est à son condyle externe, qui semble à la fois avoir augmenté de volume en diminuant de densité. La diaphyse du fémur, surtout dans sa partie antérieure, a été le siége d'une périostose qui a donné lieu à un dépôt osseux de trois millimètres d'étendue seulement; cette partie d'os de nouvelle formation est plus raréfiée que l'ancienne.

Le tibia a augmenté à la fois de volume et de densité; dans plusieurs endroits du tissu spongieux se sont formés des dépôts de substance compacte, qui ont fait disparaître entièrement les lames de substance spongieuse qu'ils ont encombrées. Dans d'autres endroits, au contraire, l'inflammation, au lieu de se résoudre par hypertrophie, s'est, au contraire, terminée par la résorption du tissu spongieux réduit à du tissu réticulaire.

N° 698. — Ankylose de l'articulation fémoro - tibiale par arthrocace sénile.

Les surfaces articulaires du fémur et du tibia se sont déformées, et en éprouvant une espèce de ramollissement, ont fini par se souder l'une à l'autre. Le condyle externe est celui dont l'altération est la plus grande, et sa disparition, presque complète par écrasement, fait que le condyle interne s'est comme étendu sur la surface irrégulière du tibia, de sorte que, par suite de cet affaissement, la convexité du fémur s'est dirigée en dehors, et sa concavité en dedans, et la partie interne directement en avant. De plus, le fémur a subi une espèce de courbure tendant à l'infléchir en arrière.

La rotule s'est soudée sur la partie antérieure et externe du condyle externe du fémur, et cela par une espèce de végétation particulière, qui semble la rapprocher, dans son affection, de celle du reste de l'articulation fémorotibiale.

De l'ankylose des articulations péronéo-tibiales.

Ces ankyloses ont un caractère particulier : c'est que, soit qu'elles se trouvent consécutives à l'ankylose de l'articulation fémoro-tibiale, ou même à une maladie portant sur le tibia et le péroné, soit, au contraire, qu'elles se soient développées dans cette articulation, en quelque sorte idiopathiquement, dans tous ces cas on observe une loi analogue à celle qui régit la soudure des articulations radio-cubitale , en ce sens qu'il n'y a jamais qu'une des articulations du péroné avec le tibia qui soit soudée, soit la supérieure, soit l'inférieure.

De l'ankylose de l'articulation péronéo-tibiale supérieure.

Il y en a deux espèces : l'une idiopathique, sans cause appréciable ; l'autre dépendant d'altération organique des os.

Première espèce.

Dans cette espèce, sur les pièces que possède le musée, on remarque un fait assez curieux : c'est que l'ankylose est ordinairement accompagnée d'une raréfaction considérable des os, dans les endroits où ils sont soudés, et de plus , qu'il n'y a pas de réunion entre le péroné et le tibia à la partie inférieure.

N° 699. — Un tibia et un péroné réunis par la partie supérieure.

Ces deux os appartiennent à la jambe gauche d'un individu qui paraît être assez âgé, car les brisures que l'on voit à la partie inférieure laissent voir des os dont la diaphyse a peu d'épaisseur, ce qui est le propre d'individus avancés en âge.

La tête du péroné et la surface articulaire du tibia, soudés ensemble, sont raréfiés au point de présenter de larges cellules, mais ces deux parties des os n'ont diminué de densité qu'à la condition d'augmenter de volume.

La partie inférieure du péroné n'est pas soudée.

Nº 700. — Un tibia et un péroné réunis par leur articulation supérieure.

Ces deux os proviennent de la jambe gauche d'un individu âgé. Au niveau de leur réunion, ces deux os présentent un renflement considérable qui a éloigné le péroné du tibia, et qui lui a imprimé une espèce de mouvement de rotation en dehors, à un point tel, que l'espace interosseux a près de trois centimètres d'étendue en haut. Au-dessous de la tête, le péroné présente une arête très-vive en dedans, et décrivant une courbure à concavité interne.

Le tissu des deux est parfaitement continu, raréfié, et présentant une vaste cellule en avant.

Le péroné n'est pas réuni au tibia à la partie inférieure.

DEUXIÈME ESPÈCE.

Nº 701. — Périostéite, ankylose du tibia et du péroné dans l'articulation supérieure, réunion du tibia au fémur.

Le tibia, dans toute son étendue, et le péroné, paraissent avoir été le siége d'une inflammation extérieure, qui a donné lieu à une augmentation de leur volume ; ils sont soudés ensemble à la partie supérieure dans la partie moyenne. Cette réunion paraît avoir été le résultat de l'inflammation. Du reste, la tête du péroné ne paraît pas relativement avoir augmenté de volume. Le tibia et le péroné sont parcourus par de petites éminences osseuses qui semblent des dépôts osseux, produits de l'inflammation. Le tibia, à sa partie supérieure et externe, présente des anfractuosités qui semblent être les trous d'une carie que l'on peut croire d'une nature tuberculeuse, d'après de petites loges sphériques que l'on remarque.

Le tibia n'est pas réuni au péroné dans son articulation inférieure.

Une partie du condyle externe est restée soudée au tibia. L'état de destruction de la surface interne du tibia, par son séjour dans la terre du cimetière, ne permet pas de juger si la soudure était complète avec le fémur.

De l'ankylose de l'articulation inférieure et de l'articulation péronéo-tibiale.

L'ankylose de l'articulation péronéo-tibiale peut reconnaître des causes différentes, et dans ces divers cas, elle peut se développer idiopathiquement ou symptomatiquement.

Première espèce.

Les ankyloses idiopathiques que nous possédons sont remarquables en ce qu'elles sont liées à une ankylose tibio-astragalienne et calcanéo-astragalienne; et de plus, que sur ces deux exemples, le pied, étant dans une flexion forcée par la tendance naturelle des articulations qui se soudent, a pris la forme d'un coude.

N° 702. — Ankylose de l'articulation péronéo-tibiale.

Le tibia est uni au péroné; l'ankylose paraît dater depuis tant de temps, qu'on n'aperçoit plus même la trace des ossifications des ligaments. Ces deux os n'en font plus qu'un par leur forme et leur structure.

Le tibia seul paraît avoir été le siége d'une affection inflammatoire des os, comme on peut l'observer à la malléole interne; mais cette affection paraît ne s'être développée que longtemps après l'ankylose.

Le tibia est réuni de même avec l'astragale , comme ce dernier os est réuni lui-même avec le calcanéum. Tous deux sont dans une flexion forcée sur l'articulation tibio-astragalienne , de telle sorte que le pied représente un espèce de pied-bot en talus très-prononcé.

Relativement à leur structure, nous dirons qu'ils paraissent avoir perdu de leur densité, comme on le voit sur la face externe du calcanéum , dont une brisure permet d'apercevoir les cellules raréfiées ; mais cette altération n'est-elle peut-être qu'une conséquence de l'âge.

Nᵒ 703. — Ankylose de l'articulation péronéo-tibiale inférieure.

Le péroné est fortement réuni au tibia ; à peine aperçoit-on les vestiges des ligaments qui se sont ossifiés. L'articulation tibio-astragalienne est soudée, de même que celle de ce dernier os, avec le calcanéum. Le pied est encore dans la flexion forcée.

Quelques brisures des os permettent d'apercevoir que la structure est raréfiée dans les os longs comme dans les os courts.

DEUXIÈME ESPÈCE. — *Des ankyloses symptomatiques de l'articulation péronéo-tibiale inférieure.*

Les deux exemples que possède le musée sont des ankyloses consécutives à des fractures du péroné : elles sont remarquables en ce que la soudure de l'articulation inférieure n'a pas entraîné l'ankylose de la supérieure, de même que nous avons déjà observé l'inverse pour l'ankylose de l'articulation supérieure péronéo-tibiale.

N° 704. — Articulation péronéo-tibiale inférieure, ankylosée à la suite de fracture.

La fracture était oblique de dehors en dedans et de haut en bas, à quarante millimètres au-dessus de l'extrémité du péroné. La malléole a été réunie un peu en dehors de l'axe du péroné ; il y a une espèce d'épine osseuse au devant du péroné. La réunion du tibia avec le péroné a lieu par l'intermédiaire de dépôts osseux entre ces deux os, ce qui les éloigne un peu l'un de l'autre, ce qui permet aussi de voir le jour entre la mortaise tibiale et le péroné qui y est reçu.

La tête du péroné n'est pas ankylosée ; elle paraît même plus éloignée que de coutume de la surface articulaire du tibia.

N° 705. — Ankylose de l'articulation péronéo-tibiale inférieure, suite de fracture, renversement du pied en dedans.

La fracture commence en avant, à trente millimètres de l'extrémité du péroné, et se termine en arrière à soixante-quinze ou quatre-vingts millimètres de l'extrémité de cet os. Au niveau de la fracture, l'os présente un enfoncement, de manière à ce que l'extrémité inférieure de la fracture forme un angle obtus avec le reste de l'os. C'est dans cette position que l'os s'est ankylosé avec le tibia et l'astragale ; et le calcanéum ayant suivi le fragment inférieur, est remonté en dehors, de telle manière que le calcanéum regarde, par sa face externe, en haut ; il en est de même du calcanéum : le tout s'est soudé dans cette position avec le péroné, comme l'astragale s'est réuni aussi au tibia et au calcanéum ; de sorte que cette difformité, dans laquelle

la jambe forme un coude avec le pied à angle interne,
était accompagnée de l'immobilité la plus complète.

De l'ankylose de l'articulation tibio-astragalienne.

Nous venons de voir qu'elle est la plupart du temps liée
à une ankylose du péroné ; quelquefois, cependant, qu'elle
soit idiopathique, ou même symptomatique, on voit cette
articulation frappée d'immobilité, indépendamment de
l'articulation péronéo-tibiale ; mais l'astragale, dans son
ankylose avec le tibia, est presque toujours accompagnée
de celle des articulations calcanéennes.

PREMIÈRE ESPÈCE.

Nº 706. — Le tibia ankylosé avec l'astragale.

Cette réunion est complète, des plus intimes, et date
de longtemps, car il n'est pas possible d'apercevoir les
limites qui ont primitivement séparé ces deux os. Des aspérités se remarquent à la partie postérieure et interne
mais elles ne se sont développées que longtemps après
l'ankylose ; la mortaise qui reçoit le péroné est parfaitement lisse, et ne présente aucune trace de réunion entre
les deux os.

Le calcanéum et l'astragale sont soudés dans leurs articulations postérieures, mais pas dans celles qui sont antérieures ; un espace libre même les sépare.

DEUXIÈME ESPÈCE.

Première variété.

Nº 707.—Ankylose de l'articulation tibio-astragalienne,
consécutive à une carie de l'astragale ; pièce donnée par
M. Stanski.

Le tibia a en quelque sorte, par son poids, séparé l'astragale cariée en deux parties : l'une, antérieure, s'est réunie à la partie antérieure et interne du tibia ; l'autre, postérieure, s'est réunie à la partie postérieure du tibia. Le calcanéum est soudé aussi avec les deux fragments de l'astragale. Pour le péroné et les autres os du pied, ils n'ont contracté aucune ankylose.

Deuxième variété.

N° 708. — Ankylose de l'articulation tibio-astragalienne par carie tuberculeuse.

Toute l'extrémité inférieure du tibia est arrondie par l'augmentation en volume de ses faces : ainsi ont disparu ses angles. A la partie antérieure et interne, on voit une cavité à ouverture ovale, communiquant dans l'intérieur de l'os : c'est l'orifice d'une cellule tuberculeuse. La malléole a été séparée du reste du tibia par cette carie tuberculeuse ; elle ne tient que par sa partie postérieure. L'astragale, réunie au tibia, est comme atrophiée, de même que le calcanéum.

Il n'existait aucune adhérence entre le péroné et le tibia.

Troisième variété.

N° 709. — Le tibia était réuni à l'astragale, de même que le péroné, sans cependant que ce dernier os fût soudé au tibia. Le scaphoïde et le cuboïde étaient ankylosés, le premier avec l'astragale, l'autre, avec le calcanéum ; ce dernier même nous avait fait classer cette ankylose de l'articulation tibio-astragalienne dans celles qui étaient consécutives ou symptomatiques à d'autres affections des os :

mais un plus mur examen nous porte à penser que ce
n'est qu'après l'ankylose que s'est développée la carié qui
a évidé le calcanéum, et que ce n'est qu'en dernier lieu
qu'il s'est fracturé et consolidé avec déplacement.

De l'ankylose des os du tarse.

Les os du tarse s'ankylosent par groupes : ainsi le plus
ordinairement le calcanéum et l'astragale se soudent, tandis que les os de la partie antérieure se réunissent ensemble ; mais encore, dans cette partie antérieure, les os
du tarse qui s'articulent avec les cunéiformes se soudent
avec ces os et le scaphoïde, tandis que les deux autres
s'ankylosent avec le cuboïde, et quelquefois ce dernier
avec le calcanéum.

Enfin, dans quelques circonstances plus rares, tous les
os du tarse sont réunis, de manière à ne constituer, du
squelette du pied, qu'un seul os.

De l'ankylose de la première rangée des os du tarse,
nous renvoyons à la soudure de l'articulation tibio-astragalienne, puisqu'elle est toujours liée à l'immobilité de
cette articulation.

Première espèce. — *Ankylose de la rangée antérieure des os
du tarse.*

N° 710. — Ankylose des cunéiformes avec le scaphoïde,
et des métatarsiens avec ces derniers os.

L'union est des plus complète, et date depuis longtemps. Le premier et le troisième métatarsien sont unis
aux cunéiformes ; mais, par une circonstance analogue à
celle que nous avons observée à la main, le deuxième métatarsien a été rompu, et ses débris ont été résorbés, de

telle sorte que c'est à peine s'il reste quelques débris de ce deuxième métatarsien.

N° 711. — Ankylose des trois cunéiformes avec l'astragale, et de ces derniers avec le deuxième métatarsien.

Il est probable, même aux aspérités que présente la partie postérieure du scaphoïde, que cet os était soudé avec l'astragale; mais ils étaient isolés du cuboïde : on peut voir que la réunion est beaucoup plus complète entre les cunéiformes, à la partie postérieure qu'à l'antérieure. On ne peut décider sur cette seule pièce si le deuxième métatarsien est celui qui se soude le premier et le plus souvent, quoique le mode d'articulation rende la chose probable.

N° 712. — Ankylose de tous les os du tarse entre eux, et avec les os du métatarse.

La réunion entre ces os est complète; le scaphoïde et le cuboïde étaient libres dans leur articulation avec la première rangée des os du tarse. A l'aspect des os, on peut penser que cette ankylose est idiopathique, et qu'elle est le résultat de l'âge avancé de l'individu auquel ils appartenaient.

N° 713. — Ankylose des os du tarse avec nécrose du tibia et périostéite du péroné.

Tous les os du tarse sont soudés entre eux; aucun d'eux n'a échappé à l'affection qui a déterminé la réunion des os; de plus, ils sont soudés avec les métatarsiens; un seul ne s'est pas réuni au tarse : c'est le premier métatarsien.

Les os du tarse sont soudés aussi avec le tibia et le péroné. Bien que le tibia soit nécrosé, il est probable que cette affection n'est que consécutive à l'ankylose du tarse; de même que la fracture du tibia a résulté de la nécrose, et l'affection du péroné dépend de celle du tibia.

DEUXIÈME ESPÈCE. — *Ankylose des os du tarse et du métatarse.*

Nº 714. — Ankylose consécutive à une fracture du pé roné, et à une carie des os du tarse.

Tous les os du pied, réunis au tibia et au péroné, ne forment qu'une seule pièce; en haut le pied forme une voûte à peine interrompue par la trace de la réunion des os. En bas, au contraire, leurs anciennes limites sont assez marquées; l'on voit même le tendon du jambier postérieur et du long péroné, et qui ont conservé leur blancheur presque nacrée. Au dos du pied, on remarque d'abord une carie superficielle, puis en dehors, une partie du calcanéum et de l'astragale détruite aussi par la carie. Mais c'est surtout à la partie antérieure du tibia et du péroné, à leur réunion avec l'astragale, qu'il se trouve une carie qui a détruit à la fois la tête de l'astragale, la partie externe du tibia et l'interne du péroné. Ce vaste foyer de carie communique en arrière avec un pertuis ayant cinq ou six millimètres de diamètre, et correspondant à la réunion du tibia et du péroné.

Le péroné paraît avoir été le principe de la maladie: une fracture à quatre-vingts millimètres de son extrémité inférieure, a donné lieu, par suite d'esquilles, à une suppuration profonde, à la carie, et cette carie, à l'ankylose, soit par l'inflammation, soit par le repos constant dans lequel il a fallu laisser le pied.

SECTION II.

Des squelettes plus ou moins entièrement ankylosés composent cette section, qui ne comprend qu'un ordre et deux espèces : l'une est composée de squelettes sur lesquels l'ankylose s'est développée indépendamment de toute autre altération ; la deuxième espèce embrasse des sujets sur lesquels l'ankylose ne s'est développée que consécutivement à d'autres altérations.

ORDRE.

PREMIÈRE ESPÈCE.

N° 715. — Squelette sur lequel toutes les articulations sont ankylosées, à l'exception de l'articulation radio-cubitale du côté droit, de l'articulation coxo-fémorale droite, et de l'articulation sacro-vertébrale.

Articulation de la tête. La suture sagittale est presque entièrement disparue en avant ; pour les autres, elles ne sont point effacées. La tête, dans les articulations extrinsèques, soit avec la mâchoire ou avec les vertèbres, est entièrement soudée.

Colonne vertébrale. Toutes les vertèbres sont soudées les unes aux autres par leurs corps et leurs apophyses articulaires ; cependant la fusion est moins complète entre le corps de la sixième et de la septième cervicale ; il en est de même entre la septième et la huitième dorsale, ainsi qu'entre la quatrième et la cinquième lombaire.

Il n'y a pas de dépôts en dehors des corps des vertèbres, si ce n'est entre la première et la seconde, la seconde et la troisième lombaire.

La colonne vertébrale présente les courbures latérales un peu plus marquées que dans l'état normal, surtout à la région lombaire.

Les côtes sont toutes soudées avec les vertèbres; la première côte est aussi ankylosée en avant dans son articulation avec le sternum, dont toutes les pièces ne constituent plus qu'un seul os. L'appendice xiphoïde est ossifié, et des deux côtés, en dehors de lui, on remarque trois à quatre pièces osseuses, traces des cartilages des fausses côtes ossifiées.

Les clavicules, dans leur articulation interne, sont réunies à la fois avec le sternum et la première côte.

A leur partie externe, elles ne sont soudées qu'avec l'acromion; les ligaments coraco-claviculaires ne sont pas ossifiés.

Les omoplates sont soudés avec les têtes des humérus, de telle manière que ces os font, avec l'axe du corps, un angle de cinquante degrés: de là il résulte que le sujet porte les deux bras éloignés du corps.

Les deux humérus sont soudés avec le cubitus sous un angle de cinquante degrés seulement du côté gauche. Cette réunion a lieu à la fois avec le radius et le cubitus, tandis que, du côté droit, il n'y a que le cubitus qui soit parfaitement soudé, à moins que la mobilité que l'on remarque ne soit le résultat du mauvais état de conservation de la pièce, ce que l'on serait porté à croire, vu l'aspect rugueux de la tête du radius et de son col.

Des deux côtés, le bras se trouve dans la supination forcée.

Les os qui composent les deux carpes sont soudés entre eux et avec le radius, dans une flexion forcée du carpe sur la partie postérieure du radius.

Un phénomène assez singulier est le mode d'ankylose des phalanges sur les os du métacarpe

Du côté droit, les phalanges sont luxés en avant sur les os du métacarpe, de même que les deuxièmes phalanges sur les premières. Les troisièmes sont fléchies et soudées.

A gauche, toutes les phalanges sont luxées en avant et en dedans sur les os du métacarpe. Les autres phalanges, quoique soudées, n'ont pas subi d'altération sensible dans leur position.

Le sacrum n'est pas soudé dans son articulation sacro-vertébrale; mais sa réunion est complète avec les os du bassin : de même que ceux-ci sont complétement réunis dans leur articulation au pubis. Cette dernière partie de l'os, le pubis, est hérissée d'aspérités osseuses divergentes, qui sont les tendons des muscles ossifiés.

Articulation coxo-fémorale. Celle du côté gauche, ayant la direction normale, est soudée intimement avec le bassin; celle du côté droit n'est pas ankylosée ; la tête même est comme usée, et joue dans la cavité cotyloïde, trop grande pour la recevoir, et rugueuse dans toute son étendue.

Les deux articulations fémoro-tibiales sont soudées presque à angle droit, et elles présentent un caractère assez singulier, c'est que des deux côtés les fémurs sont soudés, comme luxés sur le tibia, et le condyle interne touche à peine sur la partie antérieure de la tubérosité interne, tandis que le condyle externe est venu se souder en avant du tibia, presque au-dessus de la tubérosité rotulienne; ce qui fait que la jambe a éprouvé, par rapport au fémur, une légère rotation sur son axe, dirigeant la face antérieure en dehors.

La rotule est soudée sur le condyle externe, à droite comme à gauche.

Les articulations péronéo-tibiales sont réunies en haut ; il n'en est pas de même en bas , comme on le voit sur le membre gauche ; à droite, il ne semble pas non plus qu'il soit confondu avec le tibia, quoiqu'il soit ankylosé avec le calcanéum.

Des deux côtés , les os du tarse sont soudés dans leur articulation tibio-tarsienne , et dans leur articulation métatarsienne.

Ce qu'il y a de plus remarquable, c'est la bascule du calcanéum, dont l'extrémité postérieure s'est abaissée, tandis que l'antérieure s'est élevée, et que la pointe du pied s'est abaissée en bas , ce qui augmente considérablement la voussure du pied , et ce qui permet au tarse , dans toutes ses articulations ankylosées, de prendre la forme en coude , soit dans l'articulation tibio-astragalienne , ou des os du tarse et du métatarse entre eux.

Nº 716. — Squelette d'un individu n'ayant pas atteint l'âge adulte , ankylosé avec atrophie.

Le développement peu considérable qu'ont pris les os, montre assez que l'individu n'a pas achevé son évolution.

La tête est peu volumineuse , et cependant la suture sagittale et coronale est presque entièrement réunie. Du reste, les autres articulations intrinsèques ou extrinsèques de la tête n'ont subi aucune modification.

La colonne vertébrale a éprouvé une courbure générale à concavité gauche et à convexité droite. Tous les os qui la constituent sont soudés ensemble sans présenter de saillies. Cette réunion est des plus complètes ; elle a lieu à la fois par les corps, les apophyses articulaires et les lames ; il n'y a que les deux dernières vertèbres lombaires dont les corps ne sont pas entièrement soudés en avant. Ces os ont à peine leur volume ordinaire.

Les côtes sont soudées en arrière, par leur tête, avec les corps, et par leur tubérosité, avec les apophyses transverses. Celles du côté de la convexité sont obliques de haut en bas; celles du côté de la concavité sont au contraire obliques de bas en haut jusqu'à la cinquième, en partant de la douzième. Les cinq premières ont leur direction normale.

Celles du côté gauche sont alternativement convexes en arrière, et concaves en dehors, pour redevenir convexes en avant. Celles du côté droit sont convexes dans toute leur étendue. Aucune des côtes en avant n'est soudée.

Toutes les côtes sont atrophiées, ainsi que la clavicule; le sternum n'a pas éprouvé de changement notable.

Membres supérieurs. L'articulation scapulo-humérale est très-déformée; la cavité glénoïde est aplatie et dépourvue de cartilages. La tête de l'humérus a subi une altération semblable; la coulisse bicipitale est très-augmentée; les os qui supportent les surfaces articulaires concourant à former cette jointure sont considérablement atrophiés.

L'articulation huméro-cubitale des deux côtés est dans la flexion, et l'avant-bras est soudé avec le bras dans la supination; cette position est seulement plus marquée à droite qu'à gauche.

Les os ont diminué de volume, même dans leurs extrémités articulaires, mais d'une manière plus marquée à droite qu'à gauche; et cependant la diaphyse de ces os est frappée d'une atrophie plus notable encore à gauche qu'à droite.

Le cubitus à gauche est devenu si grêle, qu'il s'est dévié

de sa direction normale, et a suivi le radius dans son mouvement de supination. De ce même côté il y a une atrophie considérable de la petite cavité sigmoïde du cubitus, dans l'endroit où il était en rapport avec la tête du radius , de sorte que l'immobilité du radius a été suivie d'un éloignement apparent du cubitus , résultant de la résorption de cette partie de l'os. Au reste, les deux os, des deux côtés, sont très-atrophiés.

A gauche, le carpe est soudé avec le radius , de manière à former une espèce d'angle rentrant à la partie postérieure du carpe. A gauche, la main est dans une position inverse ; elle se trouve dans la flexion forcée.

Les os du carpe sont soudés entre eux ; comme les os du métacarpe sont ankylosés avec eux, à l'exception du cinquième métacarpien supportant le pouce, les articulations des phalanges sont libres.

Tous les os du carpe, du métacarpe et des phalanges sont frappés d'une atrophie très-notable.

Membres inférieurs. Les os du bassin sont atrophiés. A leur forme, et surtout à l'aspect triangulaire du trou sous-pubien, on peut présumer que ce squelette est celui d'une femme. Les os sont soudés , soit dans leur articulation avec le sacrum, soit dans leur articulation à la symphyse. Le sacrum est ankylosé aussi avec la colonne vertébrale , et il a éprouvé un léger mouvement de bascule, par lequel son extrémité inférieure s'est portée en arrière.

Les os du bassin sont tellement atrophiés, qu'ils n'ont pu, à cause de leur peu de volume, résister au poids du corps : aussi le sacrum s'est-il ployé, ainsi que les tubérosités sciatiques, qui présentent une étendue et une largeur anormale.

Articulation coxo-fémorale. La tête du fémur s'est soudée dans la cavité cotyloïde, qui s'est affaissée, ainsi que la tête et le col du fémur, qui présentent, par suite de cela, moins de longueur. Le grand et le petit trochanter se sont aplatis, de sorte que, dans son ensemble, l'extrémité supérieure représente une espèce de cône, dont la base correspond à la tête, et le sommet à la diaphyse du fémur; et de plus, le cône serait contourné en dedans, car l'articulation est dans la flexion et dans l'adduction, surtout à gauche.

Les cassures qui existent sur la tête du fémur, permettent d'apprécier combien leur tissu est raréfié. Les deux fémurs sont très-atrophiés, et présentent à peine la moitié de leur volume ordinaire.

Articulation tibio-fémorale. Les deux articulations sont soudées dans la flexion et dans une subluxation du fémur en avant, mais cette disposition est beaucoup plus marquée à droite qu'à gauche. Les deux rotules sont soudées avec le condyle externe; elles paraissent même hypertrophiées, surtout celle du côté droit. Il existe un espace considérable entre les deux condyles, dû à leur résorption et à celle de l'épine du tibia.

Les extrémités articulaires de ces os ont le tissu spongieux considérablement raréfié.

Le péroné et le tibia sont très-grêles; ils sont ankylosés dans leurs deux articulations.

Les os du tarse sont soudés dans leur articulation tibio-astragalienne et tarso-métatarsienne. Dans son ensemble, le tarse est soudé dans l'adduction, surtout à gauche, et la voûte du pied est augmentée par l'abaissement de la tubérosité du calcanéum et de son élévation en avant; tout leur tissu est raréfié au dernier point, tellement qu'ils ont perdu leur tissu compacte extérieur, et que l'on aperçoit la trame du tissu spongieux, dont les lames sont très-écartées.

Nº 717. — Ankylose de la colonne vertébrale, des côtes et du bassin, sur un sujet mâle adulte.

La tête ne présente pas d'ankylose, si ce n'est dans la suture sagittale et coronale.

La colonne vertébrale offre une ankylose incomplète.

Région cervicale. La première vertèbre n'est pas soudée avec la deuxième cervicale, pas plus qu'avec la tête; les autres vertèbres, à partir de la seconde jusqu'à la sixième inclusivement, sont réunies ensemble par l'ossification du ligament vertébral antérieur. Dans quelques endroits, l'on voit que son ossification a été interrompue par des articulations qui se sont établies au niveau des articulations des corps. Dans d'autres, comme entre la cinquième et la sixième cervicale, il s'est formé un plastron osseux. Il n'y a que la seconde, la troisième et la quatrième qui paraissent s'être réunies au niveau des surfaces articulaires.

La septième est entièrement libre; elle présente seulement, au niveau de la partie antérieure du corps, des prolongements osseux qui sont devenus à la fois articulaires avec la sixième cervicale et la première dorsale.

Région dorsale. La première dorsale est la seule qui ne soit pas ankylosée : elle paraît comme aplatie de haut en bas; le bord de son corps, en avant, présente des encroûtements osseux qui sont devenus articulaires avec la dernière cervicale.

Toutes les vertèbres de la région dorsale présentent une courbure générale à convexité droite, un peu plus marquée que dans l'état normal. Du côté de cette convexité, on remarque une transformation osseuse du ligament vertébral commun antérieur , mais beaucoup plus tranchée à droite qu'à gauche ; car, au niveau de chaque articulation des corps , leur ossification forme des tubercules qui tous, placés au niveau de la convexité, vont, en augmentant sensiblement de volume , de la partie supérieure à la partie inférieure.

Région lombaire. Au niveau de la dernière dorsale , on voit déjà que ces tubercules osseux commencent à se porter à gauche ; et dans la région lombaire, les tubercules qui sont placés à gauche ont pris un développement beaucoup plus considérable , tellement que entre la deuxième et la troisième vertèbre lombaire, ce tubercule a près de trois centimètres de saillie.

L'articulation sacro-vertébrale a subi les mêmes modifications que la colonne vertébrale; le sacrum est uni aux os iliaques, comme ces derniers sont aussi ankylosés entre eux au niveau de la symphyse des pubis.

Des côtes, du sternum et de la clavicule. Les côtes ne sont pas soudées en arrière avec la colonne vertébrale; mais il n'en est pas de même en avant : il n'y en a pas une seule qui ne soit soudée avec le sternum; les cartilages même, vers lesquels vont se rendre les fausses côtes, ont aussi subi une transformation osseuse.

Le sternum ne présente rien de particulier, pas plus que les articulations sterno-claviculaires.

Les autres articulations, soit des membres supérieurs ou inférieurs, ne sont pas ankylosées.

Il est donc curieux de voir que l'ankylose n'avait envahi que le tronc, et elle ne paraît pas le résultat de l'âge, comme on peut le voir au volume et à la structure des os, et surtout à l'état des dents , que le sujet avait toutes conservées.

Le sujet dont nous allons donner la description est intéressant, en ce qu'il présente une disposition inverse dans le mode de l'invasion de l'ankylose ; car le tronc n'a pas été le siége de cette maladie ; les membres seuls ont été affectés.

N° 718. — Le squelette d'une femme très-âgée, ne présentant des ankyloses que dans les membres.

On peut juger de l'âge avancé de l'individu à la disparition complète des dents, à l'angle obtus de la mâchoire, à l'ampleur des sinus maxillaires, et à la nature particulière des os.

La suture sagittale est seule disparue ; la tête est soudée avec la première cervicale, l'atlas.

Les vertèbres de la région cervicale sont les seules qui soient soudées, et le sont en deux groupes, l'un comprenant de la première à la cinquième inclusivement, l'autre embrassant seulement la sixième et la septième. Toutes ces vertèbres concourent à former une courbure à convexité antérieure et concavité postérieure ; de sorte que les corps des vertèbres se trouvant éloignés dans cette position, ne se sont soudés que dans leurs petites facettes latérales, excepté la première avec la seconde cervicale, et la sixième avec la septième. C'est surtout par les apophyses articulaires et par les lames, que les autres vertèbres se sont soudées.

Les autres régions lombaire et dorsale ne présentent aucune trace d'ankylose, pas plus que les côtes, le sternum et la clavicule. C'est dans les membres seuls que nous allons étudier les progrès de l'ankylose.

Membres supérieurs. La tête des deux humérus, ainsi

que la cavité glénoïde des deux omoplates est déformée et atrophiée.

L'humérus est un peu plus grêle que dans l'état normal, et à sa partie inférieure, il est soudé avec le cubitus sur les deux bras; mais le radius ne participe pas à cette anky-lose de l'articulation huméro-cubitale. La tête, sur l'un, est un peu déformée; la surface antérieure du condyle a conservé seule son aspect lisse dans l'endroit où il se trouve en rapport avec le radius. La cavité sigmoïde du cubitus s'est résorbée en partie, de sorte que cet os n'est plus en rapport avec le radius.

Les os de l'avant-bras sont assez grêles, et en haut comme en bas, l'articulation radio-cubitale n'a contracté aucune adhérence. La cavité sigmoïde du radius qui loge la tête du cubitus a considérablement augmenté de pro-fondeur.

Le carpe est ankylosé avec le radius; seulement, du côté droit, le carpe n'est ni dans la flexion ni dans l'extension proprement dite. Du côté gauche, la main est dans une extension forcée, au point que l'on dirait que le cubitus est dans un état de subluxation en avant sur les os de l'a-vant-bras.

Les os du carpe sont soudés les uns aux autres; mais à droite comme à gauche, ils ne paraissent point ankylosés avec les os du métacarpe.

Membres inférieurs. Les os du bassin ne sont ankylosés ni avec le sacrum, ni dans leur symphyse; leur cavité co-tyloïde, des deux côtés, est rugueuse et déformée, ainsi que la tête du fémur, avec laquelle ils sont en rapport.

La diaphyse des fémurs est peut-être un peu moins volumineuse que dans l'état normal.

Leur extrémité articulaire inférieure, sur les deux membres, est soudée à la fois avec le tibia et avec la rotule.

Les deux membres sont dans la flexion ; la rotule est soudée sur le condyle externe ; il semble même que du côté gauche la rotule ait été hypertrophiée. On dirait, à voir la pièce intermédiaire ossifiée entre le tibia et le fémur, que l'ankylose a eu lieu par le passage du cartilage semilunaire à l'état osseux. L'épine du tibia a été entièrement résorbée, de même que la partie la plus interne des condyles, de telle sorte qu'il existe un jour considérable entre les condyles et le tibia.

L'extrémité des os ankylosés paraît plus spongieuse, et cette raréfaction dans le tissu a favorisé la fracture qui a été faite au niveau de cette articulation sur le squelette.

Le péroné, du côté droit, est soudé avec le tibia ; mais, par une disposition singulière, la soudure n'a lieu qu'avec l'épiphyse, dont la réunion n'avait pas encore eu lieu avec le péroné. Du côté gauche, le péroné n'est pas ankylosé.

Des deux côtés, l'articulation tibio-astragalienne a été déformée, les cartilages sont disparus, l'ankylose n'a pas encore eu lieu.

Les os du tarse sont soudés incomplétement du côté droit ; mais du côté gauche, l'ankylose porte sur toutes les articulations. A droite, ce sont surtout les os du tarse les plus internes qui sont soudés : ainsi l'astragale, le calcanéum, le scaphoïde, le premier cunéiforme et le premier métatarsien, sont soudés de manière à former un seul os. En dehors, les deux derniers métatarsiens sont seuls soudés avec le cuboïde.

A gauche, tous les os du tarse et du métatarse sont soudés entre eux.

Sur l'un et l'autre pied , la voussure que représente le pied est augmentée par l'espèce de bascule qu'a éprouvée le calcanéum.

DEUXIÈME ESPÈCE.

N° 719. — Ankylose consécutive au rachitisme.

Le squelette paraît être celui d'un homme, à la forme des os du bassin. La taille de l'individu est considérablement diminuée de hauteur par les courbures nombreuses de la colonne vertébrale, soit latéralement, soit d'avant en arrière. Ces courbures ont tellement abaissé la poitrine, que le bord des fausses côtes du côté gauche est tout au plus à deux centimètres de l'os pectiné.

La tête ne présente aucune soudure dans ses sutures, ce qui ferait penser que l'individu n'était pas très-âgé. La mâchoire n'est pas ankylosée ; mais la tête est parfaitement réunie à la colonne vertébrale : on dirait que l'apophyse odontoïde a été résorbée.

La colonne vertébrale présente une première courbure antéro-postérieure, à convexité antérieure, de la première à la septième cervicale. Ces vertèbres sont ankylosées par les corps, les masses apophysaires et les lames ; sur les dernières seulement, l'ankylose n'est pas complète dans les corps.

La région dorsale comprend deux courbures en sens opposé, l'une dorso-cervicale, et l'autre dorso-lombaire : la première, à convexité gauche, comprend les deux dernières vertèbres cervicales et les sept premières dorsales. Toutes ces vertèbres sont ankylosées entre elles dans toutes leurs surfaces articulaires des corps, des masses apophysaires et des lames ; seulement la soudure de ces os a lieu à un degré moins avancé dans la convexité que dans la concavité.

L'autre courbure dorso-lombaire est à convexité gauche : elle comprend depuis la seconde vertèbre dorsale jusqu'à la première lombaire inclusivement. Toutes ces vertèbres sont soudées dans leur partie articulaire; seulement, dans la convexité, il semble que l'ankylose ait fait des progrès plus lents.

Enfin la courbure lombaire est composée des cinq vertèbres lombaires jusqu'à la septième dorsale, et elle est à convexité droite.

Toutes les côtes sont soudées sous des inclinaisons variables, soit à droite ou à gauche, suivant qu'elles se trouvent correspondre à une convexité ou une concavité. Du reste, cette ankylose est la plus complète, car elle a lieu à la fois par la tête et par la tubérosité. La structure des côtes est comme hypertrophiée en arrière, tandis qu'en avant, elles paraissent atteintes d'atrophie. Aucune d'elles n'est soudée dans la partie antérieure.

Le sternum, d'une seule pièce, paraît un peu plus large qu'à l'état normal.

Les membres supérieurs sont régulièrement conformés ; l'omoplate seule s'est accommodée à la voussure de la poitrine; ils sont convexes en arrière et concaves en avant.

Dans toute l'étendue des membres, il n'y a aucune trace d'ankylose des articulations.

Membres inférieurs. Le bassin est soudé avec le sacrum, et les deux os iliaques sont réunis en avant à la symphyse des pubis.

Du côté droit, la cavité cotyloïde est parfaitement soudée avec la tête du fémur, dont le corps est un peu dans l'adduction ; l'échancrure même cotyloïdienne est en partie comblée par de la matière osseuse. Le tissu de la tête paraît s'être un peu raréfié, comme on le voit dans les endroits où la substance compacte a été détruite. Le reste du membre ne présente aucune tendance à s'ankyloser dans les autres articulations.

Le membre gauche n'est ankylosé dans aucune de ses articulations; seulement on voit que l'articulation coxo-fémorale commençait à être le siége d'un travail dont le résultat eût probablement été l'ankylose. Les bords de la cavité cotyloïde sont amincis et rugueux; ils ont cédé en bas de manière à combler en partie l'échancrure cotyloïdienne. L'intérieur de la cavité est rugueux, et est très-mince, au point d'être transparent. La tête du fémur est considérablement augmentée de volume, de sorte qu'il est à croire que c'est cet excessif développement qui a déterminé les lésions que l'on voit sur l'os iliaque. De plus, sa surface est altérée, le cartilage est disparu en partie, et la surface en est rugueuse. Le reste du membre ne présente aucune altération notable.

CHAPITRE XVI.

LUXATIONS.

SECTION PREMIÈRE.

LUXATIONS DES MEMBRES SUPÉRIEURS.

N° 720. — Luxation de l'humérus en bas; pièce destinée à faire voir le lieu de la déchirure de la capsule dans une luxation de l'humérus en bas, provenant du cabinet de Desault.

Elle se compose de la réunion de trois os, la clavicule, l'omoplate et l'humérus; la tête de ce dernier est presque entièrement sortie par la partie inférieure de la capsule, qui est conservée intacte en haut, en arrière et en avant.

N° 721. — Luxation de l'humérus sur le bord axillaire, avec fracture et fausse articulation consécutive de l'humérus; pièce tirée du cabinet de Desault.

La pièce se compose de l'humérus, de l'omoplate et de la clavicule. Les muscles sont conservés desséchés.

La tête de l'humérus est dirigée en bas, et un peu en avant; elle repose sur cette marge antérieure du bord axillaire, qui, dans un os sain, représente une gouttière plus large en haut qu'en bas, et limitée, en avant comme en arrière, par des saillies longitudinales , réunies en bas au tiers inférieur du bord axillaire.

C'est dans l'endroit le plus élargi et le plus supérieur de cette gouttière que s'est développée une cavité articulaire secondaire. De la partie inférieure de cette cavité glénoïde secondaire part la capsule , qui n'est pas entièrement rompue. On ne doit pas la confondre avec le muscle sous-scapulaire, qui est conservé, et qui se trouve au-dessus d'elle. La longue portion du triceps se trouve en arrière ; le trochin est maintenu sur la cavité glénoïde primitive par la courte portion du biceps, par le tendon sus et sous-épineux , et par le petit rond.

Cette luxation est très-intéressante et très-rare , puisqu'elle est, à proprement parler, axillaire et incomplète, 1° parce que la capsule n'est pas déchirée en bas dans le sens où a eu lieu la luxation ; 2° parce que la tête a encore conservé quelques rapports articulaires par l'intermédiaire du trochin avec l'ancienne cavité articulaire.

Cette pièce acquiert un autre degré d'importance par la fracture qui se trouve à la réunion des deux tiers inférieurs avec le tiers supérieur de l'humérus : soit que la fracture ait eu lieu en même temps, ou se soit faite après la luxation, cette fracture est encore remarquable , en ce qu'il s'est formé une fausse articulation ; le dépôt du cal a diminué les aspérités du fragment supérieur, et comblé le canal médullaire, de sorte que l'extrémité du fragment supérieur est oblique de dedans en dehors , et alternativement convexe d'avant en arrière, et concave de dedans en dehors.

Pour le fragment inférieur, ses aspérités sont seulement disparues au niveau de la fracture, dont la direction est l'inverse de celle du fragment supérieur ; mais aucun dépôt de cal n'a comblé le canal osseux.

N° 722. — Luxation de l'humérus en avant ; pièce en cire, destinée à faire voir le siége de la déchirure de la capsule dans la luxation en dedans, provenant du cabinet de Desault.

La pièce se compose d'une partie de l'humérus, de la clavicule et de l'omoplate.

La capsule est rompue à la partie antérieure et externe, et elle est intacte dans le reste de son étendue.

On a renversé en dehors le muscle sous-scapulaire qui couvrait la déchirure ; en dehors de lui on aperçoit le tendon du biceps ; en haut, l'on aperçoit une partie du muscle sous-épineux.

N° 723. — Luxation de l'humérus (luxation axillaire en avant).

Le scapulum et l'humérus qui composent cette pièce proviennent d'un individu adulte vigoureux. Le scapulum ne présente pas de déformations ; la surface de la cavité glénoïde seulement est moins étendue que dans l'état normal : elle présente quatre centimètres de hauteur, et seulement trois centimètres de largeur dans la partie moyenne, qui est la plus étendue. Elle est recouverte par les débris de la capsule. Son bord postérieur est éloigné de deux centimètres cinq millimètres de la tête de l'humérus.

Au devant d'elle se trouve une cavité secondaire, regardant directement en avant. Elle est placée à un centimètre deux millimètres de l'apophyse coracoïde du scapulum ; elle est concave, et présente cinq centimètres de hauteur, et quatre centimètres de largeur. A la partie supérieure et antérieure existent des débris de la capsule accidentelle, qui s'est formée probablement aux dépens des muscles environnants.

L'humérus présente une tête aplatie de dehors en dedans, de sorte que la tête a augmenté dans son diamètre antéro-postérieur, et diminué dans son diamètre transverse.

Un peu plus du tiers de la tête, qui regarde en arrière, est aplati, et était appliqué sur la fausse articulation. Le reste de la tête, qui s'élève en espèce de bourrelet au-dessus d'elle, est plus étendu, plus volumineux, et partout rugueux, surtout en avant.

La coulisse bicipitale regarde en dehors et en arrière, et les rugosités deltoïdiennes sont en partie disparues.

N° 724. — Luxation de l'humérus en dedans (luxation axillaire).

Cette luxation, moins ancienne que la précédente, présente les mêmes caractères qu'elle, bien qu'à un degré moins grand ; elle est engagée dans la fosse sous-scapulaire.

De là résultent deux choses très-distinctes : d'abord, que la cavité glénoïde est entièrement recouverte par les débris de la capsule ; 2° qu'elle a conservé à peu près ses dimensions naturelles, et que la cavité accidentelle s'est développée isolément d'elle, et que sa face regarde directement en avant. Elle est formée d'abord aux dépens de la partie antérieure de l'apophyse coracoïde, et du rebord antérieur de la cavité glénoïde. Sur cette pièce, la cavité articulaire est formée de deux facettes développées sur ces deux parties saillantes ; ce n'est que quand la maladie est très-ancienne que ces deux surfaces se confondent en une seule.

Un autre caractère très-tranché, c'est que la ligne qui sépare le trochiter de la tête, autrement dit, le col anatomique de l'humérus, tend à s'effacer par l'aplatissement du trochiter, qui est mis de niveau avec la tête. La tête de l'humérus alors est aplatie d'arrière en avant par les débris de la capsule, le muscle sous-scapulaire et le petit rond ; alors elle est altérée dans sa forme et dans sa structure : d'abord la tête est aplatie d'avant en arrière, et si elle diminue dans ce diamètre, elle augmente dans le diamètre transverse ; de plus, la tête présente une multitude de rugosités qui se développent sur la partie de la tête qui n'est plus en rapport avec des surfaces articulaires, comme on le voit sur cette pièce.

N° 725. — Luxation de l'humérus en avant et en haut (luxation coracoïdienne) ; pièce donnée par M. Lenoir.

Cette luxation a des caractères très-tranchés, qui la séparent de la précédente : d'abord la cavité glénoïde n'est pas entièrement recouverte par la capsule ; mais une de ces parties correspond au trochiter.

La surface glénoïdale n'a pas conservé sa forme aussi intacte que dans la luxation scapulaire ; ses rapports avec le trochiter finissent par rendre sa face plus oblique en avant. C'est surtout en haut que la surface articulaire est devenue oblique en avant. Cette surface se réunit en formant un angle aigu avec la cavité secondaire ; tandis que, dans la luxation scapulaire, la cavité secondaire forme un angle presque droit avec la cavité glénoïde ancienne : cette cavité est placée au-dessous de l'apophyse coracoide, et non en avant d'elle, comme dans les cas précédents, de sorte que la tête se trouve remontée plus haut, cette apophyse correspondant au col anatomique de l'humérus, entre le trochiter et la tête.

La tête présente aussi des caractères très-tranchés : ainsi, d'abord elle est moins altérée dans sa forme; elle ne présente pas ces aplatissements que l'on remarquait d'arrière en avant. Elle a conservé son volume et sa forme ordinaire ; seulement, la dépression qui sépare le grand trochanter de la tête est plus marquée que dans l'état normal, et est logée sur la crête qui résulte de la réunion de la surface articulaire ancienne, se réunissant avec la surface articulaire secondaire.

De cette luxation, en quelque sorte incomplète de l'humérus, résulte que la coulisse bicipitale regarde seulement en dehors, et non en arrière, comme dans la luxation scapulaire.

N° 726. — Luxation de l'humérus en avant (luxation sous-coracoïdienne).

De la cavité articulaire. Les deux cavités articulaires, ancienne et secondaire, se réunissent sous un angle aigu ; la surface articulaire ancienne représente à peu près le tiers de l'articulation secondaire. Si l'ancienne regarde directement en dehors, la cavité secondaire regarde un peu en avant ; du reste, toutes les deux appartiennent à des circonférences qui auraient le même rayon. L'apophyse coracoïde, au-dessous de laquelle se trouvait la tête, s'est aplatie, et présente une surface concave, qui semble appartenir à une ligne courbe qui serait le prolongement de celle qui appartient aux deux surfaces articulaires que je viens de décrire.

La tête est très-volumineuse ; toute la partie antérieure, qui n'est plus en rapport avec l'articulation, est devenue rugueuse ; seulement, sa partie en rapport avec la cavité articulaire secondaire est lisse.

L'espace compris entre la tête et le trochiter est changée en une rainure profonde, à cheval sur la réunion des deux surfaces articulaires. Le grand trochanter, par sa face supérieure, est en rapport avec la cavité glénoïdale ancienne.

L'humérus n'a pas éprouvé une très-grande rotation en dehors; la coulisse bicipitale regarde en dedans.

Nº 727. — Luxation sous-coracoïdienne.

La surface articulaire ancienne, dans l'endroit où elle a le plus de largeur, présente à peine un centimètre et demi de diamètre; l'autre surface secondaire a à peu près trois fois cette largeur, et se réunit à angle aigu avec la précédente : elle regarde un peu en avant.

La tête de l'humérus a subi de grandes altérations : elle est aplatie d'avant en arrière, et sa surface articulaire, peu convexe, correspond à la surface articulaire secondaire, qui est peu concave. Une rainure profonde, mais plus marquée en haut qu'en bas, sépare la tête du trochiter, qui lui-même est aplati, et présente en bas et en dehors un rebord hérissé d'aspérités. Toute la partie de l'humérus qui n'a plus conservé ses rapports articulaires est rugueuse, et parcourue d'aspérités.

La coulisse bicipitale est dirigée en avant plutôt qu'en dehors.

Nº 728. — Luxation axillaire coracoïdienne en dedans et en avant, avec fracture du trochin.

La cavité glénoïde ancienne est conservée intacte dans toute son étendue; on dirait qu'une partie de son cartilage a été résorbée, et recouverte en partie par les débris de la capsule articulaire.

La cavité glénoïde secondaire est développée en avant et en dedans de l'ancienne, à la base de l'apophyse coracoïde, et à la partie supérieure et externe de la fosse sous-scapulaire : elle est formée par un dépôt de matière osseuse, beaucoup plus développée en haut et en dedans que dans le reste de la surface articulaire, où elle n'est déposée qu'en très petite quantité, de manière seulement à rendre rugueuse cette surface articulaire en rapport avec la tête de l'humérus.

L'humérus est, de toutes les parties de cette pièce pathologique, la plus curieuse, en ce sens que la tête est en rapport avec une cavité glénoïde secondaire, et que le trochin est resté en rapport avec la cavité glénoïde primitive, mais que la cause qui a déterminé la luxation de l'humérus a agi avec assez de force pour déplacer à la fois la tête et fracturer le trochin, retenu par la contraction musculaire contre la cavité glénoïde, et arc-boutant ainsi contre l'omoplate, s'est complétement séparé de l'humérus.

La section parallèle à l'axe de l'humérus fait voir, d'une part, l'étendue de la partie qui a été séparée de l'humérus, et de l'autre, les ressources de la nature pour réunir le fragment au reste du corps de l'os.

Nº 729. — Luxation de l'humérus coracoïdienne en dedans, avec séparation de la tête du col anatomique ; ankylose du fragment inférieur avec la cavité glénoïde.

Cette pièce appartient plus spécialement aux luxations qu'aux fractures ; car la luxation a dû nécessairement précéder la fracture, et être du genre des luxations en avant. La pièce précédente montre que, dans certains cas, le trochin et le trochiter peuvent se séparer de la tête qui se luxe en avant. Celle-ci montre que, dans d'autres cas, la tête peut, au contraire, se séparer de l'humérus au moment où elle se luxe en avant ; le renversement de la tête montre même que la fracture a dû commencer de haut en bas, et de dedans en dehors, la partie antérieure du bord de la cavité glénoïde faisant l'office d'un coin pressant au niveau du col anatomique. *

. Dans cette luxation, au lieu que ce soit le trochiter qui se soit séparé du reste de l'humérus, c'est la tête qui s'en est séparée : elle s'est luxée en dedans et en avant, de telle manière que sa surface articulaire regarde en avant, et que sa partie fracturée correspond à la partie antérieure de l'apophyse coracoïde ; une réunion ligamenteuse et osseuse l'a fixée dans ce point. Pour le fragment inférieur, comme la coulisse bicipitale a été conservée, la contraction musculaire a suffi pour rapprocher l'humérus, déjà obliquement taillé de manière à le faire correspondre exactement avec la surface articulaire de la cavité glénoïde. La surface articulaire de l'omoplate n'a pas été détruite, et est presque intacte. Des parties fibreuses réunissent l'humérus à l'omoplate en bas et en arrière.

Pour la surface du fragment huméral, elle ne paraît pas très-lisse, comme on le voit en glissant son doigt dans l'espace qui existe entre elle et la cavité glénoïde. Le trochin et le trochiter ont changé de forme et de volume. On observe une légère torsion de l'os, une coulisse plus profonde de l'humérus, qui indiquent qu'il a été affecté d'une espèce de rachitisme local.

Nº 730. — Humérus luxé et fracturé.

La fracture a existé au niveau du col anatomique, car l'on voit encore le trochin et le trochiter, que la coulisse bicipitale sépare.

La face articulaire de la tête regarde en dehors et en avant ; la partie située en dehors est soudée avec les deux épiphyses, le trochin et le trochiter ; l'autre partie regarde en avant, et montre une partie lisse de la tête.

Le côté du fragment de la tête est devenu articulaire, et forme une espèce de mortaise angulaire qui s'articulait avec l'omoplate. La surface, quoique percée de nombreux trous, est cependant presque sans aspérités, et d'une consistance éburnée, comme dans les fausses articulations.

Dans cette consolidation anormale du fragment supérieur avec l'inférieur, l'humérus s'est ramolli, de sorte qu'il s'est aplati de dehors en dedans, et qu'il a changé dans sa direction, ainsi, qu'il est alternativement concave en avant et en bas, et convexe en avant et en haut. En l'étudiant, vu par sa partie postérieure, il présente une altération inverse dans sa direction.

N° 731. — Luxation de l'humérus sous-claviculaire.

Cette pièce présente trois parties à considérer : les deux cavités articulaires, l'ancienne et la nouvelle, et enfin l'extrémité articulaire de l'humérus.

La cavité articulaire ancienne a résorbé son cartilage ; elle est en rapport avec les débris de la capsule et du muscle sous-épineux, qui s'est rompu, et dont l'extrémité a subi une dégénérescence osseuse.

La cavité secondaire a une étendue très-considérable, car dans son plus grand diamètre, cinq centimètres et demi, cette surface repose au-dessous de la clavicule, et un peu en arrière : elle est formée, d'une part, d'une pièce osseuse, composée de toutes pièces, et de dépôts de substance osseuse produite aux dépens de la partie postérieure de l'apophyse coracoïde.

La tête de l'humérus n'a subi aucune déformation : elle est volumineuse, pourvue de ses cartilages; sa partie externe est convexe ; le trochin a pris le caractère des surfaces articulaires; il est devenu lisse, et il est probable qu'il était encroûté de cartilage. Il se trouvait en rapport avec l'apophyse coracoïde, tandis que la tête seule s'articulait avec l'espèce d'arc osseux qui s'est formé de toutes pièces.

La tête et le col sont embrassés par des débris de la capsule fibreuse.

N° 732. — Luxation du radius en avant.

L'humérus est fortement incliné en dehors, de telle manière que l'épicondyle se trouve beaucoup plus bas que l'épitrochlée. Au-dessus de l'extrémité articulaire de l'humérus, et en avant, se trouve, au-dessus de l'épicondyle, une cavité accidentelle de deux centimètres de diamètre.

Le radius se trouve dans la pronation forcée, de telle manière que la tubérosité bicipitale regarde en dehors, ainsi que la face antérieure, tandis que la partie postérieure regarde en dedans. L'apophyse styloïde de l'extrémité inférieure est dirigée directement en avant. L'extrémité supérieure est déplacée : elle correspond au milieu de l'articulation, ce qui tient au mauvais état de dessiccation de la pièce; mais, dans l'état normal, elle se trouvait au devant et au-dessus de l'épicondyle, parce que la flexion forcée du bras est un caractère essentiel de cette luxation. La tête du radius, au lieu d'être concave à son extrémité, est convexe, et remplit la cavité accidentelle qui s'est formée; la petite cavité sigmoïde du cubitus est plus grande que dans l'état normal, et s'est élargie aux dépens de l'apophyse coronoïde du cubitus, qui est en partie disparue.

N° 733. — Luxation du radius en avant; pièce donnée par la Société anatomique.

Cette pièce est curieuse, en ce qu'elle donne plus exactement que l'autre les rapports exacts des os dans cette luxation.

L'humérus est oblique de dedans en dehors, et d'arrière en avant, de telle manière que le condyle externe est beaucoup plus antérieur que le condyle interne, sur lequel s'est développée une exostose.

L'articulation est dans la flexion forcée : aussi le radius est placé au devant du condyle externe, et la tête, qui, au lieu d'être concave, est devenue convexe, correspond à une facette concave, que l'on remarque à la partie antérieure et externe de l'extrémité articulaire de l'humérus.

L'apophyse coronoïde est en partie détruite par le contact de la tête, qui a agrandi en avant la petite cavité sigmoïde du cubitus.

N° 734. — Luxation du radius en arrière.

Cette pièce semble être plutôt une maladie de l'articulation, désignée vulgairement sous le nom de tumeur blanche, qu'une luxation; mais comme le radius est luxé en arrière, et que l'on rencontre toutes les altérations, dans les rapports des os, attachées à ce genre de luxation, nous avons cru donner cet exemple, en attendant qu'il s'en présente d'autres.

Le bras était dans la flexion forcée, comme dans la luxation en avant. Le mauvais état de dessiccation ne permet pas d'apercevoir que le condyle externe descend plus bas que l'interne, et est situé plus en avant. L'apophyse coronoïde a été détruite en partie par la maladie de l'articulation.

La tête du radius présente une facette convexe assez étendue, qui correspond à une facette concave que l'on observe à la partie postérieure du condyle externe.

Le radius, lui, était dans la supination forcée, caractère différentiel de la luxation précédente.

Des ossifications accidentelles se sont développées dans la partie externe de la capsule fibreuse de l'articulation, et une partie postérieure de l'olécrâne s'est développée anormalement, peut-être par l'ossification du triceps.

N° 735. — Luxation du cubitus en dehors; pièce donnée par la Société anatomique, au nom de M. Poumey, interne des hôpitaux.

L'humérus n'est plus en rapport au niveau de la poulie avec le cubitus; l'épicondyle seul a considérablement augmenté d'étendue, et est en rapport à la fois avec le cubitus et le radius. Aussi l'humérus a-t-il un considérable développement de volume à sa partie externe; il est même surmonté à l'épicondyle par un dépôt de matière osseuse, du volume d'une petite noisette. Cette espèce d'exostose présente à son extrémité inférieure et antérieure une surface lisse, destinée à être en rapport avec l'extrémité supérieure du radius.

A la partie postérieure et externe de l'humérus, on voit une partie irrégulière, étendue assez loin en arrière et en haut, mais cependant assez lisse pour favoriser les glissements de l'olécrâne sur l'humérus.

Le cubitus, quoique changé de place, ne présente pas d'altération très-sensible; cependant, sa surface articulaire, au lieu d'avoir deux plans inclinés en dos d'âne, ne forme plus qu'une surface concave d'avant en arrière.

En dedans du cubitus, il s'est développé une ossification qui, convexe et irrégulière en dehors, se trouve comprise au milieu du ligament latéral interne de l'articulation, mais est libre dans l'articulation, et a des surfaces qui s'accommodent exactement avec les surfaces articulaires de la poulie de l'humérus.

Le radius est placé en avant du cubitus; sa tête a considérablement augmenté de volume; et même du sommet de la surface articulaire de la tête, qui ne se trouve plus pressée aussi immédiatement par l'humérus, s'élève une petite saillie osseuse qui comble en partie la cavité de l'extrémité supérieure de la tête du radius.

N° 736. — Luxation de l'avant-bras en arrière sur un jeune homme de seize ans, produite par une chute sur la main, traitée comme une fracture; pièce en plâtre donnée par M. Cloquet.

Sur cet avant-bras en plâtre sont figurés, par des lignes noires, les os de l'avant-bras, en avant comme en arrière, et par des lignes rouges, l'os du bras. Cette manière permet parfaitement d'apprécier les saillies que font les deux os de l'avant-bras en arrière, et celle que l'humérus fait dans le pli du bras.

SECTION II.

DES LUXATIONS DU FÉMUR.

Les pièces sur les luxations du fémur sont très nombreuses ; les unes appartiennent aux luxations congénitales, les autres sont des luxations accidentelles.

Luxations congénitales, en haut et en dehors.

Nº 737. — Luxation congénitale, modèle en cire, du bassin d'une jeune fille affectée de luxation congénitale du fémur sur les cavités cotyloïdes.

Du côté gauche la capsule a été allongée, ainsi que le ligament rond, qui a conservé encore ses adhérences ; on voit la capsule ouverte et adhérente à la partie externe de la cavité cotyloïde ; le reste de la capsule adhérait au sourcil de cette cavité. La tête est légèrement aplatie de dehors en dedans ; l'on n'observe aucune dépression en dehors de la cavité cotyloïde qui indique l'endroit où la tête se trouvait en rapport avec l'iléum. La cavité cotyloïde n'a plus ses dimensions normales ; elle a perdu de son étendue, et de sa profondeur surtout.

Du côté droit, la capsule qui environne la tête n'a pas été ouverte, elle n'est adhérente qu'à la partie supérieure et externe du sourcil de la cavité cotyloïde ; ses adhérences se prolongent sur le col jusqu'au petit trochanter. On ne remarque aucune dépression autour de la cavité qui indique le lieu où la tête fut en rapport avec l'os iliaque. La cavité cotyloïde est entièrement effacée, c'est à peine si l'on remarque des démarcations entre sa cavité ancienne et les os environnants; c'est seulement au niveau de l'os pectiné que l'on retrouve des traces de sa première cavité. On peut voir aussi, du côté opposé, que c'est aussi cet os qui conserve le plus longtemps les vestiges de la cavité articulaire.

Les tubérosités de l'ischion sont légèrement déjetées en dehors, ce qui augmente un peu la largeur du détroit inférieur; tandis que le détroit supérieur, au contraire, est rétréci dans l'endroit correspondant; ce qui fait que le détroit antéro-postérieur l'emporte de beaucoup sur le diamètre transverse, ce qui est l'inverse de ce que l'on observe dans l'état normal.

Nº 738. — « Luxation congénitale du fémur; os coxal « présentant une cavité cotyloïde à peine développée, par « l'effet d'un arrêt de l'évolution organique; cette évolution « constitue la luxation congénitale. » (Pièce et note communiquées par M. Breschet.)

La fosse iliaque est plus profonde que dans l'état normal; la partie externe de la fosse iliaque externe est plus convexe en avant par le refoulement de l'os iliaque en dedans; il résulte même de cela que l'épine iliaque antérieure et inférieure fait une saillie plus considérable, et que le bord de l'os iliaque est très-anfractueux, de l'épine iliaque antérieure à l'épine des pubis.

La partie postérieure et externe de la cavité cotyloïde a en partie disparu, de sorte que la cavité cotyloïde est largement ouverte, et ne présente que très-peu de profondeur; c'est à peine si l'on en voit des vestiges en bas, et surtout en dedans.

La tubérosité sciatique regarde en avant; sa face externe et sa branche regardent en haut et en avant, sa partie interne en bas et en arrière. Le trou obturateur paraît plus large que dans l'état normal.

N° 739. — Luxation congénitale (prédisposition).

La pièce est un bassin d'adulte offrant des cavités cotyloïdes moins grandes et moins profondes que dans l'état naturel ; c'est le premier degré de la luxation congénitale. (Note et pièce communiquées par M. Breschet.)

N° 740. — Luxation congénitale du fémur en haut et en avant.

La pièce se compose d'un bassin dans lequel le sacrum est à l'état rudimentaire, bien que le développement de la colonne vertébrale indique que l'individu avait au moins atteint l'âge adulte. Il ne reste qu'un des fémurs, celui du côté gauche, qui est ankylosé avec le bassin.

Du côté droit, l'os iléum a pris une position verticale, de sorte qu'il n'existe plus, à proprement parler, de fosse iliaque ; il s'élève parallèlement à la colonne vertébrale, dont il n'est éloigné que d'un centimètre : la fosse iliaque externe est plus marquée.

Au niveau de l'épine iliaque antérieure et supérieure existent des rugosités qui ont été déterminées par la présence du fémur, qui s'est trouvé luxé en dedans et en haut. Au-dessous on remarque un petit trou, unique vestige de la cavité cotyloïde entièrement disparue, ainsi que l'épine ischiatique. En dehors, et sur le même niveau, se trouve l'os ischion, qui, au lieu d'être dirigé directement en bas, est, au contraire, placé directement en dehors, de telle manière que la surface externe regarde directement en avant, et la face interne directement en arrière. Il résulte de cela que le trou obturateur a sa face en avant au lieu d'avoir sa direction normale de haut en bas et de dehors en dedans ; de plus, la branche descendante de l'os pubis est contournée sur elle-même.

Du côté gauche, l'os iléum a son développement à peu près normal ; cependant l'épine sciatique est disparue, et la cavité cotyloïde a entièrement cessé d'exister ; à sa place même se trouve une exostose qui a comblé l'espace occupé par la tête du fémur.

Au niveau de l'épine iliaque antérieure et supérieure, le fémur se trouve soudé avec l'os iliaque, et il a éprouvé une rotation telle, que sa partie postérieure regarde en avant, et sa partie antérieure en arrière. Le condyle interne du fémur est externe, et descend beaucoup plus bas que l'interne, qui a disparu, et qui est réduit à une facette articulaire plane.

Le sacrum est à l'état rudimentaire ; il a seulement cinq centimètres sept millimètres.

N° 741. — Luxation congénitale du fémur, en haut et en avant ; absence congénitale du col et de la tête du fémur ; atrophie de l'os des iles ; atrophie de la cavité cotyloïde, observées chez un homme de quarante-six ans. (Observation communiquée par M. Burguière, interne des hôpitaux.)

L'os des iles est atrophié ; la cavité cotyloïde est très-sensiblement diminuée dans son étendue et dans sa profondeur. La forme est aussi changée : au lieu d'être arrondie, elle est triangulaire, et elle n'a plus de cartilages. Un débris de la capsule adhère au niveau du petit trochanter et au sommet de la cavité cotyloïde ; la partie la plus interne du fémur offre un plan rugueux ; la tête et le col du fémur ont entièrement disparu.

On ne trouve sur la partie externe du bassin aucune trace des rapports qui existaient entre le fémur luxé et la tête du fémur.

N° 742. — Luxation congénitale des fémurs ; luxation en haut et en dehors ; pièce trouvée à l'Académie royale de chirurgie.

Cette pièce provient d'un adulte affecté de rachitisme ; elle se compose des deux dernières vertèbres lombaires du bassin, des deux fémurs, des deux tibia et péronés.

Le sacrum est moins développé que dans l'état normal, il ne présente que huit centimètres de hauteur. Les deux os iliaques présentent une altération identique ; l'os iliaque du côté droit présente une fosse iliaque beaucoup plus profonde que dans l'état normal, parce que la crête iliaque est très-relevée, et se rapproche davantage de la colonne vertébrale. La fosse iliaque interne, au contraire, est moins marquée, et au lieu d'être concave, elle est convexe en dehors. L'épine iliaque antérieure, supérieure et inférieure sont plus volumineuses ; mais, en revanche, la petite épine ischiatique a presque entièrement disparu.

La tubérosité sciatique, au lieu d'être dirigée de dehors en dedans et de haut en bas, est, au contraire, placée de telle manière, que la tubérosité regarde presque en avant, par suite de la direction anormale de la branche de l'ischion, qui va de haut en bas, et directement d'avant en arrière, de telle sorte que sa face externe regarde en haut, et l'interne en bas ; sa branche ascendante a subi cette même variation dans la position.

Par suite de cette espèce de bascule de l'os ischium, la partie qui concourait à former la cavité cotyloïde est en quelque sorte fermée, et même elle a pris un développement tel, qu'il semble que ce soit une exostose de cette partie qui ait comblé la cavité cotyloïde.

La cavité cotyloïde est seulement représentée par une espèce de fissure placée au-dessous de la réunion de l'os pectiné avec l'iléum ; et l'éminence iléo-pectinée, formée par la réunion de ces deux os, paraît même remontée, ce qui donne au bord antérieur du détroit supérieur un aspect ondulé.

La partie la plus étendue de la cavité cotyloïde, qui a à peine un centimètre de diamètre, se trouve en dedans de l'ischium, dans l'endroit où il se réunit avec l'os pectiné.

L'os iliaque du côté gauche, à peu de chose près, est altéré de la même manière dans ses formes.

Le fémur du côté droit est le moins déformé ; fixé au niveau de l'épine iliaque antérieure et inférieure par des débris de la capsule, il est aplati de dedans en dehors ; concave en dedans, convexe en dehors, on croirait apercevoir des débris du grand trochanter du col et de la tête du fémur, qui semble plutôt aplati qu'entièrement résorbé, surtout si on le rapproche de l'état du fémur droit, ou de la pièce en cire donnée par M. Breschet. Tout le reste du fémur, jusqu'à la partie moyenne, est aplati de dehors en dedans.

A la partie inférieure, le fémur a repris à peu près ses formes normales, mais la surface articulaire a pris des déformations toutes particulières.

La partie antérieure et inférieure n'a plus l'aspect de condyles, on ne voit plus qu'une seule surface articulaire convexe ; en dehors se trouve une petite rotule fixée au condyle externe. La partie postérieure et inférieure des condyles s'est changée en une surface articulaire concave, en rapport avec une surface inverse correspondant dans le tibia.

Toute la surface articulaire postérieure et externe du tibia n'est plus en rapport avec le fémur; la surface interne seule qui correspond à la tubérosité interne du tibia, qui est elle-même plus volumineuse, a pris un développement anormal, et de concave qu'elle est naturellement, elle est convexe, et joue le rôle d'une tête articulaire par rapport au fémur.

Le tibia et le péroné ont pris une courbure anormale rachitique : ils sont convexes en dedans et concaves en dehors, et leurs surfaces interne et externe sont devenues antérieure et postérieure.

Le fémur du côté gauche est beaucoup plus altéré que celui du côté droit; cependant il présente sur plusieurs points des rapprochements avec celui du côté opposé : ainsi il est aplati comme lui, concave en dedans, convexe en dehors; il est difficile de déterminer si la tête est seulement aplatie, ou si c'est le grand trochanter qui la termine; cependant à deux centimètres de l'extrémité, on remarque que l'os forme un angle : sont-ce les débris de la tête et du col qui font un angle avec ce corps ?

Le fémur semble avoir éprouvé une de ces fractures si communes dans le rachitisme : à cinq centimètres de l'extrémité supérieure, il forme un angle aigu de 50 degrés avec son corps; le sinus de l'angle regarde en avant; le reste du fémur est grêle, ses condyles sont plus marqués; mais l'épine inter-articulaire du tibia a pris un développement considérable, et forme une espèce de tête articulaire logée entre les deux condyles. Une rotule rudimentaire se trouve placée en dehors de l'articulation; le tibia et le péroné ont subi une altération rachitique analogue à celle des deux os du côté droit.

N° 743. — Luxation congénitale des fémurs en haut; pièce tirée du cabinet de Desault.

La pièce est composée des deux os iliaques, des deux parties supérieures des fémurs, et à droite a été conservée la capsule fibreuse de l'articulation, et le tendon du crural antérieur ossifié.

Du côté gauche l'os iliaque a conservé ses dimensions ordinaires; peut-être la fosse iliaque est-elle plus relevée que dans l'état normal. La branche horizontale des pubis est ondulée par la saillie iléo-pectinée, dépassant les dimensions normales. La cavité cotyloïde est presque entièrement effacée, surtout en dedans; en dehors elle présente tout au plus deux ou trois millimètres de profondeur. En haut, elle présente seulement tout au plus un millimètre de profondeur de plus.

En dehors et en arrière le sourcil de la cavité cotyloïde est entièrement effacé; et au lieu d'être convexe en dehors, elle est, au contraire, concave en dehors dans l'étendue de trois ou quatre centimètres en longueur, de haut en bas, et dans l'étendue d'un à deux centimètres en largeur. Il n'y a, du reste, autour de la cavité cotyloïde, aucune trace de cavité articulaire secondaire; la tubérosité de l'ischion est relevée en avant, la face externe regarde un peu en haut, et l'interne en bas.

Le fémur est privé de sa tête et de son col; il est convexe en dehors et concave en dedans; on ne trouve de son extrémité supérieure que les traces du grand trochanter.

Du côté droit, l'os iliaque paraît moins déformé dans son ensemble; la fosse iliaque n'est pas plus profonde que dans l'état normal. L'ondulation de la branche horizontale des pubis et de l'éminence iléo-pectinée est moins marquée; la cavité cotyloïde n'est pas sensiblement plus profonde que celle du côté opposé; et, du reste, la partie supérieure et externe est toujours le côté de cavité cotyloïde qui présente le plus de profondeur. Du pourtour de la cavité cotyloïde, et un peu en arrière du sourcil, à peu près à un centimètre et demi, naît la capsule de l'articulation, qui est très-vaste, et qui va s'insérer au-dessus du grand trochanter, et à la ligne qui va du grand trochanter au petit trochanter, qui a entièrement disparu du côté droit comme du côté gauche.

La capsule est large, et présente dans plusieurs points de son étendue des ossifications; de la partie supérieure en partent deux très-marquées : une, de deux centimètres et demi de longueur, provient de l'ossification du tendon de renforcement, que le crural antérieur envoye à la capsule ; l'autre, partant de l'épine iliaque antérieure et inférieure, ayant onze centimètres de longueur, provient de l'ossification du tendon du crural antérieur.

L'os iléum regarde aussi en haut et en avant, tandis que la partie interne est dirigée en bas et en arrière, mais moins que du côté gauche.

Le fémur est terminé par le grand trochanter, convexe en dehors, concave en dedans par l'absence du col et de la tête du fémur. Dans l'étendue de huit à dix centimètres il donne insertion à des débris de la capsule, et on ne trouve pas de petit trochanter.

N° 744. — Luxation congénitale en dehors et en haut sur un homme.

La pièce se compose du bassin et des deux fémurs.

Le bassin et le fémur n'ont subi aucune altération du côté droit ; du côté gauche, le bassin et le fémur ont subi une altération dans leur forme et dans leur direction.

Du bassin. — La fosse iliaque est relevée en haut ; elle est plus profonde, mais moins large à gauche qu'à droite ; sa face externe est convexe au lieu d'être concave, et à l'endroit où l'on devrait rencontrer la partie supérieure de la cavité cotyloïde, se trouve une dépression ayant tout au plus trois centimètres dans son plus grand diamètre, et plus large que longue. Elle était destinée à s'articuler avec la partie antérieure du fémur, par cette facette lisse et allongée que l'on remarque à la partie antérieure, entre le grand et le petit trochanter.

L'os pectiné est déprimé, et se trouve plus bas du côté gauche que du côté droit ; au contraire, l'os ischium est remonté, et la tubérosité a changé de direction, de telle manière que sa partie inférieure regarde en avant, l'antérieure en haut, et la postérieure directement en bas.

De ce déplacement de ces deux os résulte que le trou obturateur est déformé, et qu'il présente beaucoup moins d'élévation que celui du côté opposé, et qu'il se rapproche davantage de la forme du trou obturateur, tel qu'il est chez la femme.

Ce déplacement des deux os pectiné et ischium a fait aussi varier la forme de la cavité cotyloïde ancienne, qui, au lieu de présenter la forme d'un triangle isocèle, a celui d'un scalène.

Le fémur a subi aussi des altérations très-notables, soit dans sa direction ou dans sa forme.

D'abord sa direction a changé ; le condyle externe regarde en avant, et l'interne directement en arrière, de telle manière que toute la partie antérieure et convexe du fémur regarde en dedans. Par suite de cela, le fémur s'est déformé dans la partie supérieure de la diaphyse, qui a quitté sa figure triangulaire, pour être réduit à deux faces, l'une externe et l'autre interne, devenue antérieure et postérieure par la rotation du fémur.

La tête et le col du fémur ont entièrement disparu par usure ; à leur place on ne trouve qu'une surface assez lisse, bien que n'appartenant pas dans toute son étendue à un seul plan. Le petit trochanter, presque rudimentaire, est réduit à une petite saillie qui sert de point d'insertion à un trousseau fibreux, étendu de l'épine iliaque antérieure et inférieure au fémur. Le moyen fessier et le pyramidal, ainsi que l'aponévrose du grand fessier, sont adhérents au grand trochanter, à la cavité digitale ou à la ligne âpre.

L'autre articulation coxo-fémorale (à droite), ne présente rien de particulier, si ce n'est que la cavité cotyloïde est plus petite, ou la tête du fémur plus volumineuse qu'à l'état normal.

Nº 745. — Luxation en haut et en arrière.

Déformation de la tête peu prononcée ; cavité articulaire secondaire peu marquée.

La pièce est composée d'un os iliaque gauche, et de l'extrémité supérieure gauche du fémur.

La fosse iliaque est relevée, de sorte qu'elle a acquis beaucoup de profondeur au niveau de l'épine iliaque antérieure, et au-dessus d'elle, le bord de l'os iliaque s'est contourné, de sorte qu'il en résulte une petite cavité assez profonde, à concavité externe. L'ischium et l'os pectiné ne sont pas sensiblement déformés.

La cavité cotyloïde a disparu à sa partie interne ; à la partie inférieure elle est en partie effacée, mais il existe des rugosités très-marquées à la place du sourcil de la cavité formée par l'os ischium. Au niveau de l'éminence iléo-pectinée, la cavité est très-profonde et très-anfractueuse.

En haut, et en dehors de la cavité cotyloïde, est une cavité secondaire peu marquée : elle est constituée par une surface lisse sensiblement concave, dont le sourcil, élevé en crête, est plus marqué à la partie supérieure externe que partout ailleurs ; elle est à peu près à deux centimètres de l'épine iliaque antérieure et inférieure.

La tête du fémur est peu aplatie en bas et en dedans ; son col, en haut, est environné d'une virole osseuse ; en bas, il est embrassé par des débris de la capsule, qui adhèrent à la partie interne de l'ancienne cavité cotyloïde. En haut du grand trochanter, ont été conservés des débris du petit fessier.

Nº 746. — Luxation du fémur en haut et en dehors, du côté gauche.

(Bassin de femme) ; observation de Desault. La pièce se compose du bassin et des deux fémurs, déformation du fémur et formation d'une cavité secondaire.

Le côté droit opposé à la luxation présente un os iliaque régulièrement conformé ; la cavité cotyloïde paraît peu profonde pour la tête du fémur, qui est volumineuse.

Le côté gauche, siége de la luxation, présente une déformation de l'os iliaque ; la fosse iliaque interne est plus profonde que dans l'état normal ; l'os pectiné, la branche ascendante de l'ischium et la tubérosité ont pris un développement moindre que ceux du côté opposé ; le trou obturateur est moins grand que celui du côté gauche, et, par suite, l'os descend moins bas. La cavité cotyloïde est entièrement effacée ; on remarque seulement un tubercule osseux à la partie de la cavité qui correspond à l'os ischium. La cavité secondaire s'est développée en dehors de l'os iliaque, à un centimètre et demi de l'épine iliaque antérieure et inférieure. Cette cavité est beaucoup plus développée à la partie supérieure et postérieure que partout ailleurs.

La tête du fémur est décomposée en deux facettes : l'une supérieure, couvrant les deux tiers du col du fémur ; l'autre correspondant à la cavité secondaire.

On remarque à l'extrémité supérieure du grand trochanter les débris du moyen fessier ; en avant, l'on trouve une languette musculaire, reste du petit fessier, et au-dessous la seule partie de la capsule fibreuse, qui est en deux faisceaux : l'antérieur, partant de l'épine iliaque antérieure et inférieure, jusqu'à l'éminence iléo-pectinée ; l'autre faisceau vient de l'épine iliaque antérieure inférieure, et un peu de la cavité cotyloïde secondaire ; tous deux se rendent à la partie antérieure, supérieure et inférieure du col du fémur.

En arrière, l'on voit le muscle piramidal séparé de ses attaches au sacrum, et le muscle obturateur interne, qui a été aussi arraché, et dont les fibres musculaires se sont appliquées derrière la tubérosité de l'ischion. Pour l'obturateur externe, il n'en reste pas de traces.

Le fémur a éprouvé une rotation en dehors, de telle manière que sa partie antérieure regarde en dehors, et sa postérieure en dedans. Les condyles descendent beaucoup moins bas que ceux du côté opposé.

N° 747. — Luxation du fémur en haut et en avant, du côté droit, et un peu plus en arrière du côté gauche.

Peu de déformation des têtes, mais cavités secondaires très-marquées; bassin de femme donné par M. Ménière, agrégé.

L'os iléum du côté droit a sa fosse iliaque peu déformée, surtout à la partie postérieure; sa cavité n'a sensiblement augmenté de profondeur qu'en avant, par un léger refoulement d'avant en arrière et de dehors en dedans.

La tubérosité de l'ischium est située un peu en dehors et en avant; la branche ascendante de l'ischium regarde un peu en haut et l'interne en bas. L'os pectiné, la symphyse et la branche descendante du pubis, et ascendante de l'ischium, sont atrophiés, et présentent un volume et une épaisseur moins considérable qu'à l'état normal.

La cavité cotyloïde ancienne est encore assez profonde; mais elle est réduite à peu près au tiers de son étendue; elle a complétement disparu en dedans; mais en bas, en dehors et en haut, elle est encore assez marquée.

En dehors, et au-dessus d'elle, se trouve la nouvelle cavité secondaire, qui a trois centimètres de profondeur: elle regarde en avant, et se trouve tellement avancée de ce côté, qu'une partie de la cavité, le tiers environ, est placé en dedans de l'épine iliaque antérieure et supérieure, qui a elle-même entièrement disparu. Du reste, cette cavité est inégale en profondeur. Sa partie la plus haute est en dehors et en arrière, et correspond à l'os iliaque; puis ensuite vient celle formée par l'épine iliaque, et enfin, en dernier lieu, celle formée par l'os ischium. La partie la moins profonde correspond au niveau de la même articulation, et en bas, entre l'os ischium et l'iléum; son bord est hérissé de pointes au niveau de l'épine iliaque, est tran-

chant dans toute la partie correspondante à l'iléum jusqu'à l'ischium, où il est formé par une tubérosité irré
gulière.

La tête du fémur de ce côté est peu déformée ; cependant elle est un peu surbaissée en forme de bord, en haut
et en arrière, et son diamètre antéro-postérieur l'emporte
sur son diamètre vertical. Le col, le grand et le petit trochanter, ne présentent pas d'altérations.

L'os iliaque du côté opposé est plus déformé que du
côté droit : cela dépend de ce que l'os iliaque est plus refoulé en dedans, ce qui donne plus de profondeur à la
fosse iliaque interne. L'os pectiné et l'os ischium manquent ;
mais on voit encore les débris de l'ancienne cavité cotyloïde, qui forment une cavité triangulaire, rugueuse, plus
profonde en haut, en arrière et en bas, qu'en dedans, où
il n'existe plus, à proprement parler, de bord.

La cavité articulaire secondaire est très-profonde, plus
marquée en haut et en arrière que partout ailleurs. Elle
présente deux centimètres et demi de hauteur. Le fond est
tranchant à la partie postérieure, tandis que, en avant,
il est plus volumineux, et à la fois plus rugueux.

La tête du fémur est un peu aplatie de dehors en dedans ;
le cartilage paraît usé à la partie supérieure ; la tête est
surbaissée en forme de bord sur le col du fémur, qu'elle
engaîne en quelque sorte dans l'étendue d'un centimètre
en bas et en avant. En haut, il n'existe pas d'espace entre
cette surface articulaire et le col ; on remarque seulement
une espèce d'encroûtement articulaire d'un centimètre et
demi, immédiatement appliqué sur le col. Le col, le grand
trochanter, et le petit trochanter du fémur, n'ont pas, du
reste, éprouvé d'altération sensible.

N° 748. — Un bassin portant deux cavités cotyloïdes accidentelles ; pièce donnée par M. Breschet, sans renseignements.

Le bassin est déformé ; le diamètre antéro-postérieur est de neuf centimètres huit millimètres ; le diamètre transverse est de treize centimètres cinq millimètres ; le sacro-cotyloïdien, de droite à gauche, a treize centimètres cinq millimètres ; le sacro-cotyloïdien de gauche à droite, a douze centimètres cinq millimètres.

Diamètres inférieurs : le sacro-pubien est de onze centimètres, le bisciatique est de quinze centimètres. Le sacrum est moins concave que dans l'état normal ; la fosse iliaque du côté droit est plus profonde que du côté gauche ; la partie antérieure du bassin est atrophiée ; la tubérosité de l'ischium du côté droit descend plus bas que celle du côté gauche, et elle regarde moins en avant et en haut : elle est donc moins altérée dans sa forme et dans sa position.

Les deux cavités cotyloïdes anciennes sont déformées et amoindries ; elles sont triangulaires, plus profondes en haut, un peu moins en bas, et sans rebords en dedans ; celle du côté droit un peu plus profonde que celle du côté gauche. La résorption sur le cartilage et la substance osseuse semblent avoir été plus actives.

La cavité cotyloïde droite est très-profonde : elle a deux centimètres et demi de profondeur dans sa partie la plus profonde ; en dehors et en arrière, le sourcil a deux centimètres de hauteur à la partie postérieure.

La cavité présente plus d'élévation en haut et en avant que partout ailleurs ; au milieu et en arrière, elle est un peu moins profonde, et en bas et en avant, au niveau de l'os ischium, est la partie la moins profonde.

Les parties intermédiaires à ces diverses saillies du sourcil cotyloïdien sont moins profondes ; et, comme en avant la cavité existe à peine, il y a une véritable échancrure.

La cavité cotyloïde accidentelle du côté droit est moins profonde que celle du côté gauche ; au lieu de faire saillie au-dessus du niveau de l'os iliaque, elle pénètre dans sa profondeur, et forme une dépression de cinq à huit millimètres. Elle est plus profonde en dedans et en avant que dans le reste de son étendue ; elle est placée beaucoup plus en arrière et en bas que celle du côté gauche : ainsi elle se trouve à quatre centimètres de l'épine iliaque antérieure et inférieure, tandis que du côté gauche elle se trouve seulement à un centimètre de distance de cette saillie.

Cette pièce est très-curieuse, en ce que, sur le même sujet, les os se trouvant dans les mêmes conditions, on voit deux cavités se former d'une manière différente, l'une par atrophie, l'autre par hypertrophie. Il faut, dans ce cas, conclure que le mode d'action de la tête du fémur doit avoir une grande influence physique sur le mode de formation de cette cavité. Aussi regrettons-nous beaucoup que les deux fémurs manquent, car il est très-probable, d'après les autres pièces que nous avons sous les yeux, que du côté atrophié correspondait un fémur atrophié, dont la tête était déformée, et peut-être une capsule non rompue, tandis que, du côté opposé, se trouvait, au contraire, une tête et un fémur hypertrophié ; car la cavité cotyloïde accidentelle est plus grande que dans l'état normal. Le mode de formation de la cavité cotyloïde paraît donc soumis à la plus ou moins grande résistance que présente la tête du fémur. Aussi est-ce pour cela que, dans les luxations congénitales, la tête n'étant pas entièrement formée, et par cela même peu résistante, fait que l'on ne rencontre pas de cavité secondaire.

N° 749. — Luxation du fémur en haut et en dehors sur un jeune sujet; cavité secondaire par usure; déformation de la tête; pièce donnée par M. Breschet, comme luxation congénitale.

L'os iléum est refoulé en dedans; la fosse iliaque interne est augmentée, l'externe est peu diminuée; au niveau de l'épine iliaque antérieure, et supérieure, on remarque que le bord de l'os est concave en dehors et convexe en dedans.

L'os pectiné et l'ischium sont considérablement atrophiés, ce qui donne plus d'étendue au trou obturateur. La tubérosité de l'ischium est plus transversale que dans l'état normal; sa face externe regarde un peu en avant et en haut, l'interne en bas et en arrière.

La cavité cotyloïde ancienne est cachée par les débris de la capsule, qui adhèrent encore à la partie supérieure et externe, depuis l'os ischium jusqu'à l'épine antérieure et inférieure. La tête est sortie par la partie supérieure de la capsule, qui s'attache encore à la partie supérieure et postérieure du sourcil de la cavité cotyloïde : dans ce cas, il n'y a pas allongement de la capsule, mais rupture; la tête n'est plus dans l'intérieur de la capsule, comme le disait Dupuytren, et comme on peut le voir sur la pièce en cire donnée par M. Breschet.

La cavité secondaire est très-remarquable, en ce que c'est la seule de toutes les pièces de la collection qui soit formée par usure de l'os iliaque. Il n'y a pas hypertrophie de l'os, dépôt de substance osseuse, comme dans les cas précédents, mais résorption de l'os iliaque. Dans 'endroit où la cavité présente le plus de profondeur, elle n'a qu'un demi-centimètre ou dix millimètres de hauteur ; encore est-ce formé aux dépens du refoulement de la table interne de l'os, qui fait saillie dans la fosse iliaque interne.

La cavité est plus profonde en haut que partout ailleurs ; en bas, elle se fond en quelque sorte avec la surface de l'os ; la surface est régulièrement concave, et plus rugueuse que dans les surfaces articulaires formées par dépôt de suc osseux.

Fémur. — La tête du fémur est atrophiée et déformée ; elle est ovale, plus large en haut qu'en bas ; elle est embrassée en bas par la partie supérieure de la capsule ossifiée en quelques points, et au-dessus de laquelle elle a passé en la déchirant. En haut, le col est embrassé par les débris de la capsule et par ceux du petit fessier. Le grand trochanter n'est pas déformé, tandis que le petit trochanter a entièrement disparu.

N° 750. — Luxation du fémur, en haut et en dehors, déformation de la tête très-prononcée, cavité secondaire peu profonde.

Cette pièce se compose d'un fémur et d'un os iliaque.

L'os ilium est très-relevé, de sorte que la fosse iliaque a augmenté de profondeur, mais a diminué de largeur. En dehors, la fosse iliaque externe n'est pas diminuée dans sa profondeur, ce qui arrive ordinairement dans les variations des diamètres de l'interne, parce qu'elles dépendent le plus fréquemment d'une déformation de l'os en entier.

L'os ischium et l'os pectiné sont atrophiés, mais ils ne

sont pas sensiblement déformés; le trou obturateur a notablement augmenté d'étendue, par suite du volume moindre des os qui l'environnent.

Le fond de la cavité cotyloïde s'est atrophié au point de laisser apercevoir le jour au travers, surtout au niveau de l'os pectiné. Nous avons déjà noté les dimensions que peut acquérir cette cavité au dedans de l'os pectiné : ici elle a acquis la profondeur excessive de deux centimètres. En dehors la cavité est en partie fermée par une espèce d'opercule lamineux assez anfractueux.

En dehors de la cavité primitive, et presque au même niveau qu'elle, se trouve la cavité secondaire; elle est peu profonde, mais assez étendue en dehors, et en haut, elle se relève sur l'os ilium en forme de crête, ayant, dans sa plus grande élévation, un demi-centimètre de hauteur. Sa surface est lisse, concave, et de consistance éburnée. Une espèce d'apophyse limite sa cavité en avant.

La tête du fémur est très-déformée en bas, en haut et en dedans; on dirait que la tête s'est ramollie comme de la cire, et qu'elle s'est surbaissée en forme de bord sur le col, qu'elle engaîne en quelque sorte. C'est à la partie supérieure et antérieure que les altérations sont le moins sensible. Le col, le grand et le petit trochanter n'ont pas subi de déformations sensibles.

N° 751. — Luxation du fémur, en haut et en dehors; déformation de la tête; cavité secondaire assez profonde.

Tout l'os iliaque a été le siége d'une maladie qui a ramolli son tissu. La fosse iliaque interne est plus profonde et plus concave que dans l'état normal. En revanche, la fosse iliaque externe est presque entièrement effacée. Outre ces viciations dans la forme, l'iléum est altéré dans sa structure; il est atrophié au point de laisser apercevoir le jour à travers.

L'ischium et l'os pectiné non atrophiés. .

La cavité cotyloïde ancienne a presque entièrement disparu, surtout en dedans. C'est toujours en haut qu'elle présente le plus de profondeur. Au niveau de l'os pectiné s'est opérée une résorption, qui a creusé la cavité cotyloïde jusqu'à la table la plus interne de l'os. La cavité secondaire, dans son ensemble, conserve toujours la forme triangulaire.

En dehors de la cavité cotyloïde primitive, et au-dessus d'elle, existe une cavité secondaire plus profonde, surtout à la partie postérieure et inférieure ; en haut et en dedans, il n'existe pas de démarcation tranchée entre la cavité de l'os iliaque, tandis que, en dehors, en arrière et en bas, la cavité a deux centimètres de hauteur ; la surface articulaire est régulièrement concave, lisse, et d'une structure osseuse très-résistante.

La tête du fémur se décompose en deux parties, l'une, dirigée d'avant en arrière et regardant en dedans ; l'autre n'est plus articulaire, elle est formée aux dépens d'un segment de sphère de la tête, en haut et en avant ; si la première partie est lisse, celle-ci est rugueuse et a envahi le col, tandis que, en bas, la tête s'est surbaissée sur le col, et engaîne le col sans cependant y adhérer. Le col, le grand et le petit trochanter ne sont pas déformés.

N° 752. — Luxation du fémur en haut et en dehors ; déformation très-marquée de la tête ; ossification de la capsule ; occlusion particulière de l'ancienne cavité ; formation d'une cavité secondaire ; pièce donnée par M. Bonamy.

La cavité de l'os iliaque est très-augmentée de profondeur, le bord de la crête iliaque regardant directement en haut. La fosse iliaque externe est presque entièrement effacée, tandis que l'interne est plus concave que dans l'état normal.

L'os pectiné et l'ischium sont atrophiés; la branche descendante de l'ischium, dans sa partie moyenne, a été le siége d'une inflammation du périoste qui a donné lieu à un dépôt irrégulier de substance osseuse. La tubérosité de l'ischium est un peu déjetée en avant.

La cavité cotyloïde ancienne existe presque avec les dimensions ordinaires; si le sourcil a presque entièrement disparu, la cavité a beaucoup gagné en profondeur par la résorption du fond de sa cavité, et par l'étendue qu'elle a acquise, d'une manière anormale, sous l'os pectiné. De prime abord, on pourrait penser qu'il n'y a plus de trace de la cavité cotyloïde, à cause de l'opercule qui couvre toute son ouverture. En examinant avec soin cet espèce de couvercle, on voit que cette substance n'a pas le caractère lamelleux du reste de l'os, et qu'il ressemble aux ossifications accidentelles qui se développent dans le tissu fibreux; aussi sommes-nous disposé à croire que cette substance osseuse qui bouche la cavité cotyloïde n'est autre chose que les débris de la capsule fibreuse ossifiée, dont les bords adhèrent à l'ancien sourcil de la cavité cotyloïde.

En dehors de la cavité ancienne se trouve la cavité accidentelle. Son étendue verticale l'emporte sur le diamètre antéro-postérieur. La saillie est beaucoup plus marquée à la partie postérieure et inférieure, où elle forme une espèce de crête, qu'en haut et en avant, où elle se confond avec le reste de l'os, si ce n'est au niveau de l'épine iliaque antérieure et inférieure, où l'on voit toujours une cavité sygmoïde, à convexité interne, qui indique la direction primitive de l'os, et qui est d'autant plus marquée, que la direction primitive de l'os qu'elle indique a été elle-même plus altérée. Ainsi, sur les bassins précédents, bien que je n'aie pas indiqué cette déformation, elle est d'autant plus marquée que le grand bassin lui-même était plus évasé. Aussi peut-on admettre, en général, qu'elle est plus marquée sur les bassins de femmes que sur ceux d'hommes.

La surface de la cavité est très-régulièrement concave; elle est très-lisse, bien que dans quelques endroits il y ait quelques petits trous par défaut d'ossification; partout l'os a acquis sur cette surface articulaire une consistance pétreuse, brillante, qui indique la structure serrée de l'os.

Du fémur. — La tête de l'os a subi une altération des plus remarquables. D'abord elle est déformée; la partie qui regarde en bas, en dedans, et un peu en avant, est seule articulaire. Elle occupe à peu près le tiers de l'étendue de la tête; le reste est rugueux et inégal. Sa partie articulaire est le siége d'une altération telle qu'elle ressemble exactement, pour la structure, à la cavité articulaire accidentelle. La tête est brillante comme l'émail des dents, et d'espace en espace présente quelques petits trous. La densité de cette partie de la tête est considérablement accrue, son tissu spongieux est devenu plus compacte.

La partie supérieure et postérieure de la tête, au contraire, a son tissu spongieux très-raréfié, au point que la tête ressemble à la coque d'un œuf; on dirait qu'elle a été soufflée. Une ouverture produite par la macération permet d'apercevoir une vaste cavité; la surface externe présente quelques tubercules en formes de verrues aplaties; le bord de la tête, dans toute cette étendue, est surbaissé de manière à engaîner le col, qui n'a pas très-sensiblement diminué de longueur. Les débris des capsules fibreuses qui ont échappé à la macération embrassent le col; à sa partie supérieure, on y remarque une ossification en forme de plaque, de l'étendue de trois centimètres dans son plus grand diamètre antéro-postérieur, et d'un centimètre et demi de largeur dans le diamètre de dedans en dehors. Le grand trochanter n'est pas très-déformé; mais le petit trochanter se confond avec des rugosités formées par des dépôts irréguliers de substance osseuse.

N° 753. — Luxation du fémur en haut et en dehors; déformation de la tête sans formation d'une cavité secondaire; conservation des parties molles du petit fessier et des débris de la capsule; pièce donnée par M. Breschet.

L'os iliaque a subi peu de déformation, cependant la fosse iliaque interne est un peu relevée en dedans et en avant.

Toute la partie antérieure du bassin est atrophiée, surtout la symphyse des pubis; la tubérosité de l'ischium n'a souffert aucune déformation, aucun changement dans sa position. L'épine sciatique a été tirée en dedans, et de plus, elle est devenue plus volumineuse.

La cavité cotyloïde ancienne a pris, comme dans tous les cas, une forme triangulaire; elle est plus prononcée en haut que partout ailleurs; elle est moins concave que d'ordinaire; son cartilage a été résorbé, ainsi que la substance osseuse, surtout sous l'os pectiné. Son orifice est en partie obturé, en bas et en arrière, par les débris de la capsule.

Cette pièce est surtout curieuse en ce que l'on voit très-bien sur elle les débris de la capsule ancienne, et la capsule secondaire qui s'est formée aux dépens du muscle petit fessier.

La capsule ancienne a été déchirée, surtout en haut, dans ses adhérences à l'éminence iléo-pectinée, et est restée adhérente en bas, ce qui est le contraire de ce que l'on observe dans la plupart des cas. De plus, quoique déchirée en arrière, elle adhère à toute la partie postérieure de la cavité cotyloïde; mais elle présente en haut une déchirure plus considérable, par laquelle le fémur est sorti de la capsule. La tête répond par sa partie inférieure à cette partie postérieure de la capsule. Le reste de cette extrémité articulaire du fémur est embrassée par le petit fessier, qui forme une capsule accidentelle, qui semble même cloisonnée à l'intérieur.

Un autre fait curieux à observer sur cette pièce est la déformation considérable de la tête, aplatie en dehors et en arrière, et de plus atrophiée.

Au gisement de la tête sur l'os iliaque, ne correspond aucune dépression par atrophie, ou par dépôt hypertrophique de substance osseuse. Quoique la luxation date de longtemps, le fémur ne présente pas de déformation notable; le petit trochanter seul a en partie disparu.

Les luxations accidentelles du fémur peuvent avoir lieu dans des sens différents, en haut ou en bas.

Nous nous occuperons d'abord des luxations en haut : elles peuvent être en haut et en avant, ou en haut et en arrière.

La première espèce est très-rare; si nous en avons plusieurs exemples dans les luxations congénitales, le

Musée vient seulement de s'enrichir, depuis peu, d'un cas de luxation accidentelle, et nous devons cette pièce à l'obligeance de M. Gely, chirurgien de Nantes. (Voir, pour les détails, la collection des Bulletins de la Société anatomique, 1841.)

N° 754. — La pièce déposée au musée est en plâtre; elle est composée de deux fragments : l'un a été moulé sur le bassin ; l'autre sur le fémur. Voici ce que l'on remarque sur la première pièce, celle du bassin (la partie colorée en rose sur la tête du fémoral est le muscle psoas et iliaque).

Bassin.—« L'ancienne cavité n'est certainement pas moins « large, mais ses bords se sont évidemment affaissés; au- « cune trace de fibro-cartilage circulaire, ni de ligament « capsulaire; le fond de la cavité, beaucoup plus élevé que « de coutume, fort inégal, est constitué par un mélange de « tissu fibro-cartilagineux, inégalement soulevé, et des tis- « sus cellulo-adipeux dont nous avons parlé ; une grosse « masse de ce tissu occupe le centre, et s'étend à l'échan- « crure interne de la cavité. Le sol osseux de cette cavité « s'est lui-même un peu élevé, en sorte qu'il existe entre lui « et la paroi interne du bassin une couche aréolaire de deux « à trois millimètres d'épaisseur. Il y a cependant exception « à faire à ce que nous avons dit plus haut, relativement aux « parties sur lesquelles repose le col du fémur. Dans ce « point, le rebord est affaissé, arrondi, renforcé du côté de « la cavité par quelques tubercules osseux nés de son fond, « tandis qu'il se continue par en haut avec la surface com- « prise entre l'épine iliaque inférieure, et l'éminence iléo- « pectinée. Cette portion du rebord pelvien, qui appartient « à la branche iléo-pubienne, présente de chaque coté deux « gros tubercules osseux aplatis, de la largeur d'une pièce

« de quinze sous, répondant, l'interne à la partie supérieure
« du bord interne de la cavité, et l'externe à la partie plus
« élevée. L'intervalle compris entre eux est de douze milli-
« mètres; le grand diamètre, y compris ces deux éminences,
« est de quarante-cinq millimètres. Le tubercule interne se
« confond presque par en haut avec l'éminence iléo-pecti-
« née; l'externe remonte jusque vers la base de l'épine iliaque
« inférieure. Ces deux tubercules forment les principaux
« moyens de contact articulaire entre la branche pubienne
« de l'os iliaque et la partie postérieure du col du fémur qui
« reposait dessus. Ils sont très-lisses, revêtus d'un cartilage
« mince. La portion osseuse intermédiaire est beaucoup plus
« déprimée, ce qui donne à cette partie une forme concave
« très-favorable à ses usages : elle est, du reste , beaucoup
« moins lisse, et percée de nombreux trous vasculaires.

« A partir de ce point, la surface articulaire de nouvelle
« formation remonte sur la branche pubienne de l'os iliaque,
« en suivant la double courbure de l'os, convexe d'avant en
« arrière, et concave transversalement; mais elle change
« bientôt brusquement de direction en vertu du concours
« d'une masse osseuse de nouvelle formation que nous al-
« lons actuellement décrire.

« Que l'on se figure un demi-cercle de quarante-cinq à
« cinquante millimètres de rayon, dont le centre serait ap-
« pliqué sur l'épine iliaque antérieure et inférieure, et qui
« prendrait adhérence par son grand diamètre au rebord
« supérieur du bassin, entre l'épine iliaque antérieure et
« supérieure, et l'éminence iléo-pectinée, et l'on aura une
« première notion de la forme de cette surface de nouvelle
« formation. Elle ne s'élève point verticalement, mais elle
« se renverse en dehors et en arrière; en sorte que, bien
« qu'elle coupe transversalement à angle droit la direction

« du muscle iliaque, elle se présente à lui d'avant en ar-
« rière sous un angle très-obtus; elle paraît appartenir uni-
« quement à la fosse iliaque interne; elle ne fait aucune
« saillie du côté de la cuisse, ni de la fosse iliaque externe.
« Sa base, très-épaisse, se confond avec la table interne de
« l'os; elle offre une surface supérieure en étendue à celle
« de la cavité glénoïde, avec laquelle elle a beaucoup de
« rapport.

« Elle présente deux faces et deux bords : sa face anté-
« rieure est très-légèrement concave et revêtue d'un carti-
« lage en général mince, et assez régulier sous ce rapport;
« la face postérieure est convexe en tous sens, et donne at-
« tache aux couches profondes du muscle iliaque, au moyen
« d'un tissu cellulaire fibreux, très-épais, qui recouvre cette
« paroi. Le bord postérieur et supérieur demi-circulaire,
« un peu irrégulier, épais, donne attache aux couches su-
« perficielles du muscle iliaque en arrière, et à la capsule
« de nouvelle formation en avant; ce bord est encroûté
« d'une espèce de fibro-cartilage qui rend plus sensible la
« cavité de la surface osseuse. Le bord inférieur est libre
« dans sa moitié externe ou supérieure, l'adhérence de cette
« surface osseuse au bassin se faisant plutôt par sa paroi
« postérieure que par ce bord. Par l'autre moitié, qui est
« inférieure et interne, cette surface osseuse se continue
« avec le tubercule externe de la branche pubienne de l'i-
« léon, et avec la surface qui le sépare du tubercule interne.

Fémur. — « Cet os a éprouvé des changements très-ma-
« nifestes dans sa forme : le grand trochanter, au lieu de se
« replier en arrière, comme d'habitude, est évasé en de-
« hors, et beaucoup plus volumineux que de coutume, en
« sorte qu'une ligne verticale, passant par le centre du fé-
« mur, laisse en dehors une saillie à peu près égale à celle

« que forme en dedans la tête articulaire. Cette disposition
« donne à l'extrémité supérieure du fémur un aspect cordi-
« forme, d'autant plus marqué, que la tête, et surtout le
« grand trochanter, paraissent plus élevés que de coutume,
« du moins si l'on en juge par la longueur d'une ligne qui
« diviserait verticalement en deux le sinus existant entre
« ces deux organes, tandis que si l'on mesure l'espace com-
« pris entre le petit trochanter et le point le plus élevé de
« la tête du fémur, on trouve plutôt du raccourcissement
« que de l'allongement : on serait donc tenté d'admettre qu'il
« y a eu plutôt redressement qu'allongement réel du col
« du fémur. Le trochanter est, au contraire, évidemment hy-
« pertrophié ; mais ce qui permet d'expliquer la profondeur
« du sinus qui sépare celui-ci de la tête, c'est l'abaissement
« de la portion osseuse intermédiaire, laquelle est en même
« temps déjetée en avant. On observe dans ce point une
« saillie à base large, très-prononcée. La cavité digitale,
« largement dilatée, représente une fosse profonde à sur-
« face inégale. Le petit trochanter est très-notablement atro-
« phié. En examinant l'os par derrière, et en suivant la ligne
« qui forme la base du col, en s'étendant du petit trochanter
« au bord interne du grand, on voit une série de tubercules
« osseux à sommets mousses, lisses, qui répondent évi-
« demment à ceux que nous avons décrits sur la branche
« iléo-pubienne. On peut rapporter à trois les tubercules
« dont nous parlons : l'un, inférieur, est placé sur la base
« du petit trochanter ; l'autre, supérieur, au-dessous du bord
« interne du grand trochanter ; le troisième, situé précisé-
« ment entre les deux autres, est le plus grand et le plus
« saillant ; en sorte que la surface générale est légèrement
« convexe d'un trochanter à l'autre, ce qui lui permet de
« s'articuler assez exactement avec la surface de la branche

« iléo-pubienne , qui était concave dans le sens de sa lon-
« gueur ; le petit trochanter se trouvait donc placé quelques
« lignes au-dessous de l'éminence iléo-pectinée, tandis que
« l'angle antérieur du grand trochanter arrivait presque à
« l'épine iliaque antérieure et inférieure. Le col du fémur
« est évidemment aplati d'avant en arrière ; la tête du fémur
« a sensiblement perdu de son volume, et sa forme a beau-
« coup changé ; le sillon qui sépare la portion cartilagineuse
« a complétement disparu ; la portion qui se trouvait en con-
« tact avec la surface de nouvelle formation de l'os des iles
« appartient exclusivement à la partie postérieure du col et
« à la face externe de la tête. Cette surface, plutôt plate que
« convexe, est pourvue d'un cartilage assez imparfait ; elle
« est, du reste, plus étendue que celle qui lui répond sur
« le bassin ; elle est cependant moins large, mais plus haute,
« plus exactement arrondie, et présente le diamètre d'une
« pièce de cinq francs. La partie supérieure de l'ancienne
« poulie articulaire est libre dans la nouvelle capsule qui
« roule sur elle en ce point ; tout le reste de cette surface ,
« ainsi que les parties contiguës du col, sont recouvertes
« par les adhérences de cette capsule ; il est seulement fa-
« cile de sentir, à travers cette couche fibreuse, que le tissu
« osseux raréfié cède à la pression du doigt, principalement
« aux environs de l'attache du ligament rond. Le corps du
« fémur est plus grêle que de coutume ; tout l'os est évi-
« demment raréfié , poreux, léger ; le canal médullaire est
« très-vaste, les cellules du tissu spongieux très-amples. Du
« côté du bassin, les surfaces de nouvelle formation sont
« aussi formées par un tissu poreux et aréolaire ; tous
« les os sont, ainsi que les autres organes, infiltrés de
« graisse. »

N° 7 55. — Luxation du fémur en bas et en arrière (luxation sciatique).

La luxation a eu lieu du côté droit. La pièce se compose de l'os iliaque et du fémur. L'os iliaque n'a subi aucune altération notable dans sa forme ou dans sa structure ; ce qui donne à penser que l'individu a dû succomber peu de temps après la luxation.

Les bords de la cavité cotyloïde, que la tête du fémur a abandonnés, ont conservé à peu près la même hauteur que dans l'état normal ; l'intérieur de la cavité est fermé par les débris de la capsule fibreuse ; on y remarque seulement une éraillure assez considérable, qui donne communication avec l'intérieur de la cavité, qui paraît comblée d'une substance dont il est difficile de déterminer la nature.

La tête du fémur est placée en dehors et en bas de la cavité cotyloïde ; une partie même fait saillie dans l'échancrure. La tête est volumineuse et n'a pas subi de déformation ; elle est enveloppée par les débris des muscles environnants qui sont rompus. On distingue le muscle petit fessier, qui en recouvre la plus grande partie, et en bas, l'on aperçoit le muscle obturateur externe, qui a été entraîné, et qui paraît avoir été rompu. En arrière, et au-dessous de lui, on voit la gaîne de l'obturateur interne, mais il est impossible de déterminer l'état dans lequel était ce muscle.

Une des choses les plus intéressantes à noter dans cette pièce, est la direction qu'a prise le fémur. Le petit trochanter regarde directement en bas, et plus on considère le fémur inférieurement, plus sa face postérieure regarde en dehors, au point qu'à la partie inférieure ce condyle externe regarde en avant, et l'interne en arrière.

I.64

N° 756. — Os iliaque provenant d'une luxation sciatique du fémur, en dehors et en bas. (Sans renseignements.)

L'os iliaque ne présente pas d'altérations dans sa forme ou dans sa structure ; l'os pectiné et l'os pubis sont peut-être un peu atrophiés, mais n'ont pas subi de déformation.

La cavité cotyloïde a une forme ovalaire, dont le plus grand diamètre est de haut en bas et de dehors en dedans. Cette cavité paraît plus profonde que dans l'état normal, peut-être par suite de la résorption des cartilages, et peut-être aussi de la substance osseuse.

En dehors de la cavité cotyloïde se trouve une première incrustation osseuse, libre en arrière, adhérente en dedans au sourcil de la cavité, et contribuant à rétrécir l'étendue de sa cavité.

En arrière se trouvent trois incrustations osseuses, dont la plus étendue comble en partie l'étendue de la grande échancrure sciatique. Si ces trois ossifications concourent à former un plan concave au centre ; où elles se confondent avec l'os iliaque, cependant il n'y a pas, à proprement dire, de cavité secondaire ; ce qui distingue, je crois, les luxations en bas, et ce qui dépend probablement de ce que, dans cette luxation, les mouvements sont en partie perdus pour le membre.

N° 757. — Luxation en bas et en avant ; soudure du fémur en divers points avec l'os du bassin ; pièce donnée par M. Stanski, interne des hôpitaux, le 12 novembre 1836.

Renseignements. — M. Stanski nous a appris que « la luxa-« tion était survenue chez un individu, carrier de son état, « qui avait été surpris dans un éboulement de terre. Lors-« que l'individu a succombé, il portait cette infirmité de-

«puis dix ans. Il marchait accroupi, en courbant son
«corps sur le membre qui n'était pas luxé, de manière à y
«reporter en grande partie son centre de gravité.»

L'os iliaque, dans tout son ensemble, n'a pas été du
tout déformé : trois adhérences principales unissent cet
os au fémur.

L'une, partant de l'épine iliaque et inférieure, du
sourcil de la cavité cotyloïde, d'abord rugueuse, a une
forme pyramidale dont le sommet regarde en haut, et dont
la base élargie présente trois faces : la première, antérieure, part du col du fémur, au niveau du petit trochanter, et s'étend obliquement en dehors, au-dessous de lui
et à cinq centimètres de largeur, et se termine par une
espèce de pince osseuse.

La seconde face postérieure, la plus étendue, part de
cette épine, et va jusqu'au sommet du grand trochanter;
elle a dix centimètres cinq millimètres d'étendue; elle est
un peu concave en dehors, et est recouverte un peu en arrière par une lame osseuse, terminée en épine, qui peut
être un débris d'un muscle ou de la capsule.

La troisième face de cette pyramide osseuse, étendue
du grand trochanter au petit trochanter, a quatre centimètres cinq millimètres d'étendue; elle est concave en
dedans.

Il résulte de cela que toute la partie postérieure de
l'ancienne cavité cotyloïde est libre, a les dimensions
ordinaires, et n'a pas contracté d'adhérences avec le
fémur.

L'autre adhérence du fémur avec l'os iliaque a lieu
au niveau de l'os pectiné, au moment où il concourt à
former la cavité cotyloïde. Ici l'adhérence est directe entre la tête du fémur et l'os pectiné, mais sans déforma-

tion de l'os; de plus, elle est embrassée par un cercle osseux, très-élégant par sa légèreté, et ouvert de plusieurs trous assez larges. Ce cercle, partant de l'os pectiné, va à la tubérosité de l'ischium. Dans le trajet qu'il parcourt, il adhère d'abord un peu à la tête et au col, envoie un prolongement osseux qui, embrassant plus exactement le col, se dirige du côté de la cavité cotyloïde. De plus, des ossifications se joignent au développement pyramidal osseux que j'ai décrit à la partie antérieure du fémur, enfin, donnent une dernière ossification qui s'unit au grand trochanter.

Il est probable que cette ossification est un débris de la capsule, d'après ses insertions et ses rapports avec le col.

Enfin la dernière adhérence, la troisième, consiste en des ossifications qui réunissent le grand trochanter par sa partie la plus interne à la partie inférieure du sourcil de la cavité cotyloïde, et qui l'unissent à la partie inférieure externe du trou sous-pubien.

Enfin, au niveau du trou sous-pubien de l'os·pectiné, près de la cavité cotyloïde, partent plusieurs ossifications en forme de lames, qui embrassent la tête; et de la branche ascendante de l'ischium en partent d'autres, qui semblent s'élever pour circonscrire aussi la tête du fémur.

La cavité cotyloïde ancienne a conservé les formes et dimentions normales; elle a seulement un peu augmenté de profondeur par résorption des cartilages articulaires et de la substance osseuse, au point qu'elle est transparente dans son milieu.

La tête n'est pas déformée, elle est adhérente dans plusieurs points; elle présente une altération du côté sous-pubien, qui tient probablement à l'action de la macération sur son tissu, plus raréfié dans cet endroit par suite de l'inertie à laquelle était condamnée cette partie de la tête du fémur.

L'extrémité inférieure du fémur regarde en haut ; le grand trochanter et la tête, en bas ; le petit trochanter, en avant ; la partie interne du fémur est antérieure ; l'externe est postérieure.

La ligne apre regarde directement en dehors, et la face antérieure en dedans.

N° 758. — Luxation de l'articulation coxo-fémorale et exostose.

La pièce a été donnée par la Société anatomique ; elle se compose d'un os iléum avec exostose, et d'un fémur, dont la tête a été en partie détruite par l'usure.

L'os iléum présente une altération de la cavité, qui consiste dans une résorption du cartilage, dans une étendue considérable, au niveau de l'insertion du ligament rond, et de l'échancrure de la cavité cotyloïde ; de plus, le sourcil de la cavité cotyloïde semble comme usé en haut et en dehors ; elle présente un plan en forme de croissant, qui a quatorze à quinze centimètres dans l'endroit où il offre le plus de largeur ; et en haut et en dehors on remarque une surface lisse, comme éburnée ; et plus en avant, une surface rugueuse, qui semble avoir été le siége d'une carie.

A la partie inférieure de la cavité se trouvent des exostoses formant un cercle qui, en se développant sur l'os iliaque, forme un cercle auquel la cavité cotyloïde est concentrique. Ces exostoses commencent entre la cavité cotyloïde et la tubérosité sciatique, et viennent aboutir au niveau de l'épine iliaque antérieure et inférieure. De plus, elles forment une espèce de voûte à convexité externe et concavité interne, qui s'avance jusqu'au niveau de la cavité cotyloïde.

La structure de cette exostose est composée de deux couches osseuses; la plus intérieure semble s'être développée aux dépens des os; elle est lisse et comme mamelonnée extérieurement; mais intérieurement elle est plus ou moins rugueuse; de prime abord, on pourrait croire que cela est dû à la carie; mais en examinant avec plus de soin, on s'aperçoit que dans certaines parties ces irrégularités de surfaces tiennent aux fibres de la trame osseuse, qui sont très-apparentes, et comme isolées les unes des autres. En bas et en arrière il y a un intervalle entre le dépôt osseux, ce qui donne lieu à un trou qui correspond dans l'échancrure sciatique.

Cette première couche osseuse est recouverte par une autre, étendue en forme de lame sur elle; on dirait qu'elle s'est formée aux dépens du système musculaire, et que c'est le muscle grand fessier qui s'est ossifié, ainsi que le muscle pyramidal, qui forme une espèce de lame qui s'étend jusque dans la grande échancrure sciatique; ce qui prouve que cette dernière couche a été formée par une transformation du système musculaire; c'est que cette lame est entièrement indépendante des os.

Le fémur n'est altéré qu'à la partie supérieure; la tête seule a été modifiée; elle est comme taillée en biseau aux dépens de la partie inférieure; s'il en reste quelques débris à la partie supérieure et à la partie inférieure, elle a disparu complétement, et il n'y a plus que le col.

La surface de la tête a la forme d'un ovale, dont le plus grand diamètre est vertical. Elle est concave de haut en bas, et convexe transversalement. Sa structure est comme éburnée en haut; en bas et en avant, elle présente une petite surface, occupant le quart de son étendue, irrégulière et rugueuse, qui paraît avoir été le siége de la carie.

En bas et en arrière du col, on remarque des rugosités, mais elles sont beaucoup plus étendues et plus considérables à la partie antérieure.

Le long de la ligne âpre du fémur, l'on trouve les débris du muscle grand adducteur, qui ont subi une dégénération osseuse dans l'étendue de treize à quatorze centimètres.

Nº 759. — Luxation de la jambe en arrière.

La pièce se compose du tibia, du péroné, du fémur et de la rotule. Les os sont maintenus en coude, de telle manière que le fémur forme un angle droit avec le tibia.

L'extrémité antérieure des condyles du fémur dépasse la face articulaire du tibia, et se trouve sur le niveau de la tubérosité rotulienne, de telle manière que la partie antérieure du tibia avec le fémur forme avec les condyles un angle rentrant, ayant 150 degrés d'ouverture.

Les faces articulaires ont éprouvé, de part et d'autre, des altérations particulières.

La face articulaire du tibia est décomposée en deux plans, l'un antérieur, l'autre postérieur, qui se rencontrent sous un angle de 145 à 150 degrés. Le plan postérieur regarde en haut et en arrière; il présente une étendue plus considérable en dedans qu'en dehors : ainsi, en dehors, il n'a dans son diamètre antéro-postérieur que vingt-cinq millimètres d'étendue, tandis qu'en dedans il présente trente millimètres dans le même sens. Tout ce plan postérieur a perdu ses rapports avec les condyles du fémur :

et aussi avec les cartilages semi-lunaires qui ont suivi les condyles du fémur dans leur émigration en avant.

Cette interruption dans les rapports du tibia avec le fémur a été suivie de la déformation de la partie articulaire du tibia, qui, de concave qu'elle est dans l'état normal, est devenue convexe; et de plus, la démarcation tranchée qui existe ordinairement entre les deux facettes articulaires du tibia n'est plus aussi nette. Le ligament croisé qui s'attache à la partie postérieure du tibia, et qui se rend au condyle interne du fémur a été allongé, sans cependant être rompu.

Le plan articulaire antérieur du tibia se compose de deux facettes isolées qui regardent toutes les deux obliquement en avant; elles sont concaves, et paraissent avoir été formées toutes deux par les cartilages semi-lunaires qui ont suivi les condyles du fémur en avant. Une d'elles, surtout celle de la partie externe, a été formée bien évidemment par ce cartilage, qui même a subi, dans une partie de son étendue, une modification toute particulière : ainsi, en avant et en dehors, le cartilage a considérablement augmenté de volume, et, de plus, il s'est *ossifié*.

Les surfaces articulaires du fémur ont aussi éprouvé une modification particulière : ainsi, leur étendue s'est un peu augmentée en haut et en arrière, et, de plus, elles paraissent aussi être un peu accrues en largeur par un espèce d'aplatissement, ou par un dépôt de suc osseux: cette disposition est surtout marquée en dedans.

La rotule appliquée contre les condyles du fémur a subi aussi un aplatissement dans son diamètre antéro-postérieur, surtout à sa partie externe, mais sans une augmentation sensible dans son étendue.

Nº 760. — Luxation du tibia en dehors ; luxation spontanée du genou, préparée et donnée par M. Louis Fleury, interne des hôpitaux. (Voir l'observation, *Archiv. génér. de méd.,* juin 1837.)

Le fémur est soudé avec le tibia, dans une situation telle que la tubérosité interne du tibia se trouve logée dans l'intervalle qui existe entre les deux condyles du fémur ; ils forment ensemble un angle saillant en dehors et en avant. Le sinus de l'angle formé en avant est de 150 à 155 degrés ; la saillie de l'angle en dedans est moins marquée, parce que le sinus de l'angle est encore plus ouvert, et est de 160 à 175 degrés.

L'extrémité antérieure du condyle est sur le même niveau que la tubérosité rotulienne qui regarde en dehors, tandis que les surfaces des condyles du fémur regardent en dedans.

La rotule a suivi les condyles du fémur, de telle sorte que son tendon se trouve presque à angle droit avec le tibia, au lieu de se trouver à peu près dans l'axe du tibia, comme on l'observe à l'état normal. La rotule est un peu aplatie dans son diamètre antéro-postérieur ; elle présente une espèce d'usure à la partie postérieure à la réunion de la face articulaire interne avec l'externe.

Le tibia a sa face interne regardant directement en avant, sa crête en dehors, et la surface antérieure et externe en dehors et en arrière ; sa face postérieure est dirigée indirectement en dedans.

Une seule des surfaces articulaires du tibia est en rapport avec le fémur, c'est la surface interne. La surface externe est libre ; elle est en rapport seulement avec la capsule de l'articulation, qui n'existe plus sur la préparation ; le ligament latéral externe a été seul conservé, et il s'est allongé sur la surface articulaire, et est dirigé d'arrière en avant et de dehors en dedans.

La surface articulaire interne est en rapport avec le fémur, mais avec la partie interne du condyle externe, qui a fini même par se souder avec le tibia; il a même subi une diminution dans son volume quoiqu'il ait augmenté l'espace intercondylien, dans lequel se trouve logé la tubérosité interne du tibia; car la partie externe du condyle interne du fémur est placée en dedans de la tubérosité rotulienne, et est soudée avec elle.

Le fémur est dirigé de telle manière que sa partie antérieure et supérieure regarde en dedans, et la partie postérieure en dehors. Les deux condyles ont des rapports anormaux d'articulation, en ce que la partie interne du condyle externe et la partie externe du condyle interne ont contracté des adhérences osseuses avec le tibia. La surface antérieure et un peu externe du condyle externe a éprouvé une espèce d'usure qui correspond à l'altération semblable que l'on remarque sur la rotule.

N° 761. — Luxation de l'extrémité inférieure du tibia en dedans, avec fracture comminutive du péroné; pièce préparée dans la dissolution de sublimé, donnée par M. Thierry.

La pièce consiste en l'extrémité inférieure de la jambe et tout le pied; elle n'a subi aucune dissection anatomique.

L'axe de la jambe est placé tout à fait en dedans du pied, de telle sorte qu'il fait un angle aigu en dedans, et un angle rentrant en dehors, à cinq centimètres au-dessus de la malléole externe.

L'angle en dehors est tellement brusque, qu'il s'est

formé une fracture comminutive du péroné au-dessus de la malléole; une incision de la peau, en forme de languette triangulaire à base inférieure, permet d'apercevoir les fragments du péroné.

A la partie interne, le tibia fait saillie, en dehors de la peau, de cinq centimètres, dans l'endroit où il est le plus saillant; car il ne fait pas une saillie égale dans toutes ses parties : ainsi, en avant et en dedans, il ne sort que de quatre centimètres; en dedans et en arrière, de trois centimètres. En dehors, le tibia fait une saillie en avant de cinq centimètres, et en arrière, de quatre centimètres.

Cette différence dans la saillie du tibia tient à ce que la malléole interne descend, dans l'état normal, plus bas en avant qu'en arrière; mais l'effort qui a déterminé la luxation a causé aussi la rupture de la malléole interne un centimètre au-dessus de la surface articulaire.

L'ouverture à la peau par laquelle est sorti le tibia présente six centimètres, à cause de la rétraction de la peau dans les endroits où elle ne se trouve pas tendue sur le pied; mais l'ouverture présente neuf centimètres, si l'on mesure la longueur de la peau qui est tendue sur le tibia ; elle a été décollée par la luxation de cet os, et forme plusieurs plis transversaux appliqués parallèlement les uns aux autres.

La peau, trop longue à la partie postérieure, forme plusieurs plis qui embrassent le tendon d'Achille.

A la partie antérieure, il se trouve un pli très-marqué partant de la déchirure, et se rendant à l'endroit où siége la fracture du péroné.

Au-dessous se trouve une fossette très-marquée entre la malléole interne et l'externe.

Le chargement dans le lieu où siégent ordinairement les

plis placés au cou-de-pied, donne beaucoup plus d'étendue à la partie dorsale du pied.

N° 762. — Luxation de l'astragale avec rupture de son col ; huit mois après l'extraction, guérison sans amputation ; pièce donnée par le docteur Thierry.

La pièce se compose de l'extrémité inférieure de l'astragale et du pied, moins la plus grande partie de l'astragale.

A la partie antérieure de l'articulation du pied, on a conservé les muscles extenseurs communs des doigts, l'extenseur propre du pouce et le jambier antérieur. La partie antérieure de la surface articulaire du tibia a été légèrement écornée en dehors, et, par suite de l'inflammation, le bord a légèrement augmenté de volume.

A la partie postérieure de l'articulation du pied, l'on a conservé le tendon du muscle gastrocnémien, et les artères allant de la jambe au pied, qui ont une direction légèrement flexueuse.

A la partie interne de l'articulation du pied, on remarque d'abord, sur la partie interne du tibia, des stries longitudinales dues à un dépôt de substance osseuse par l'inflammation du périoste qui a suivi la luxation ; de plus, l'extrémité de la malléole interne descend plus bas que dans l'état normal, et présente des rugosités anormales formées par des dépôts de substances osseuses. Cette disposition se remarque aussi à la partie postérieure. Dans cet endroit, la malléole interne du tibia semble s'être soudée avec la tête de l'astragale, qui a conservé ses rapports normaux avec le calcanéum et l'astragale. Plus on pénètre en dehors de l'articulation, moins ces adhérences sont marquées ; elles sont même nulles à la partie interne ; il s'est formé une surface articulaire, alternativement convexe en arrière et concave en avant.

A la partie externe de l'articulation, l'extrémité inférieure de la malléole interne, formée par le péroné, a augmenté considérablement de volume, et a diminué dans sa longueur absolue, quoique relativement elle ait augmenté de longueur par l'absence de l'astragale, et qu'elle descende plus bas que dans l'état normal. La partie interne de la malléole présente deux surfaces articulaires; toutes les deux sont des surfaces articulaires accidentelles: l'une regarde directement en dedans, est anormale et en rapport avec une surface articulaire convexe développée sur le col de l'astragale; l'autre regarde en bas et en dedans, est alternativement convexe et concave, et correspond à une cavité articulaire à disposition inverse, formée sur la partie externe du calcanéum.

Une section perpendiculaire a été faite sur l'extrémité inférieure du tibia et des os du tarse. On voit successivement le tibia, son articulation alternativement concave en arrière, convexe en avant; l'articulation de la tête de l'astragale avec l'apophyse du calcanéum et la cavité du scaphoïde, le scaphoïde et le premier cunéiforme.

Malgré cette difformité résultant de l'absence de la plus grande partie de l'astragale, la voûte du pied n'est pas sensiblement effacée.

La partie de l'astragale, chassée de la mortaise, consiste en toute la poulie de l'astragale, sa facette postérieure concave s'articulant avec la facette articulaire convexe du calcanéum, et une partie de la coulisse servant d'insertion au fort ligament inter-articulaire placé entre les facettes antérieure et postérieure de l'astragale.

Nᵒ 763. — Luxation de l'astragale; pièce en terre cuite donnée par M. Judcy.

« Dans cette luxation, l'astragale avait conservé ses rap-
« ports avec le tibia et le péroné; mais il était séparé d'a-
« vec le calcanéum. Le scaphoïde et l'artère tibiale anté-
« rieure avaient été dilacérés; on voyait l'astragale à travers
« la peau déchirée; le pied était renversé en dedans, et la
« partie était froide et livide. L'individu avait à peine dix-
« huit-ans. M. Judcy débrida sur les parties fibreuses et
« sur la peau pour parvenir à réduire la luxation. La gué-
« rison, qui ne fut ni longue, ni difficile, eut lieu sans
« claudication » (Bulletins de la Faculté de médecine,
1811).

Nᵒ 764. — Luxation de l'astragale sur les os du tarse.

La pièce est composée de la partie inférieure du fémur, de la rotule du tibia, du péroné et du pied.

L'ensemble des os du tarse, par rapport à la jambe, représente un varus. La face externe du pied repose sur le sol, tandis que le bord interne regarde en haut. La face plantaire regarde en arrière, et la face dorsale en avant. Le calcanéum ayant presque sa direction ordinaire, forme un angle presque droit avec le reste du tarse. Il résulte de cette flexion forcée, que l'astragale, maintenu fixe dans la mortaise tibio-péronienne, a quitté ses rapports avec le scaphoïde.

La tête de l'astragale est à nu, et elle regarde en dehors et en bas, tandis que le scaphoïde s'est dévié en dedans et en haut, sa surface astragalienne en rapport avec la surface interne non articulaire de l'astragale, et un peu avec la malléole interne du tibia.

Le tibia, le péroné, l'extrémité inférieure du fémur,

ainsi que tout le squelette du pied, ont une pesanteur spécifique peu considérable, due à la dégénérescence graisseuse qui envahit toutes les cavités intérieures des os ; la diaphyse des os longs est même réduite au dixième ou quinzième de son épaisseur normale.

N° 765. — Luxation du métatarse sur le tarse ; pièce donnée par M. Mazet (224 F.).

Le pied et les extrémités inférieures des deux os de la jambe sont conservés avec quelques-uns des muscles et des ligaments du pied.

Les quatre premiers os métatarsiens sont luxés en avant sur le tarse ; le cinquième métatarsien seul est luxé en arrière.

Le premier métatarsien est séparé des trois suivants, luxés comme lui en avant. Sa surface articulaire, en rapport ordinairement avec la surface articulaire antérieure du premier cunéiforme, est en rapport avec la surface interne du premier cunéiforme ; de sorte qu'il est plutôt luxé en dedans qu'en avant proprement dit. Dans ce déplacement, il semble, une fois luxé, avoir suivi la résultante des deux forces agissantes, l'une par l'intermédiaire du long péronier, l'autre de l'extenseur propre du premier orteil.

Les deuxième, troisième, quatrième orteils sont luxés en avant des deuxième et troisième cunéiformes ; ils sont déplacés un peu de dedans en dehors, dans le sens de la résultante de l'extenseur commun, et du fléchisseur commun, qui n'a pas été conservé : les doigts sont dans une extension forcée.

Le cinquième métatarsien est luxé en bas et en arrière. Il est séparé du petit doigt au niveau de la tête du métatarsien, dont l'épiphyse s'est dessoudée dans la diaphyse. La partie antérieure et postérieure du cinquième métatarsien correspond à la partie postérieure et inférieure du cuboïde.

Le petit doigt et la tête du cinquième métatarsien semblent avoir obéi à la contraction de l'extenseur commun, tandis que le reste de la diaphyse semble avoir été tiré en arrière et en bas par le moyen péronier.

Somme toute, l'ensemble du tarse a été luxé en dehors et en bas, et forme un angle à sinus dirigé en dedans, tandis que le métatarse a été luxé en dehors et en haut.

FIN.

TABLE.

Appendice.

RACHITISME.

FIN DE LA TABLE.